老年护理
——教学一体化工作页

GERIATRIC NURSING-TEACHING INTEGRATION WORKSHEET

主　编　廖喜琳　阳绿清

副主编　杨西宁　吴卫群　卢小菊　梁凯沤　金　婕

编　者（按姓氏拼音排序）

陈艳芳（广西中医药大学高等职业技术学院、广西中医学校）
范葵钰（广西中医药大学附属瑞康医院）
金　婕（广西中医药大学附属瑞康医院）
梁凯沤（广西中医药大学高等职业技术学院、广西中医学校）
刘　蔚（广西中医药大学高等职业技术学院、广西中医学校）
卢小菊（广西中医药大学高等职业技术学院、广西中医学校）
农青芳（南宁重阳护理院）
任洁娜（广西中医药大学高等职业技术学院、广西中医学校）
滕兰轩（广西中医药大学）
徐　航（广西中医药大学高等职业技术学院、广西中医学校）
杨甜甜（广西中医药大学附属瑞康医院）
杨颖蕾（广西中医药大学高等职业技术学院、广西中医学校）
张　韵（广西中医药大学高等职业技术学院、广西中医学校）
周晓燕（广西中医药大学附属瑞康医院）
丁　萍（南宁重阳护理院）
黄梦珍（广西中医药大学）
梁慧玲（广西中医药大学高等职业技术学院、广西中医学校）
廖喜琳（广西中医药大学高等职业技术学院、广西中医学校）
刘　盈（广西中医药大学高等职业技术学院、广西中医学校）
马春兰（南宁重阳护理院）
丘　燕（广西中医药大学高等职业技术学院、广西中医学校）
唐春妮（广西中医药大学附属瑞康医院）
吴卫群（广西中医药大学高等职业技术学院、广西中医学校）
阳绿清（广西中医药大学高等职业技术学院、广西中医学校）
杨西宁（广西民族医院）
叶　欣（广西中医药大学高等职业技术学院、广西中医学校）
周春来（广西民族医院）
朱子烨（广西中医药大学高等职业技术学院、广西中医学校）

復旦大學出版社

内容简介

为贯彻《国家职业教育改革实施方案》，培养技能型实用护理人才，作者认真总结临床和教学经验，紧紧围绕社会需求和岗位要求，编写了此教材。本教材突出了前瞻性和实用性，从多个角度帮助学生理解和掌握老年照护服务的专业技能和质量要求，全书分9个项目38个任务，项目包括职业认知、安全防护、饮食照护、排泄照护、睡眠照护、清洁照护、冷热应用、转运照护及急危应对内容，涵盖了养老机构护理人员的实际岗位需求和职业技能要求。本教材可供护理、康复及老年保健与管理专业学生使用，也可作为临床护理人员及其他相关人员继续教育及养老机构技能培训参考读物。

本套系列教材配有相关课件，欢迎教师完整填写学校信息来函免费获取：xdxtzfudan@163.com。

前言 Preface

随着老龄社会的快速到来，我国已经成为世界上老年人口最多的国家，巨大的养老服务需求与专业化服务供给不足的矛盾日益突出。老年人值得全社会的尊敬和爱戴，更需要关心和帮助。积极应对人口老龄化、为老年人提供专业照护服务，提升老年人的生活水平和生命质量是全社会的共同愿望。

为认真贯彻落实国务院 2019 年 1 月发布的《国家职业教育改革实施方案》精神，适应教育部推出“学历证书 + 若干职业技能等级证书”制度（简称“1 + X 证书”制度）试点项目，为有效引导学生关注中国养老服务业对人才的迫切需求，努力学习掌握养老服务相关职业技能，服务中国养老服务业，编者组织相关学校、附属医院及养老机构的专家和老师们认真总结临床和教学经验，共同编写《老年护理——教学一体化工作页》，本教材供护理专业学生使用，也可作为临床护理人员继续教育及养老机构技能培训参考读物。

本教材分 9 个项目，包括职业认知、安全防护、饮食照护、排泄照护、睡眠照护、清洁照护、冷热应用、转运照护及急危应对的内容，涵盖了养老机构护理人员的岗位需求和职业技能要求。教材定位准确、框架合理，突出前瞻性和实用性，从多个角度帮助学生理解和掌握老年照护服务的专业技能和质量要求，对相关职业院校的在校学生掌握老年照护初级职业技能提供了技术支撑。

因编写教材时间有限，还需在培训工作实践中不断充实完善，不足之处恳请专家、同行和广大读者批评指正。

编　者

2022 年 6 月

目录 Contents

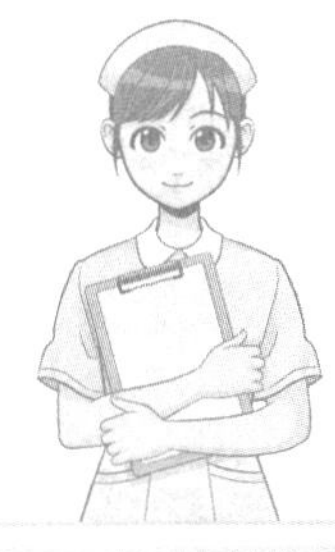

项目一
职 业 认 知

任务一　老年人与人口老龄化认知

学习目标

1. 知识目标　能够理解老龄化的定义，掌握老年人的年龄划分，了解人口老龄化特点。
2. 能力目标　能够准确说出老龄化定义，正确进行老年人年龄划分。
3. 素质目标　能够具备社会老龄化的紧迫感，积极投入老年护理事业。

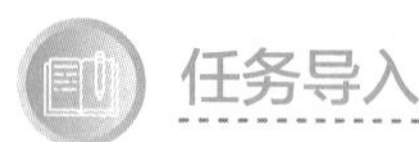

任务导入

任务描述：2021 年 11 月发布的第七次全国人口普查结果显示，我国 60 岁及以上人口约为 2 亿 6 千万，占我国总人口的近 20%，其中，65 岁及以上人口为 1 亿 9 千多万，占我国总人口的 13.5%。与 2010 年相比，60 岁及以上人口的比重上升近 6 个百分点。我国的人口老龄化程度正在持续加剧，这种现状引人深思。

问题：我国老龄化的特点是什么？

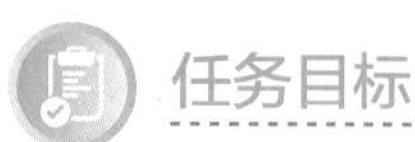

任务目标

了解我国老龄化程度的严峻现状和我国老龄化的特点，培养发展老年护理事业的责任感。

任务分析

我国是世界上老年人口最多的国家，现阶段老龄化程度严峻，因此提高老年人的生活质量、保障老年人的健康成为重要的公共卫生问题。作为老年护理专业人员，应当了解我国当前阶段的老龄化特点，为促进老年护理事业的发展贡献自己的力量。

一、老化的定义和老年人的年龄划分

（一）老化的定义

老化并不是一种疾病，也不是一种具有摧残性的力量。老化通常与衰老并提，衰老也并不是必定要屈就的身心老朽状态。老化与衰老是人生必经的历程，必须去认识、接受，并加以了解与享受。我们可以把老化视为一种自然过程，人的老化按照生物规律，经历由胚胎到出生、生长、发育、成熟和衰老直至死亡的过程。老化是人体在生命的最后阶段所发生的全身性、多方面、循序渐进的细胞、组织、器官的形态结构和生理功能速度不尽一致的退化过

程。老化使人体适应能力及储备能力下降。老化是进行性、随增龄而加重的不可逆变化。老化进行最快的时期是老年期。

（二）老年人的年龄划分

目前，由于世界各国人口平均寿命的不同、政治经济情况的差异，对老年人的年龄划分规定尚无统一标准。世界卫生组织（WHO）对老年人年龄的划分有两个标准：在发达国家将65岁以上的人群定义为老年人，而在发展中国家（特别是亚太地区）则将60岁以上的人群称为老年人。

老年期常被视为生命中的一个阶段，事实上对老年期还可以划分不同阶段。WHO根据现代人生理心理结构上的变化，将人的年龄界限又做了新的划分：44岁以下为青年人；45～59岁为中年人；60～74岁为年轻老人；75～89岁为老老年人；90岁以上为非常老的老年人或长寿老人。

中华医学会老年医学会于1982年建议：我国以60岁以上为老年人。老年分期按45～59岁为老年前期，60～89岁为老年期，90岁以上为长寿期。我国民间常以"年过半百"为进入老年，并且惯以"花甲之年"代表老年，以"古稀之年"代表高寿。我国国务院规定退休年龄：男60岁，女55岁，高级脑力劳动者65～70岁。

二、人口老龄化

（一）人口老龄化的概念

人口老龄化简称人口老化，它是指老年人口占总人口比例不断上升的一种动态过程。老年人口在总人口中所占的百分比，称为老年人口系数，是评价人口老龄化程度的重要指标。人口老龄化是一种社会现象，是指人类群体的老化，即老年人口数量在社会总人口中达到一定比例，并持续增长的过程。导致人口老化的因素有：出生率和死亡率的下降，平均预期寿命的延长等。

（二）老龄化社会

WHO对老龄化社会的划分有两种标准，见表1-1-1。

表1-1-1 老龄化社会的划分标准

项　目	发达国家	发展中国家
老年人年龄界限	65岁	60岁
青年型（老年人口系数）	小于4%	小于8%
成年型（老年人口系数）	4%～7%	8%～10%
老年型（老年人口系数）	大于7%	大于10%

1. 发达国家的标准　65岁的老年人口占总人口比例的7%以上，定义为老龄化社会（老龄化国家或地区）。

2. 发展中国家的标准　60岁的老年人口占总人口比例的10%以上，定义为老龄化社会（老龄化国家或地区）。

（三）我国人口老龄化的特征

国家统计局第七次人口普查数据显示，我国人口总数为：141 178万人，也就是14.12亿人。老年人口年龄分布数据如下：60 岁及以上人口为 26 402 万人，占 18.70%（其中，65 岁及以上人口为 19 064 万人，占 13.50%）。以上数据表明中国的老龄化趋势进一步加深，每 4 个或 5 个人中就有一位老人，老年人高龄化的趋势也更加明显。我国人口老化的特点主要有老年人口规模巨大、老龄化发展迅速、地区发展不平衡、城乡倒置显著、女性老年人口多于男性和老龄化超前于现代化等 6 个主要特征。综观中国人口老龄化趋势，可以概括为 4 点主要结论：①人口老龄化将伴随 21 世纪始终；②2030—2050 年将是中国老龄化最严峻的时期；③重度人口老龄化和高龄化将日益突出；④中国将面临人口老龄化和人口总量过多的双重压力。

（四）人口老龄化对护理服务的需求

老年人是家庭护理的主要对象。老年人对家庭护理的主要需求是对其日常生活能力的帮助。由于受传统赡养模式的影响，经济条件的限制及老年人固有的地缘、亲缘情结等原因，大多数老年人不能或不愿进入养老机构，而选择由家属照顾，所以家属的负担很重。无论从老年人自身还是从照顾者方面来讲，都急需来自医疗、社区等方面的服务机构的支持和帮助。因此，为老年人提供更全面、系统、规范的护理服务是护理人员研究的重要课题及努力方向。随着护理服务的发展和我国医疗保健体系的不断完善，老年护理事业必将得到更快的发展。

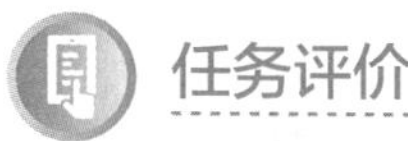

任务评价

老年人与人口老龄化学习自我检测见表 1－1－2。

表 1－1－2　老年人与人口老龄化学习自我检测

姓名： 专业： 班级： 学号：	
老化的定义和老年人的年龄划分	老化的定义
	老年人的年龄划分
人口老龄化	老龄化社会的划分标准
	我国人口老龄化的特征
	人口老龄化对护理服务的需求

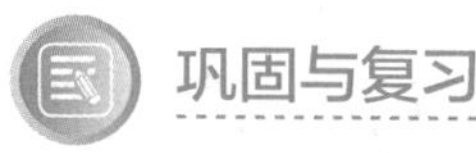

巩固与复习

单选题（扫描二维码）

单选题

任务二 岗位定位

学习目标

1. 知识目标　能够明确老年护理人员的岗位职责，理解职业道德的内涵及作用。
2. 能力目标　能够遵守老年护理人员职业道德，制定个人岗位要求。
3. 素质目标　能够具备准确的职业定位，在老年护理工作中遵守职业道德。

任务导入

任务描述：小王是一名中职护理专业毕业生，在一家老年护理院上班，从事老年护理工作。小王发现，除交接班及交代工作注意事项外，护士长经常在每天例行的晨会上强调："大家一定要记得自己的岗位职责，一定要遵守护理工作的职业道德！"

问题：护士长为什么一直强调岗位职责和职业道德的重要性？

任务目标

1. 理解自己岗位职责的重要性，提高自己的职业道德素养。
2. 在进行老年人护理时明确自己的工作职责，并坚守职业道德。

任务分析

老年护理工作者明确自己的岗位定位是完成本职工作的前提，本次学习任务是明确老年护理人员的职业定位、岗位职责和应遵守的职业道德。

一、职业定位

老年护理人员以老年人群为服务对象，以增强老年人自我照顾能力、延缓老年人机体衰老、提高生活质量、老年人安享晚年为目标，为老年人提供医疗护理、预防保健、精神慰藉、康复娱乐等一系列服务。老年护理的最终目标是提高老年人的生活质量，保持最佳功能。

二、岗位职责

（一）生活护理

1. 饮食护理　帮助老年人科学合理地进食饮水，为进食困难的老年人进行鼻饲法等特殊饮食服务。

2. 排泄护理　帮助各类老年人安全顺利排泄，如协助如厕，帮助卧床老年人使用便器、更换尿垫及纸尿裤；帮助老年人呕吐时变换体位，使用人工取便的方法辅助老年人排便等；能够为留置导尿管的老年人更换一次性尿袋，为肠造瘘的老年人更换粪袋等。

3. 睡眠护理　对各类老年人提供睡眠帮助，保证老年人充足睡眠。

4. 清洁护理　为老年人整理更换床单、清洁口腔、清洁与梳理头发、清洁身体、更衣等；为卧床老年人预防压疮和对房间进行消毒等。

5. 冷热应用　帮助老年人使用热水袋、湿热敷，使用冰袋或温水拭浴为高热老年人进行物理降温。

（二）专业护理

1. 转运　帮助老年人使用助行器进行活动，使用轮椅和平车转运老年人。

2. 应急救护　进行老年人外伤的初步止血应急处理、摔伤后的初步处理、骨折后的初步固定及搬运、氧气吸入操作等，并配合为老年人提供烫伤、异物卡喉、痰液堵塞、跌倒的临时处理和心脏骤停现场复苏。

3. 日常生活训练　指导老年人进行穿脱衣服训练和站立、行走等训练活动。

（三）其他工作任务

(1) 组织老年人参加康乐活动。

(2) 积极参加与岗位相关的各类培训，提高护理服务能力与质量。

(3) 认真完成上级交办的其他工作任务。

三、职业道德

（一）职业道德内涵和作用

1. 道德　道德是社会意识形态之一，是人们共同生活及其行为的准则和规范。

2. 职业道德　职业道德是指人们在职业生活中应遵循的基本道德，是职业品德、职业纪律、专业胜任能力及职业责任等的总称，是与人们的职业活动紧密联系的符合职业特点所要求的道德准则、道德情操与道德品质的总和。它既是职业活动中的行为标准和要求，同时又是职业对社会所担负的道德责任与义务。

3. 职业道德的特点和作用　在道德的基础上突出了行业性、连续性、实用性、规范性、社会性、时代性。从事社会服务的人员应遵循爱岗敬业、诚实守信、办事公道、优质服务等原则，通过职业自律体现行业的价值观，促进企业文化建设和团队凝聚力，进而促进社会和谐进步。

（二）老年护理人员职业道德

(1) 举止端庄，文明礼貌，遵纪守法。

(2) 热爱老年护理服务工作，忠于职守，履行岗位职责。

(3) 以人为本，根据老年人生理、心理社会等方面的需求，在岗位上体现尊老、爱老、孝老理念，为老年人提供优质护理服务。

(4) 尊重老年人的人身权利，注意保护老年人的隐私，自觉维护老年人的权益。

(5) 认真学习专业技术，在工作中精益求精，不断提高专业服务能力。

(6) 对同事以诚相待、互敬互让、取长补短、助人为乐，具备良好的沟通协调能力。

(7) 廉洁奉公、严于律己，不接受老年人及家属的馈赠，不言过其实，不弄虚作假。

(8) 自尊自爱，自信自强，自觉献身老年护理事业。

任务评价

岗位定位学习自我检测见表 1－2－1。

表 1－2－1 岗位定位学习自我检测单

姓名：	专业：　　班级：　　学号：
职业定位	什么是老年护理
	老年护理人员岗位职业定位
岗位职责	为老年人提供相关生活护理
	专业护理
	其他工作任务
职业道德	职业道德内涵和作用
	老年护理人员职业道德

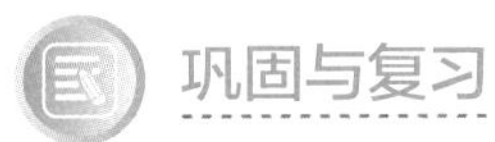

巩固与复习

单选题

单选题(扫描二维码)

任务三 伦理与法律认知

学习目标

1. 知识目标　掌握老年护理基本伦理学原则，熟知老年护理相关法律文件。
2. 能力目标　能识别常见伦理问题并运用伦理风险防范措施，实施照护时没有对老年人肉体和精神进行伤害的行为。
3. 素质目标　能够具备高度的法律意识，有高度的责任感和自律性，尊重老年人的权益。

任务导入

任务描述：赵奶奶，76 岁，1 个月前因患阿尔茨海默病被家人送入老年护理院，赵奶奶的护理工作由护士小刘负责。一天上午，小刘准备协助赵奶奶服药，但赵奶奶表示不认得小赵并拒绝她进入房间。不管小赵如何解释，王奶奶就是不愿小刘接近自己。小刘失去耐心，向护士长抱怨。护士长听闻连忙赶去安抚赵奶奶的情绪，并与小刘进行了交流，强调在老年人护理中要重视基本伦理和相应的法律法规。

问题：在老年护理工作中需要遵循哪些伦理原则及法律法规？

任务目标

1. 小刘意识到伦理及法律法规的重要性。
2. 小刘能够在老年护理工作中遵循伦理原则，取得老年人的信任。

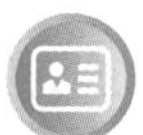

任务分析

伦理和法律法规起到规范护理人员对老年人的护理行为的作用。伦理是指人与人相处的各种道德原则，伦理要求人们在行动上不能对别人的肉体与精神造成伤害，是合人情、合人理的行为，蕴含着依照一定的原则来规范行为的深刻道理。法律法规是指中华人民共和国现行有效的法律、行政规范、司法解释、地方性法规、地方规章、部门规章及其他规范性文件等。

一、职业定位

老年护理工作应规范化遵循伦理准则，体现出支持维护行为及关心关怀，遵从以下基本伦理学原则。

（一）尊重原则

尊重主要指对老年人自主性的尊重，也就是说护理人员应当尊重有自主能力的老年人自我选择、自由行动或按照个人意愿自我管理和自我决策的权利和行为。因此，如何尊重老年人的自主性，老年人的自主性受哪些限制等问题就成为实践过程中需要着重考虑的问题。尊重原则除了对老年人自主性的尊重以外，还包括对老年人知情同意权、隐私权等的尊重。实现尊重原则既是与老年人建立和谐关系的必要条件，也是保障老年人根本权益的可靠基础。

（二）不伤害原则

不伤害是指在护理工作过程中不使老年人受到伤害，包括身体伤害（如疼痛、并发症、损伤、残疾和死亡等）和精神、社会伤害（如精神痛苦、经济损失和受侮辱歧视等）。不伤害的义务既包括避免或减少实际的伤害，同时也意味着避免或减少伤害的风险，即在护理过程中，应将风险降到最低。

（三）关爱原则

关爱是一种发自内心的母亲对孩子般的关怀照顾，这是一种自然感情，任何人都需要这种感情。关爱最能体现照护的本质和专业的核心价值，关爱也是广大患者的一种心理期待，因此，关爱作为伦理原则的核心，是锤炼职业道德意识、指导照护行为、修炼道德情操的灵魂。护理人员要不断加强道德修养，培养一种自觉的伦理关爱。

（四）公正原则

公正是指不偏私、不偏袒和正直。社会公正，主要指对一定社会结构、社会关系和社会现象的一种伦理认定和道德评价，具体表现为对一定社会性质、制度以及相应的法律、法规、章程和惯例等的合理性和合理程度的要求和判断，社会公正是衡量社会合理性和进步性的标志之一。个人公正，既是个人行为的一种根本原则，也指个人的一种优良品德，主要表现在个人为人处世中，能以当时社会的法律、规章和惯例等为标准，严格规范自己的行为，正直做人，办事公道，能够保持自己行为的合法性、合理性和正当性。

二、老年人护理常见伦理问题及其防范

（一）常见的问题

老年护理工作中不符合伦理道德的主要表现如下。

1. 缺乏人文关怀　最显著的表现是缺乏耐心和爱心。缺乏耐心是指护理人员对记忆力减退、听力不好、动作迟缓的老年人表现出不耐烦情绪，尤其长期卧床的老年人的个人卫生情况很不理想。从职业道德角度来说，在此情况下护理人员应该关爱老年人，帮助清洗擦拭并及时更换衣被，但在职业行为违背伦理道德的状态下，护理人员对这样的老年人置之不理，甚至连基本的护理操作都不愿意执行，这是缺乏爱心的表现。

2. 忽视心理关怀　老年人的风险承受能力下降，情感脆弱，容易感到孤独、寂寞，情绪低落，心理上畏惧疾病和死亡，渴望得到周围人和家人的关心。护理人员一般情况下只是遵照医嘱对老年人进行疾病护理，很少会注意他们的心理变化，也很少帮助他们排解心中的孤独、寂寞，忽视心理护理的情况普遍存在。甚至，有些护理人员在护理过程中已经发现老年

人出现不交流、不进食的抑郁萌芽，仍然视而不见，只做自己的护理操作。

3. 漠视和不尊重　相对于缺乏人文关怀和忽视心理关怀而言，漠视和不尊重是一种程度较重的违背护理伦理道德的表现，对老年人的身心所带来的伤害也是非常严重的。

漠视和不尊重从语言方面来说，体现在护理人员对老年人恶语相向，例如，有些老年人不服老，虽然其独立行走能力不强，但不允许护理人员帮助，造成跌倒、坠床等意外，这些都是护理工作中的不良事件。护理人员对于这种情况比较排斥，因为老年人缺失准确的自我评估能力且固执己见，而非护理人员主观判断失误造成的意外，因此极度反感，所以在语言上会采取较为不合理的言辞；对于失能的老年人，个人卫生不太理想，护理人员往往会产生嫌弃的心理，有的会直接对患者表达不当言辞。

漠视和不尊重从非言语方面来说，体现在护理人员对老年人的主观疏离甚至暴力殴打等方面。有些老年人，身边虽然有子女看护，但子女因各种原因不尽照顾义务，护理人员会认为老年人子女的不孝顺连累了自己并增加了自己的工作量；加之老年人会将对子女的不满情绪转移到护理人员身上，在这种情况下，护理人员往往会采取主观疏离、置之不理，也就是我们所说的“假装看不见、听不见”，违背伦理道德的行为甚至暴力殴打等违法行为。

在老年护理工作中，来自护理人员的漠视和不尊重造成的不仅是老年人身体的创伤，更是心理上不可治愈的创伤，甚至是付出生命的代价。护理人员这种漠视与不尊重不仅违背职业道德，更是触犯法律。

（二）防范策略

1. 尊重护理对象的人格　在老年护理工作中，护理人员会接触到一些特殊的老年人，如长期患病老年人、精神疾病老年人等，护理人员在工作中应以人道的需要行事，有爱心、耐心和同情心，要尊重这些特殊老年人，不能因为他们的疾病的特殊性而损害他们的人格和尊严。

2. 尊重护理对象的权利　老年人也是一个独立的个体，护理人员要注意护理对象的权利，保护他们的合法权益不受侵害。

3. 公平对待每一位护理对象　护理人员在单独护理老年人时，对老年人的家庭背景、社会地位、经济状况等比较了解，因此护理人员应培养自己的慎独意识和慎独行为，对每一位护理对象都应认真负责，慎独尽责，做到一视同仁，严格按照操作规程和职业道德规范做好各项工作。

4. 有高度的责任感和严格的自律性　高度的责任感体现在对健康人的亲情感慰，对失能老人的心灵安抚，对逝者的临终关怀和善后处理。护理人员应保持严格的自律性，对所有护理对象负责。

5. 坚持团结协作精神　在护理过程中，与相关人员建立团结协作的关系，护理人员、医技人员应同心协力，树立整体观念，技术上相互配合，工作上密切合作。

三、老年护理相关法律法规文件

近年来，我国老龄事业和养老体系建设取得长足发展，老年人权益保障法和老年照护业发展等方面的法规政策不断完善，护理人员肩负着老年护理体系和健康支持体系中的双重

责任，需要不断学习并遵守老年护理工作相关的法律法规政策、规范要求等。

（一）老年护理相关法律

1.《中华人民共和国老年人权益保障法》 目前，以《中华人民共和国宪法》为统领，以《中华人民共和国老年人权益保障法》为主导，包括法律、行政法规、地方性法规、部门规章政策在内的老龄法律制度体系已经基本形成。

《中华人民共和国宪法》第四十五条规定："中华人民共和国公民在年老疾病或者丧失劳动能力的情况下，有从国家和社会获得物质帮助的权利。国家发展为公民享受这些权利所需要的社会保险、社会救济和医疗卫生事业。"这从根本大法上保障了公民的养老权益。

1996年首次发布后，经过几次修正的《中华人民共和国老年人权益保障法》以《中华人民共和国宪法》为依据，是我国第一部保护老年人合法权益和发展老龄事业相结合的法律。这部法律的第一条明确了"为了保障老年人合法权益，发展老龄事业，弘扬中华民族敬老、养老、助老的美德，根据宪法，制定本法"。

《中华人民共和国老年人权益保障法》以法律形式确定了对老年人权益的保护，在保障老年人合法权益、发展老年事业上发挥了积极作用。在社会服务方面强调"发展城乡社区养老服务，鼓励、扶持专业服务机构及其他组织和个人，为居家的老年人提供生活照料、紧急救援、医疗护理、精神慰藉、心理咨询等多种形式的服务（第三十七条）""鼓励、扶持企业事业单位、社会组织或者个人兴办、运营养老，老年人日常照料，老年文化体育活动等设施（第三十九条）""养老机构应当与接受服务的老年人，或者其代理人签订服务协议，明确双方的权利、义务。养老机构及其工作人员不得以任何方式侵害老年人的权益（第四十七条）"等。照护人员应熟知老年人权益保障法的条款，依法履行岗位职责，是为实现"老有所养、老有所医、老有所为、老有所学、老有所乐"而努力。

2.《中华人民共和国侵权责任法》 老年护理工作必然要应对老年人的身心健康问题，随时可能会涉及老年人及老年人亲属的民事权益。根据《中华人民共和国侵权责任法》第二条规定，民事权益"包括生命权、健康权、姓名权、名誉权、荣誉权、肖像权、隐私权、婚姻自主权、监护权、所有权、用益物权、担保物权、著作权、专利权、商标专用权、股权、继承权等人身、财产权益"。第七章关于医疗损害责任的条款也依然是用于为患病老年人提供医疗护理服务的工作，"医务人员在诊疗活动中，应当向患者说明病情和医疗措施。需要实施手术、特殊检查、特殊治疗的，医务人员应当及时向患者说明医疗风险、代替医疗方案等情况，并取得其书面同意；不宜向患者说明的，应当向患者的近亲属说明，并取得其书面同意（第五十五条）"，护理人员在工作中必须重视并获得老年人或其亲属的知情同意。"医疗机构及其医务人员应当按照规定填写并妥善保管住院志、医嘱单、检验报告、手术及麻醉记录、病理资料、护理记录、医疗费用等病历资料（第六十一条）"，"医疗机构及其医务人员应当对患者的隐私保密。泄露患者隐私或者未经患者同意公开其病历资料，造成患者损害的，应当承担侵权责任（第六十二条）"。

（二）老年护理相关政策

护理人员在从事老年人护理工作中，必须时时关注和把握老年照护管理与发展的方向和趋势。在国家政策层面，国务院2013年发布了《关于加快发展养老服务业的若干意见》，2017年印发了《"十三五"国家老龄事业发展和养老体系建设规划》，为完善养老体系进行了顶层制度设计。在行业管理层面，民政部门、卫生健康部门先后出台了加快和完善养老服务体系建设的相关规定，如《养老机构设立许可办法》《养老机构管理办法》等，发布了《关于推进医疗卫生与养老服务相结合的指导意见》，制定了《养老机构安全管理》（MZ/T032—2012）、《老年人能力评估》（MZ/T039—2013）、《社区老年人日间照料中心服务基本要求》（GB/T33168—2016）、《社区老年人日常照料中心设施设备配置》（GB/T33169—2016）等标准。护理人员应在护理工作中按照国家、行业管理的政策规定落实和推进工作。此外，在需要提供诊疗技术规范规定的护理活动时，护理人员应按《护士条例》要求，取得护士执业证书，在开展专业性护理服务中，遵守《中华人民共和国侵权责任法》《医疗纠纷预防和处理条例》《中华人民共和国传染病防治法》《医疗废物管理条例》《医院感染管理办法》等相关法律法规规章，严格依法依规从事专业性护理工作。

为切实保障老年人的合法权益，规范和保障老龄产业发展，国家有关部门制定了一系列政策文件、相关规划与标准。

四、老年人权益保护中存在的问题及处理策略

（一）老年人权益保护中存在的主要问题

老年人是国家的财富、社会的财富，他们为国家、社会、家庭奋斗了几十年，步入老年后，还在发挥着余热。他们的合法权益虽然得到了重视和保护，绝大多数赡养人对老年人尽到了赡养的义务，但不尽赡养义务、侵害老年人合法权益的现象还时有发生，主要表现为以下几点。

1. 赡养人赡养意识缺乏　赡养人是指承担赡养义务的人。民法典规定，赡养义务人主要是指被赡养人的子女或者是外/孙子女，包括婚生子女、非婚生子女、养子女等。从两个层面明确了赡养通常情况下是子女，特殊情况下是孙子女，外孙子女。《中华人民共和国民法典》第一千零六十七条第二款规定，成年子女不履行赡养义务的，缺乏劳动能力或者生活困难的父母，有要求成年子女给付赡养费的权利。《中华人民共和国老年人权益保障法》第14条规定，赡养老年人是指对老年人经济上供养、生活上照料、精神上慰藉，照料老年人的特殊需要。但是现实中，有些赡养人赡养意识缺乏，没有意识到老年人的自身局限性，不在生活上照料、不在精神上慰藉，甚至不予经济上供养。使这些老年人感到孤独、心灰意冷、缺乏生活的信心。

2. 老年人受虐待、遗弃　有的老年人年轻时未能读书或读书很少，无固定工作，老来没有养老金；有些老年人子女多，住房紧张，以致在子女婚后仍和子女住在一起，在父母与子女之间、翁婿之间、婆媳之间为生活琐事发生矛盾后，有些很难缓解，往往导致矛盾激化。此时的老年人本身处于劣势，在家中可能受到虐待，个别老年人受不了这份“气”选择了离家“出走”，被赡养人遗弃在外。

3. 老年人再婚受到干涉　《中华人民共和国老年人权益保障法》第二十一条规定，子女应当尊重父母的婚姻权利，不得干涉父母再婚。子女对父母的赡养义务，不因父母的婚姻关系变化而终止。可是现在社会上仍存在干涉老年人再婚的情况。

4. 老年人财产受到侵犯　老年人对子女的生活、婚姻无不予以操持和关心，但有些子女产生了错误的想法，认为父母的钱就是自己的钱，父母的房子就是自己的房子，以至于自

己不工作向父母要钱，使得老年人的财产经常受到侵犯。

5. 老年人权益受到侵犯得不到有效制止　我国虽然高度重视普法工作，但发展不平衡，向社会宣传维权、组织老年人维权的宣传力度不够。有些家庭成员侵犯了老年人权益，还认为这是“家务事”，外人无权干涉。长期下来，老年人权益受到侵犯后未能得到有效制止。

（二）处理策略

（1）加大宣传力度，树立维权意识。

（2）管理部门应制定相关的社会福利政策、法规和规章，在完善配套法规的基础上，还要制定社会福利机构的规划，使社会福利机构和社会福利事业发展适应“银色浪潮”的需要。

（3）建立制度标准，确保规范运营。建立、健全老年照护相关法律法规和准入、退出、监管制度，规范养老服务市场行为。加快出台和完善老年照护的相关服务标准、设施标准和管理规范。

（4）司法服务进机构，为老年人维权提供切实保障。可接纳法律专业的大学生为法律志愿者，在机构开展法律服务。一方面，可以为大学生创造一个锻炼自我、提升自我的社会实践机会；另一方面，为老年人、机构服务人员提供解答法律疑问和援助的机会。机构可以与当地司法局联系，设立“法律援助中心联系点”，专门受理严重侵犯老年人权益的案件，特别针对一些经济贫困、无诉讼能力的老年人，为其提供法律援助，以维护老年人的合法权益。

（5）加强学习，将法律法规相关内容纳入岗位培训，建立长效机制。

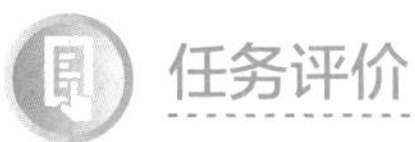

任务评价

伦理与法律认知学习自我检测见表 1-3-1。

表 1-3-1　伦理与法律认知学习自我检测单

姓名：	专业：　　　班级：　　　学号：
应遵循的伦理学原则	尊重原则 不伤害原则 关爱原则 公正原则
常见伦理问题及其防范	常见的问题
	防范策略
相关法律法规文件	相关法律
	相关政策
存在的问题及处理策略	存在的主要问题
	处理策略

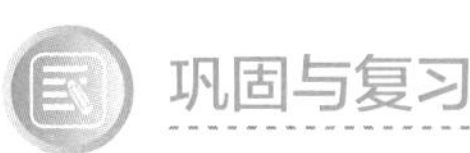

巩固与复习

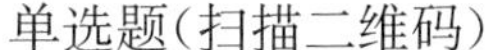

单选题（扫描二维码）

单选题

任务四 素质要求认知

学习目标

1. 知识目标 能够掌握护理服务礼仪、护理沟通的要求与注意事项。
2. 能力目标 能够实施护理工作中卫生、着装礼仪和常规礼仪，得到老年人的认同，运用沟通的常见方法，与老年人进行友好交流，得到其理解。
3. 素质目标 能够具备基本的护理服务礼仪，以文明的仪态与老年人建立和谐的关系。

任务导入

任务描述：李奶奶，81 岁，老伴已去世，儿女在外地工作，送到老年疗养中心，由护士小张负责协助其日常生活。小张生活中喜欢把自己打扮得漂漂亮亮的，特别喜欢穿高跟鞋、化浓妆、披肩发、穿超短裙；工作时穿着比较随便，有时工作服染上污渍，也不及时更换和清洗，不喜欢听人唠叨，与老人交流不多。李奶奶思想比较传统，喜欢整洁，喜欢与人聊天，把与她孙女年龄相当的小张当作自己孙女一样看待，看不习惯的就要小张改正。一天早上李奶奶又说小张不该穿超短裙，涂大红色口红和浓黑眼影，工作服上昨天染上的污渍也没有洗掉。小张可不希望李奶奶老是说她，就生气地对李奶奶说："你又不是我什么人，干吗管这么宽，能照顾你就算不错了！"李奶奶气得直流眼泪，早饭吃得很少，小张也不理她。护士长了解情况后，与小张进行了深入的交流并提出严肃批评，小张也认识到错误并决心改正。

问题：小张应该怎么得到李奶奶的认同？

任务目标

1. 小张的自身素质提高，掌握基本护理礼仪。
2. 小张的言行得到李奶奶认可，得到李奶奶原谅。

任务分析

老年护理工作不仅包括老年人的生活照料和基础护理，而且需对老年人的心灵给予关怀，为了更好地提高老年人的生活质量，护理人员需要了解自己的职业性质、工作须知、护理礼仪及个人防护等知识。

一、护理礼仪

护理人员的工作和其他服务行业一样，为了建立和谐的人际关系，达到高水准的服务目

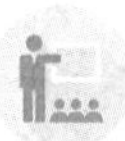

标，需要老年护理人员不断提高自身素质，所以护理人员必须掌握基本服务礼仪，包括卫生礼仪、着装礼仪、工作礼仪、服务态度、语言礼仪、举止行为礼仪等。规范到位的文明服务在尊重别人的同时也会赢得别人的尊重。

（一）老年护理人员的卫生要求

1. 日常卫生　老年护理人员要养成良好的卫生习惯，每天刷牙，每晚泡脚，经常淋浴，保持口腔、身体无异味。

2. 头发卫生　老年护理人员的头发要经常洗，修剪要整齐，刘海不过眉，长度不过肩，如果留长发要用头花束在脑后，避免头发头屑掉到老年人的饭菜上。

3. 面部卫生　老年护理人员可以略施淡妆，保持面部洁净，精神焕发，避免口、鼻、眼有分泌物，禁浓妆艳抹。

4. 双手卫生　老年护理人员要用"七步洗手法"常洗双手。饭前、便后要洗手，清理便器后要洗手；整理老年人用品后要洗手；护理老年人后要洗手。指甲每周剪一次，不留长指甲，不涂指甲油，指甲下不存污垢。

科学的七步洗手法是在平时清洁双手和日常生活中预防肠道传染病的关键。步骤如下：①掌心搓掌心；②手指交错，掌心搓掌心；③手指交错，掌心搓手背，两手互换；④两手互握，互擦指背；⑤拇指在掌中转动，两手互换；⑥指尖摩擦掌心，两手互换；⑦一手旋转揉搓另一手的腕部、前臂，直至肘部，交替进行。

注意每步至少来回洗 5 次，尽可能使用专业的洗手液，洗手时应稍加用力，使用流动的清水，使用一次性纸巾或已消毒的毛巾擦手。

5. 其他卫生　老年护理人员要注意全身卫生，需要每天清洁换洗内衣、内裤，保持内衣、内裤干燥，女性还要注意经期卫生，避免感染和异味。

（二）老年护理人员的着装要求

1. 干净整齐　老年护理人员工作装要干净平整、朴素大方，领口、袖口简单利落，扣子整齐不缺，裤脚在鞋跟以上平脚面处。

2. 色彩淡雅　老年护理人员着装整体色彩要淡雅，上衣裤子搭配要合理，忌大红、大黄、大紫等。忌黑色以避免沉闷。围裙、袖套要相配。

3. 协调得体　老年护理人员工作装要大方、合体，符合时令，不能过小、过紧，也不能过大、过松。女士着装忌短、忌露、忌透。夏季女士所穿裙装长度要在膝盖以下，禁止仅穿内衣、睡衣和短裤进行工作。

4. 鞋袜轻便　老年护理人员鞋袜搭配要考究，鞋子要穿软底轻便，配上和肤色相近的袜子，不宜穿凉鞋或靴子，更不宜光脚穿拖鞋。

5. 饰物点缀　巧妙地佩戴饰品能给女士增添色彩，老年护理人员可以点缀一些不造成伤害的布艺饰品，但是严禁在工作时间戴戒指。

（三）老年护理人员的工作礼仪

1. 服务态度

(1) 主动热情：老年护理人员见到老年人、家属或来访者时，要主动打招呼，微笑着问一声："您好，您需要我帮助吗？"为了表示尊重，必要时可以行 15°鞠躬礼。

(2) 耐心周到：老年护理人员为老年人服务，要想老年人所想，急老年人所急，耐心地为老年人解释，细心地观察老年人没注意的问题，及时周到地为老年人解决问题，让老年人和家属体会到老年照护人员的爱心。

(3) 文明礼貌：老年护理人员要有微笑的面容、真诚的眼神、优雅的肢体语言，要讲普通话或老年人能听懂的语言，使用礼貌用语，如“您好”“请”“谢谢”“对不起”“没关系”“请原谅”“再见”等，不骂人，不讲粗话，不大声喧哗，不随意发脾气。

(4) 尊重老年人和家属：老年护理人员要尊重老年人和家属，具体表现在对老年人和家属的关心和体贴上，表现在对老年人健康情况的熟悉和了解上，表现在微笑和善解人意的服务上。要经常换位思考，“假如我也老得需要别人照顾”“假如我也躺在这张床上”“我希望老年护理人员怎样对待我”。

文明服务是表达尊重的最好方式，同时文明也带来尊重，让老年人和家属感受到老年护理人员给予的崇高礼遇，老年护理人员就会赢得他们的尊重，使护理工作顺利进行。

2. 语言礼仪　交谈时的礼仪是表现文明礼貌的重要方面，老年护理人员与老年人和家属交谈时，要和颜悦色，态度诚恳，音调平和，语速适中，谦虚亲切，回避隐私，不言人恶。遇到矛盾，要做到不急不躁，不温不火，不推卸责任。与其“理直气壮”，不如“理直气柔”，如此更容易得到人们的喜爱。

3. 举止礼仪

(1) 姿势：老年护理人员面对老年人、家属或来访者时，要使用好肢体语言，如微笑、鞠躬、握手、招手、鼓掌、右行礼让、起立回答问题等。站有站相、坐有坐相、交谈时正视对方，认真倾听或侧耳聆听，不要东张西望、看书看报、挖耳朵、抠鼻子、剪指甲、上下抓挠、左右摇摆。

(2) 站姿：老年护理人员站立时，身体要与地面垂直，重心放在两个前脚掌上，挺胸、收腹、抬头、双肩放松、两腿并拢，双臂自然下垂或在体前交叉，眼睛平视，面带微笑，不要歪脖、扭腰、屈腿等。与老年人谈话时，入座时要轻柔缓和，起座时要稳重端庄，不要随便坐老年人的床铺，不要斜倚在老年人的床头被子上，不要跷二郎腿或抖腿。

(3) 坐姿：老年人护理人员落座后要抬头，上身挺直，下颌微收，目视前方；挺胸立腰，双肩平正放松；上身与大腿、大腿与小腿均成 90°；双膝自然并拢，双脚并拢，平落于地或一前一后；坐在椅子的前部 1/2 或 1/3 处即可；双手交叉相握于腹前。

(4) 走姿：老年护理人员行走时要轻而稳，胸要挺，头要抬，肩放松，两眼平视，面带微笑，自然摆臂。为老年人端饭菜、端饮料等要屈肘，双手将物品平端在胸前稳步前行。不要低头含胸、左摇右晃、脚掌拖地。遇到紧急情况，可以小步快走，但要保持镇定，不要快跑，避免制造紧张气氛。

二、护理沟通

沟通是与老年人交换概念、表达态度、袒露心声的重要手段，也是与老年人建立良好关系的桥梁。要做到有效的沟通，老年护理人员不仅要掌握沟通的知识和技巧，也要具备良好的沟通素养和专业态度。老年护理人员要在实践中不断强化自己与老年人沟通的能力，从而提高照护工作效率，促进老年人身心健康。

（一）沟通与交流技巧

1．言语技巧　与老年人交谈时应语言简练、音调适中，使用标准规范的语言，让老年人能够正确理解并乐于接受，使用尊称，如爷爷、奶奶、叔叔、阿姨、大爷、大妈、伯父、伯母等。尊重老年人是沟通的基础，态度亲切和蔼，才会被老年人接纳认可。结合老年人的心理有意识地进行交谈，尽可能地避免令人情绪低落的负面话题，多谈积极性的话题，给予老年人支持和鼓励。

2．善于倾听　要认真倾听和接受、理解、思考老年人讲话的内容，同时创造一个轻松、自由倾听的良好氛围，使老年人能够敞开心扉，将其不安、担忧之事以及内心的想法都说出来。让老年人把话讲完，不要随意打断或插话。像"你别说了""我都听好几遍了""说点别的"，这样的语言容易挫伤老年人倾诉情感的欲望，是护理人员的禁忌。非语言行为往往是老年人真情的流露，护理人员要善于观察老年人的面部表情、手势、神态等非语言行为，理解其弦外之音，以了解其真实的想法。

3．反复核实　在与老年人交流时，对于老年人说话的重点给予重复，帮助老年人再次确认，避免发生误会。照护人员没有听清的事情，不要按照自己理解的意思去做，应该与老年人核实，最后对与老年人交流的事情进行总结，得到老年人的确认。

4．引导交谈　开场白的技巧是交谈成功与否的关键，良好的开端是交谈成功的一半，特别是对少言寡语的老年人，要面带微笑，以和蔼、关心或赞美的态度打开局面。当老年人交谈偏离话题时，切记不要急于转移话题或阻止老年人，一定要婉转地转变话题。结束交谈时也不要过于着急，从体贴老年人的角度结束话题，如"您累了吧，咱们休息一下，以后再说好吗"。

5．把握交谈的节奏和时间　老年人反应比较慢，交谈的节奏不要过快。交谈要选择合适的时间，不要在吃饭时、休息时交谈，每次交谈的时间不要过长，以防止老年人身体劳累而引发不适。

6．适当的肢体语言　适当的肢体语言会增进护理人员与老年人之间的亲密感情，简单地握握手、摸摸脸、拍拍肩、拥抱一下都有着人际交流与沟通的大学问。握握手会让老年人觉得老年护理人员态度亲切；摸摸脸、拥抱一下会为老年人带来一种受关爱的喜悦；拍拍肩会使老年人有一种和护理人员比较默契的感觉。这些肢体语言将护理人员的爱和关怀传递到老年人的心里，使他们能配合护理工作顺利进行。

（二）沟通过程中的注意事项

1．注意沟通的方式　对年纪大的人来说，喜欢回忆过去，靠回忆过往的事情来填充目前的精神活动，因此，沟通可以以聊天的方式先让老年人谈自己喜欢的话题，增强彼此的信任感，继而更多关心现在的切身问题，如是否碰到不开心的事情，身体有没有不舒服等。

2．因人而异的沟通技巧　老年人生理、心理、社会文化背景特征不同，其沟通需求和沟通方式也不同，因此，有效的沟通方式必须与老年人的性格特点相配合。

（1）对固执、墨守成规的老年人：与这类性格的老年人谈话时，要注意多听他们的意见，循循善诱，注意不要与他们争吵，也不要强迫他们接受你的意见，要慢慢来；由他们自己选择对自己有利的决定。

(2) 对自爱而寻求关心的老年人：这样的老年人可能只会诉苦或埋怨，寻求关心与关照，在可能的范围内，尽可能满足其自爱心理，只要给予夸奖，多说说他们的好话，他们马上就可以改变态度，而且往往很容易与你建立关系。

(3) 对善疑、不易信任他人的老年人：与这样的老年人，要坦诚相待，要让他们感到你是在替他们着想，是站在他们的立场上提出建议或提供帮助的。他们一旦接受你，以后便很容易沟通。

3. 善于调动潜在能力　很多老年人虽然年纪大了，躯体与精神上的功能会降低，但身体还很健康，精神依然充沛。对待这样的老年人，应根据其经历与性格特点给予支持与鼓励，尽可能发挥其潜力，适应困难，恢复其活力。

4. 加强自身修养，利用好环境与社会资源　护理人员应不断加强自身文化、道德修养及专业素养，更多地了解社会上各种服务老年人的社会资源信息，适时提供给老年人，使服务更加专业化、系统化。例如，护理人员知晓哪里开办面向老年人的活动，提供给老年人信息并鼓励他们参与，培养更多兴趣爱好；护理人员用专业知识指导老年人如何与同龄老年人相处，维持一定的人际交往等。

（三）沟通交流的禁忌语言

1. 禁忌话题

(1) 涉及个人隐私：如收入、婚恋、经历或生理缺陷等。

(2) 捉弄老年人的话题：不要说伤害老年人的话，用老年人的缺陷开玩笑等。

(3) 令人反感的话题：引起老年人悲伤的话题尽量不要提起，如亲人去世、家庭矛盾、伦理道德的问题等。

2. 禁用的语气

(1) 命令式：使老年人感到不被尊重，是一种非常不礼貌的行为。

(2) 质问式：给老年人一种受到训斥的感觉，老年人会出现抵触情绪，导致交谈失败。

3. 禁用的语言　一忌不文明的语言，使用脏话粗话；二忌伤害性的语言；三忌过激的语言，不要说气话，不能只图一时痛快说话不讲分寸，如有情绪一定要自我控制，调整心态。

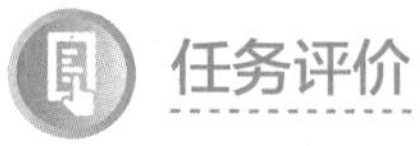

任务评价

素质要求认知学习自我检测见表 1－4－1。

表 1－4－1　素质要求认知学习自我检测

姓名：　　　　　　专业：　　　　　　班级：　　　　　　学号：	
护理礼仪	卫生要求 着装要求 工作礼仪
护理沟通	沟通与交流技巧 沟通过程中的注意事项 沟通交流的禁忌语言

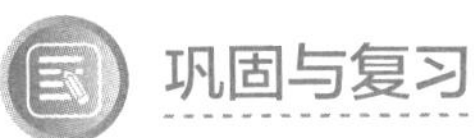

巩固与复习

单选题（扫描二维码）

单选题

（梁凯讴 黄梦珍）

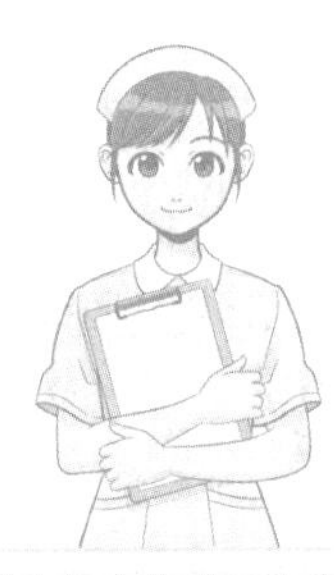

项目二
安 全 防 护

任务一 安全防护运用

学习目标

1. 知识目标　能够掌握安全防护基本规范、常见意外的安全防护及预防措施。
2. 能力目标　能够识别老年人常见安全风险，运用安全防护基本规范和常见方法。
3. 素质目标　能够具备较强的安全意识，具有老年护理风险防范意识。

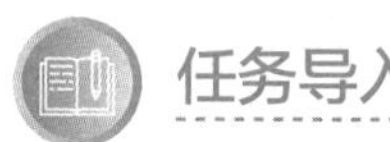

任务导入

任务描述：王奶奶，81 岁，入住在家附近的一家老年疗养中心。王奶奶平素身体硬朗，生活基本能自理。晚上睡觉前，王奶奶想用热水泡脚，而未联系到护理人员小蒋。于是王奶奶自己拿着热水瓶去打开水，在返回路上，因走廊地板有水，不慎跌倒，热水瓶破裂，热水溅到王奶奶的手上，同时她感觉右腿疼痛难忍，无法站立。王奶奶的家人认为护理人员照护不当，疗养中心安全防护不到位，要求疗养中心给予合理解释和赔偿。

问题：怎么避免老年人发生安全意外事故？

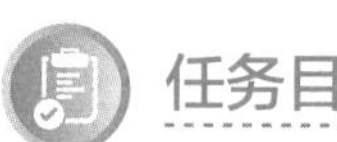

任务目标

1. 小蒋安全风险防范意识增强，老年疗养中心制定出完善的意外防范方案。
2. 疗养中心老年人发生安全意外事故的风险降低。

任务分析

老年人在日常生活中容易发生各种意外，威胁到老年人的健康与生命安全。在老年护理工作中护理人员应增强风险防范意识，加强安全风险管理，能够对老年人的安全起到保障作用。

一、安全防护基本规范

（一）增强法治观念，实施规范管理

养老行业具有特殊性，对养老机构而言，要想规避服务风险，必须认真学习国家颁布的各项法律法规。

（二）加强内部管理，完善规章制度

养老机构要加强内部管理，完善规章制度，规范管理。坚持安全第一、预防为主的方针，

要加强安全教育和自我防范，对发现的安全隐患，要逐项落实整改措施，切实把各种安全隐患消灭在萌芽状态，这是做好养老机构意外风险防范的重要保证。

1. 加强隐患排查，预防意外事故发生

(1) 加强老年人个人管理。

(2) 认真排查老年人居住环境的用电安全和火灾隐患。

(3) 加强对生活用火的管理。

(4) 认真落实卫生安全措施。

(5) 认真搞好食品卫生管理。

(6) 定期对老年人居室进行全面隐患排查和修缮。

(7) 严禁组织老年人在水边、公路上活动和游玩。

2. 制定意外防范预案　对于走失、跌倒、坠床、水火安全等意外事故防患于未然非常重要，必须制定意外防范预案。完整的意外防范预案制定应该包括3个步骤：事故发生前的预防、事故发生时的措施和事故发生后的反思。

3. 员工管理

(1) 加强素质教育，坚持“以人为本”的服务理念，使老年人得到良好的照护。

(2) 加强巡视，让爱活动的老年人在自己的工作视线范围内。

(3) 提高照护技巧，制定完整的易走失老年人的管理办法。

(4) 发挥团队协作精神，共同关心、参与和管理。

(5) 护理人员应遵守的安全防护基本规范：①严格遵守安全管理制度；②坚持安全第一、预防为主；③遵守用电安全规定；④加强生活用火管理；⑤加强环境清洁卫生；⑥加强食品卫生；⑦配合防暑降温、防汛；⑧发现安全隐患及时报告；⑨严禁私自组织老年人外出；⑩接受安全培训，保证老年人生命安全。

二、常见意外的安全防护

(一) 预防跌倒

老年人跌倒，易造成软组织挫伤和外伤出血，严重的造成骨折。多发于行动不便但尚未完全失去行走能力的老年人和患有阿尔茨海默病的老年人。世界卫生组织的统计数据指出，跌倒是老年人慢性致残的主要原因之一。

1. 常见原因

(1) 身体衰老，功能下降，运动能力下降，肢体协调性不好。

(2) 疾病因素，如脑血管、心血管疾病可导致头晕，周围神经、血管或骨骼、肌肉的疾病导致运动协调能力下降。

(3) 药物影响，很多老年人多是带病生存，长期服用某些药物，如降压药、降糖药易引起低血压和低血糖，导致老年人跌倒。

(4) 环境因素，如地板湿、滑、不平整，台阶太高等都会增加老年人跌倒的风险。

2. 预防措施

(1) 选择合适的衣服和鞋子。老年人应该穿着合体、略宽松、具有弹性的衣服，合脚、轻便、穿脱方便的鞋子，以便于老年人活动。

(2) 创造适宜的环境。老年人活动场所地板要防滑，地面要平整，尽量减少台阶。进行地面清洁期间最好禁止老年人进入湿滑地面区域。

(3) 进行行走训练。对于具有一定行走能力的老年人应加强行走训练，保证其运动功能不再减退甚至有所提升。

(4) 加强陪伴看护。

（二）预防坠床

坠床多发于有意识障碍、行动不便但尚未完全卧床或完全卧床的老年人。坠床是造成老年人外伤和骨折的原因之一。

1. 常见原因

(1) 意识障碍的老年人：因躁动不安，在自主或不自主的活动中坠床。

(2) 照护不当：照护过程中，因翻身不当造成坠床。

2. 预防措施

(1) 加强防范，对于意识障碍的老年人一定要加高床挡，必要时可采取适当的约束带约束。

(2) 加强巡视，增加巡视频率，加大看护力度，活动能力不佳的老年人活动时应尽量陪伴。

(3) 加强协作，正确照护。

（三）预防噎食或呛食

噎食或呛食多发于有吞咽功能障碍的老年人。

1. 常见原因

(1) 身体衰老引起的神经反射活动衰退，咀嚼功能不良，消化功能降低，唾液分泌减少，引起吞咽功能障碍。

(2) 脑血管病变使老年人吞咽肌群互不协调，造成吞咽动作不协调。

(3) 进食时情绪激动，引起食管痉挛。

(4) 进食大块食物未经嚼碎就吞咽。

(5) 进食过快。

(6) 体位不当，平躺位或者半坐卧位时头位太低。

2. 预防措施

(1) 采取适当的体位，尽量采取坐位或半坐卧位为老年人喂水、喂饭。

(2) 喂水喂饭时应稳定老年人情绪，情绪不稳定时不宜操作。

(3) 注意选择适合老年人的食物形态，软烂食物汁液不要太多；喂水时可选择吸管喂水或者小汤勺少量多次喂人。

(4) 放慢进餐速度，老年人咀嚼吞咽功能减弱，应根据老年人情况减慢喂食速度。

(5) 适当饮水，促进唾液分泌。

(6) 进行口腔体操和饭前准备活动。

（四）预防烫伤

烫伤多发于因皮肤老化而感觉迟钝的老年人。

1．常见原因

（1）为老年人用热水袋或热宝取暖时，长时间放置于一个部位，使局部慢性受热。

（2）为老年人洗浴时水温过高。

（3）因老年人活动不便打翻热水或热饭。

（4）老年人躺在床上吸烟，引燃被褥等。

（5）机体老化，耐热性降低。

2．预防措施

（1）取暖时应控制好温度。

（2）加强看护，尤其对热水、热食物、易燃物品等加强管理，注意防止意外的发生。

（五）预防走失

1．常见原因

（1）阿尔茨海默病等疾病原因，导致老年人的记忆力，尤其是近期记忆明显减退，常常无法辨认时间、地点、人物，其定向力发生障碍，出现判断错误，迷失方向。

（2）老年人与家人、其他同住老年人、照护人员发生矛盾，赌气出走。

2．预防措施

（1）给老年人安排适当的活动、治疗作业、智力康复和自理能力等训练，循序渐进，持之以恒。

（2）加强看护工作，配备适当的仪器防止老年人走失。

（3）易走失老年人可佩戴联系卡片或爱心手环，注明老年人姓名、居住地、联系方式等，便于走失时接受他人的救助，安全返回。

（4）在老年人房间门口做特殊、容易记忆的标识，利于老年人辨认。带着老年人反复熟悉周围环境，强化记忆。

（5）一旦发现老年人走失应尽快报告养老机构管理人员，以便组织人员寻找并及时报警。

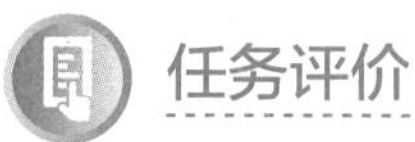

任务评价

安全防护运用学习自我检测见表 2－1－1。

表 2－1－1　安全防护运用学习自我检测单

姓名：	专业：　　　　　班级：　　　　　学号：
安全防护基本规范	增强法治观念，实施规范管理 加强内部管理，完善规章制度
常见意外的安全防护	预防跌倒 预防坠床 预防噎食及呛食 预防烫伤 预防走失

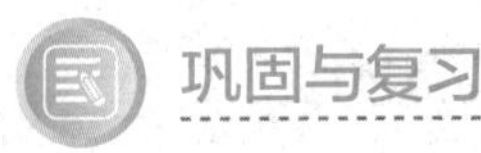

单选题(扫描二维码)

单选题

任务二　职业防护与压力应对

学习目标

1. 知识目标　能够掌握安全防护基本规范、常见意外的安全防护措施。
2. 能力目标　能识别护理人员的职业风险和常见压力，能够预防、处理和排解职业压力。
3. 素质目标　能够具备较强的职业风险自我防范意识，具备较强的压力应对素质。

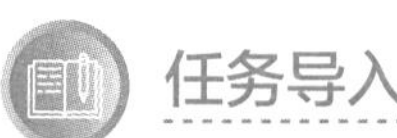

任务导入

任务描述：李爷爷，68 岁，5 年前因车祸伤及脊髓导致瘫痪，生活完全不能自理。老年公寓护士小丁非常尽职尽责，每天都给李爷爷翻身、更衣、喂水喂饭、处理大小便，还陪他聊天，把他抱上轮椅推到院子里散心。由于身材比较娇小，小丁有时累得腰酸腿软，回家就想睡觉，家人对她的工作也不理解，觉得脸上没有面子，不愿跟别人提起她的工作。李爷爷昨天晚上吃了点孙子从超市买的鱿鱼干，今天早上胸背部出现大片红斑，感觉身上痒得厉害，情绪也比较烦躁。家属过来后未弄清原委就找小丁讨要说法，差点发生冲突，小丁觉得自己很委屈。

问题：小丁应该怎么做才能得到家属的理解？

任务目标

1. 小丁冷静处理冲突，化解误会，得到家属的理解。
2. 小丁职业防护意识增强，积极应对职业压力。

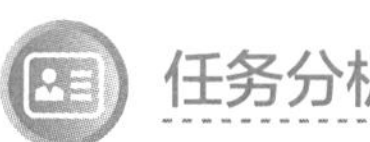

任务分析

职业防护是近年来医护人员越来越关注的重要话题。各级医院、养老机构管理者也应重视护理人员的职业防护，设立职业暴露及防护管理组织，制定职业防护和管理制度，制定职业暴露后的处理报告制度，以便护理人员发生职业暴露后得到及时有效的处理，避免其身体受到不应有的损伤。

一、职业风险及防护

（一）职业防护

职业防护是指针对职业损伤因素可能对机体造成的各种伤害，采取多种适宜措施避免其发生，或将损伤程度降到最低。劳动者在不同的工作环境中，可能会接触到不同的职业损伤因素，为避免或减少这些因素对健康的损伤，提高劳动者的职业生命质量，最根本的方法是加强职业防护。

（二）职业风险种类及防护方法

1. 体力操作风险　包括搬运重物、长期站立等所致伤害。最常见的是职业性腰背痛、肌肉拉伤等，主要症状为背部疼痛、拉伤处肌肉疼痛，多因不良的工作姿势引起，如远离身体躯干拿取或操纵重物、超负荷地推拉重物、搬运重物的水平距离过长等。

处理方法：运用身体力学原理指导工作。如在搬运重物时，要保持大的支撑面，两足分开 10～15 cm 的距离，以维持身体的平衡，使重心恒定并使重量均匀分布；移动物品时，能拉不要推，能推不要提；当拉动和移动重物或患者时，要使身体挺直在支撑面上，而不要抬起或离开支撑面；尽量用全身转动，避免用躯干转动，以免不均等的肌肉张力造成正常的重力线的改变；重视使用搬运患者的机械设备；提高自我保健意识。

2. 工作场所暴力风险　有些老年人因疾病原因情绪不稳定、暴躁，存在沟通困难的问题，部分老年人的家属对老年人疾病没有足够的思想准备或没有很好的应对措施，不能很好地理解和信任护理人员，以致因一点小事与护理人员发生摩擦或争执。另外，有的护理人员与老年人及其家属的交流沟通技巧欠缺、语言或行为与工作场所不协调，或者照护能力不过硬，也易引起双方争执。

处理方法：护理患有阿尔茨海默病或有心理障的老年人时，首先应做好评估，加强防范，避免自己受到伤害。发现老年人有摔东西或打人的现象时，注意在老年人房间不要存放热水瓶、玻璃制品、棍棒、金属制品等容易造成自伤或他伤的物品。观察老年人情绪，尽量避免激惹对方，若老年人存在异常烦躁的情况，可以暂时停止服务，报告医生处理，待情绪稳定后再继续完成护理工作。一旦与老年人家属发生冲突，护理人员要冷静应对，不要与家属争吵，不要与家属有肢体接触，同时尽快报告有关负责人。

3. 感染风险　原卫生部颁布的《医院感染管理规范》主张所有患者血液、体液无论是否具有传染性，医护人员都应充分利用各种防护设备，以减少职业暴露危害性，最大限度地双向保护医护人员和患者的安全。生物因素是引起医疗、养老机构感染的主要原因之一，主要包括乙型肝炎病毒、丙型肝炎病毒、梅毒、柯萨奇病毒以及流感和支原体病毒、变异冠状病毒等。含病毒浓度最高的体液依次为血液、伤口分泌物、精液、阴道分泌物等，经常接触患者血液和体液及各种分泌物的护理人员被感染的危险性较大。

处理方法：护理人员应采取必要的预防措施，进行免疫接种，增强体质。同时，操作前后应洗手，提倡使用一次性口罩，在接触血液、体液或污染物时，要戴手套进行操作，减少皮肤接触血液，加强防护。

4. 心理风险　从事护理工作的人员多为女性，除生理变化，如激素水平下降所致内分泌紊乱、睡眠不良、腰酸背痛等，有的护理工作者还因中年以及接近更年期所致情绪不稳定、记忆力减弱等心理特点，导致个人角色与社会角色相冲突，加重工作压力。另外，由于经常面对半失能、失能、临终的老年人，工作琐碎而繁重，容易导致身心疲惫，产生一定的心理倦怠。

处理方法：护理人员应端正自己的态度，正确认识衰老、疾病和死亡，树立正确的人生观，正确排解不良情绪，适应不同环境的角色转换。

二、职业压力与应对

（一）职业压力

压力是个体对刺激产生的一种心理与生理上产生的综合感受。任何需要耗费精力、时间去处理的事件都可能是潜在的压力源。护理人员承受的压力已成为一种职业性危害，其经常感到身心疲劳、缺乏理解和尊重、认为无发展前途、职业满意度低、离职意愿强烈等。

（二）老年护理人员常见压力及应对

1. 来自老年人的压力 需要护理人员照顾的老年人，大多数高龄、失智、失能、长期卧床、慢病缠身。每天面对翻身、更衣、换尿布、喂水喂饭、擦屎接尿；每天面对阿尔茨海默病患者的认知缺乏、行为异常；每天面对衰老、疾病和死亡，照护人员承受着体力和心理的双重压力。

处理方法：正确认识衰老、疾病和死亡。生老病死是不可抗拒的自然规律，作为护理工作者，应端正自己的态度，家家有老年人，人人都会老，关心今天的老年人，等于关心明天的自己。正确认识衰老、疾病和死亡是老年护理工作者缓解压力、做好照护工作的重要前提。

2. 来自老年患者家属的压力 面对个别家属的傲慢无礼、颐指气使、吹毛求疵、无休止地挑剔，为了避免矛盾激化，护理人员经常委曲求全、敬而远之。家属的恶劣态度进一步增加了护理人员的心理压力。

处理方法：正确认识与家属合作的重要性。作为老年护理工作者，要体谅家属的难处，给家属以真诚的帮助。争取家属的合作是排解压力、做好护理工作的重要条件。

3. 来自护理人员家庭以及社会的压力 老年照护工作者的家庭成员对老年护理工作不理解、不赞同，认为从事的是伺候人的活，脸上没有面子。同时受传统观念的影响，社会对老年护理工作的偏见常常给老年护理工作者带来更大的压力。

处理方法：正确认识老年护理工作的意义。我国正处于人口老龄化加速发展时期，老龄问题作为关系国计民生的重大问题，已渗透到我国经济发展和社会生活的各个领域。日益严峻的人口老龄化挑战，使生活不能自理老年人的长期照护问题，成为涉及千家万户和亿万老年人的最现实、最突出的重大民生问题。作为护理工作者，是在“帮天下儿女尽孝，替世上父母解难，为党和政府分忧”。老年护理工作者能认识到自己的工作光荣，是解除压力，做好老年护理工作的基础。

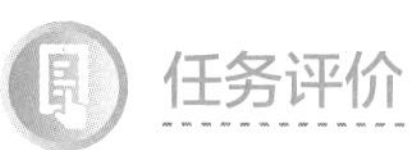

任务评价

职业防护与压力应对任务学习自我检测见表 2-2-1。

表 2-2-1 职业防护与压力应对任务学习自我检测

姓名： 专业： 班级： 学号：	
职业风险及防护	职业防护的概念 职业风险种类及防护方法
职业压力与应对	职业压力概念 常见压力及应对

巩固与复习

单选题(扫描二维码)

单选题

(廖喜琳　黄梦珍)

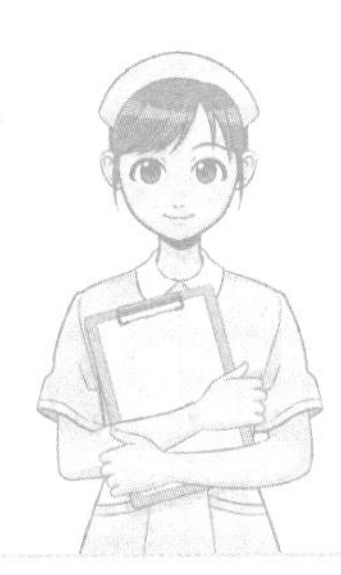

项目三

饮食照护

任务一 进水帮助

学习目标

1. 知识目标　能正确说出协助进水技术的评估和观察要点。
2. 能力目标　能按照协助进水操作规程的要求规范工作。
3. 素质目标　在协助进水过程中注重人文关怀，具有高度责任感，具有良好的沟通能力。

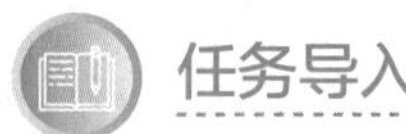

任务导入

任务描述：王爷爷，86 岁，独居，患糖尿病 20 年，近期出现了视物模糊的现象，生活基本不能自理，需要照护人员喂水。以前喝水时，王爷爷有过呛咳和被水烫伤等现象，故每到护理人员喂水时，王爷爷会非常担心和紧张，害怕喝水。

问题：按照护理计划，护理人员怎么协助王爷爷喝水？

任务目标

1. 缓解王爷爷紧张情绪，使之愿意并配合喝水。
2. 王爷爷完成喝水，对水分的需求得到满足。
3. 王爷爷进水过程中未出现呛咳现象。

任务分析

老年人由于机体老化，心肾功能下降，机体调节功能降低，容易发生脱水。另外，老年人由于担心呛咳、尿多而不愿喝水，更容易发生缺水或脱水。因此，护理人员要关注老年人水的摄入情况，经常向老年人解释喝水的重要性，督促、鼓励老年人少量多次饮水，以满足生理活动需要。

一、老年人进水分类

水占人体重量的 60%～70%，是维持人体正常生理活动的重要物质，人可一日无食，不可一日无水。水的来源主要通过喝水，进食菜汤、果汁、食物和体内代谢生成。水主要通过消化道（粪便）、呼吸道、皮肤（汗液）和泌尿系统（尿液）排出体外。

1. 白开水　对老年人来说，不仅能稀释血液、降低血液黏稠度、促进血液循环，还能减少血栓发生危险，预防心脑血管疾病，最适合老年人补充水分。

2. 豆浆 可强身健体，豆浆含有大量纤维素，能有效阻止糖的过量吸收，减少糖分；豆浆中所含的豆固醇和钾、镁是有力的抗钠盐物质。

3. 酸奶 易被人体消化和吸收，具有促进胃液分泌、增强消化功能的作用。

4. 鲜榨果汁 老年人适当喝少量果汁可以助消化、润肠道，补充膳食中营养成分的不足。

二、老年人补水观察

1. 补水的总量 老年人每日饮水量为 2 000～2 500 mL（除去饮食中的水），平均以 1 500 mL 为宜。

2. 补水的温度 老年人饮水的温度以温热不烫嘴为宜，不宜过凉或过热。

3. 补水的时间 根据老年人自身的情况指导其日间摄取足够的水分，晚上 7 点后应控制饮水，少饮咖啡和茶水，以免夜尿增多影响老年人睡眠。

三、识别异常情况并及时报告

在进水过程中，老年人原有病情加重或突发其他意外时，应立即停止进水，报告上级，护理人员同时积极进行相关处理。

发生呛咳时，应立即停止喂水，轻拍背部，休息片刻。

任务实施

一、老年人饮水护理工作指引

老年人饮水护理工作操作流程如图 3－1－1。

操作流程		说明要点
核对床号、姓名		
↓		
评估 →	1. 老年人的吞咽反射 →	判断老人是否有呛咳可能
	2. 老年人饮水习惯	
	3. 影响老年人营养的因素	
↓		
实施 →	1. 根据老年人每日饮水量进行喂水	
	2. 进水前做好准备，进水时协助有需要的老人；餐后做好老人口腔、手及周围环境的清洁	
↓		
告知 →	均衡饮水的重要意义	
↓		
记录 →	进水情况	

图 3－1－1 老年人饮水护理工作操作流程

二、协助进水操作流程及评分标准

协助进水操作流程及评分标准见表3－1－1。

表3－1－1　协助进水操作流程及评分标准(标准分100分)

程序	规范项目	分值	说明要点	评分标准
操作前准备20分	1. 仪表端庄,着装整洁	2	着装整洁,指甲剪短,双手洁净,态度和蔼可亲	一处不符合要求扣1分
	2. 目的:补充水分与微量元素	3		回答错误扣3分
	3. 评估 (1) 询问身体状况 ,吞咽功能 (2) 评估老年人生活自理能力、活动情况 (3) 环境评估:环境清洁,空气清新 (4) 进水类型:老年人的饮水要求 (5) 沟通:向老年人说明喝水时间,询问有无特殊要求	5	"爷爷,您该喝水了,来喝杯水吧！水对人体是很重要的,定时补充水分,对身体有好处。稍后我会给您喂水,请您配合我好吗？爷爷,我要给您做吞咽测试。我会把手放在您的喉结上,不用担心,我会慢慢地。爷爷,您现在吞下口水。"	未评估扣5分,评估不全一项扣2分,未解释扣2分
	4. 洗手	2		不洗手扣2分
	5. 老年人准备:询问老年人喝水前是否需要大小便,根据需要协助排便	2	"您有什么要求吗？需要上厕所吗？"	一处不符合要求扣1分
	6. 用物准备:茶杯或小水壶盛装1/2～2/3满的温开水(触及杯壁时温热不烫手),准备吸管、汤匙及小毛巾。根据需要准备床上支架(或过床桌)、靠垫、枕头等	6		少一件或一件不符合要求扣1分
操作流程60分	1. 携用物至床旁,向老年人解释	3	"爷爷您好！我将协助您喝水,在喝水过程中,您如感觉不适,请您及时告诉我。"	不解释扣3分
	2. 协助老年人洗手	3	"爷爷,我先帮您把手洗干净。"	不洗手扣3分
	3. 根据老年人自理程度及病情采取适宜的进水体位(如轮椅坐位、床上坐位、半卧位或侧卧位等) (1) 床上坐位:告知老年人配合方法,协助老年人坐起或摇高床头采取半卧位,将靠垫或软枕垫于老年人后背及膝下,保证坐位稳定舒适,可将小餐桌架在床栏上 (2) 轮椅坐位:轮椅与床成30°角,固定轮子,抬起脚踏板。叮嘱老年人双手环抱照护人员脖颈,照护人员双手环抱老年人的腰部或腋下,协助老年人坐起,双腿垂于床下,双脚踏稳地面,再用膝部抵住	18	"奶奶,现在要准备喝水了。我帮你把床位抬高,方便您喝水。" "我扶您慢慢坐起来,您这样坐舒服吗？"	一处不符合要求扣1分

续 表

程序	规范项目	分值	说明要点	评分标准
	老年人的膝部，挺身带动老年人站立并旋转身体，使老年人坐在轮椅中间，后背贴紧椅背，将轮椅上的安全带系在老年人腰间（适用于下肢功能障碍或行走无力的老年人） (3) 半卧位：使用可摇式床具时，将老年人床头摇起，抬高至与床具水平面成30°～45°。使用普通床具时，可使用棉被或靠垫支撑老年人背部使其上身抬起。采用半卧位时，应在身体两侧及膝下垫软枕以保证体位稳定（适用于完全不能自理的老年人） (4) 侧卧位：使用可摇式床具时，将老年人床头摇起，抬高至与床具水平面成30°角。照护人员双手分别扶住老年人的肩部和髋部，使老年人面向照护人员侧卧，肩背部垫软枕或楔形垫。一般宜采用右侧卧位（适用于完全不能自理的老年人）			
	4. 在老年人的颌下围上小毛巾，在前臂试过水温（以不烫手为宜）开水凉温后再递交到老年人手中进行喂水，防止发生烫伤	8	“我帮您垫上小毛巾上，以免弄湿衣服。”	体位不舒适扣2分，一处不符合要求扣1分
	5. 能够自己饮水的老年人：鼓励手持水杯或借助吸管饮水，叮嘱老年人饮水时身体坐直或稍前倾，小口饮用，以免呛咳。出现呛咳，应稍事休息再饮用	8	“请您上身坐直并稍向前倾，头稍向下垂，一会喝水时要小口慢饮，不要讲话。”	水温不合适扣2分，一处不符合要求扣1分
	6. 不能自理的老年人：喂水时可借助吸管饮水；使用汤匙喂水时，水盛装汤匙1/2～2/3为宜，见老年人下咽后再喂下一口，不宜着急	8	“爷爷，先喝一点温水润喉，先试一下水温合适吗？”	
	7. 询问老年人的感受，并用毛巾擦干口角水痕。叮嘱老年人进水后不能立即平卧，保持进水体位30分钟后再卧床休息。整理用物，照护人员撤去毛巾等用物，整理床单元，致谢	12	“您是想坐一会还是躺着呢？刚喝完水最好坐一会，不能平卧，以免引起不适。您还有什么需要吗？谢谢您的配合！”	体位不舒适扣3分，一处不符合要求扣1分
操作后评价15分	1. 按消毒技术规范要求分类整理使用后物品	5		一处不符合要求扣1分
	2. 言语通俗易懂，态度和蔼，沟通有效	5		态度言语不符合要求各扣1分，沟通无效扣2分
	3. 全过程动作熟练、规范，符合操作原则	5		一处不符合要求酌情扣1～2分

续　表

程序	规范项目	分值	说明要点	评分标准
注意事项5分	1. 尽量鼓励老年人自己进水，可用各种合适老年人的餐具，方便老年人进水 2. 注意水的温度，尊重老年人的习惯及喜好，引导健康饮水 3. 老年人进水中如发生呛咳、噎水等现象，立即急救处理并通知医护人员及家属 4. 加强沟通，如果老年人有不适，应立即处理	5		一项内容回答不全或回答错误扣1分
总分：100				

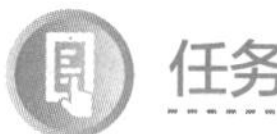

任务评价

进水帮助任务学习自我检测见表 3-1-2。

表 3-1-2　进水帮助任务学习自我检测

姓名：	专业： 班级： 学号：	
任务分析	老年人进水分类	
	老年人补水观察	
	识别异常情况并及时报告	
任务实施	操作前：评估与准备	
	操作中：协助进水	
	操作后安置、整理与记录	

巩固与复习

单选题

一、单选题（扫描二维码）

二、多选题

1. 老年人饮水可采取什么体位（　　）。

A. 轮椅坐位

B. 床上坐位

C. 侧卧位

D. 平卧位

E. 半坐位

2. 关于老年人进水，正确的是（　　）。

A. 鼓励老年人少量多次饮水

B. 每日饮水量为 2000～2500 mL

C. 不宜过凉过热

D. 晚上应控制饮水避免夜尿增多

E. 不愿喝水可以不喝水

（徐 航）

任务二 进食帮助

学习目标

1. 知识目标　能正确说出协助进食技术的评估和观察要点。
2. 能力目标　能按照协助进食操作规程的要求规范工作。
3. 素质目标　在协助进食过程中注重人文关怀，具有高度责任感，具有良好的沟通能力。

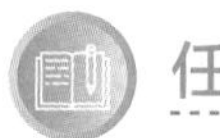

任务导入

任务描述：张爷爷，76 岁，独居，患糖尿病 20 年，近期出现了视物模糊的现象，生活基本不能自理，需要护理人员喂食。以前进食时，张爷爷有过呛咳和被食物烫伤等现象，故每到护理人员喂食时，张爷爷会非常担心和紧张，害怕进食。

问题：按照护理计划，护理人员怎么协助张爷爷进食？

任务目标

1. 缓解张爷爷紧张情绪，使之愿意并配合进食。
2. 张爷爷进食了青菜粥，进食过程顺利。
3. 张爷爷进食过程中未出现烫伤、呛咳、噎食等现象。

任务分析

老年人进食较普通成年人有很大区别，从食物的软硬、口味和吞咽、咀嚼及消化的能力来说都不同于一般成年人，为保证老年人营养和热量摄入，保证其顺畅安全进食，应由护理人员加以护理。

一、老年人营养评估

（一）老年人营养需求

食物和水是维持生命的物质基础，食物提供人体所需要的营养，为人体生长发育、组织修复和维持生理功能提供必需的营养素和热能。食物中含有可被人体消化、吸收、利用的成分称为营养素，一般可分为 7 大类：糖类、蛋白质、脂肪、维生素、膳食纤维和水，其中糖类、蛋白质和脂肪 3 种营养素能产生热量，是人体能量来源，统称为热原质。由于老年人消化器官功能的减退，活动量减少，对食物的消化、营养的吸收功能均减退，从食物中摄入的营养素相应减少，所需的能量也随着年龄增长而减少。

1. 合理控制方法　老年人的饮食营养要均衡，荤素、粗细、干稀搭配符合饮食要求，老年人的全天热供给约 3 000 千卡。蛋白质、脂肪、糖类比例适当，三者的热能比分别是 15%～20%、20%～25%、55%～65%。

老年人饮食热能供给量是否合适，可通过观察体重变化来衡量。当体重在标准值 ± 5% 内，说明热能供给合适；当体重超过标准值 10%，说明热能供给过量；当体重＜标准值 10%，说明热能供给不足。

2. 饮食结构原则　老年人的日常饮食中应注意各类食物的合理搭配。膳食要注意多样化，多食杂粮、豆类、鱼类、蛋类、奶类、海产品类、蔬菜和水果等，保持营养素平衡和营养素之间比例适宜，形成适合老年人的科学合理的饮食结构。

总之，老年人在饮食结构上强调：荤素搭配，以素为主；粗细搭配，多吃粗粮；干稀搭配，混合食用；生熟搭配，适量生食。摄取食物做到"四低、一高、一适当"，即低脂肪、低胆固醇、低盐、低糖、高纤维素、适当蛋白质。

（二）老年人饮食种类

一般把老年人饮食分为基本饮食、治疗饮食和试验饮食 3 种。根据老年人咀嚼、消化能力及身体需要，又将基本饮食分为普通饮食、软质饮食、半流质饮食、流质饮食 4 类。

1. 普通饮食　普通饮食适用于不需要特殊饮食的老年人。老年人可根据自己的喜好，选择可口、容易消化且营养均衡的食物。对于无咀嚼能力和不能吞咽大块食物的老年人，可将普通饮食加工剁碎或用粉碎机进行破碎后食用。

2. 软质饮食　软质饮食适用牙齿有缺失、消化不良、低热、疾病恢复期的老年人。食物要以软烂为主，如软米饭、面条。菜肉应切碎煮烂，容易咀嚼消化。

3. 半流质饮食　半流质饮食适用于咀嚼能力较差和吞咽困难的老年人。食物呈半流质状态，如米粥、面条、馄饨、蛋羹、豆腐脑等。此类饮食无刺激性，纤维素含量少且营养丰富。

4. 流质饮食　流质饮食适用于进食困难或采用鼻胃管喂食的老年人。食物呈流质状态，如奶类、豆浆、藕粉、米汤、果汁、菜汁等。此种饮食因所含热量及营养素不足，故不能长期食用。

治疗饮食是在基本饮食的基础上，为高血压病、高脂血症、冠心病、糖尿病、痛风病的患者而设，其营养素的搭配，因病种的不同而各有特点和要求，如高蛋白饮食、低蛋白饮食、高热量饮食、低脂肪饮食、低胆固醇饮食、低盐饮食、少渣饮食等。

试验饮食是为配合临床检验而设的饮食，应在医护人员指导下进行。

二、老年人进食观察

（一）进食的总量

一日三餐是中国人的习惯，老年人要根据自身的特点来定。每天进食量应根据上午、下午、晚上的活动量均衡地分配到一日三餐中，早中晚餐的能量分配为 30%、40%、30%。主食"宜粗不宜细"，老年人每日进食谷类 200 g 左右，并适当地增加粗粮的比例。蛋白质宜"精"，每日由蛋白质供给的热量，应占总热量的 15%～20%，原则上应量少质优，优质蛋白质占蛋白质总量的 50%以上，如豆类、鱼类等。脂肪宜"少"，老年人应将由脂肪供给的热量控制在 20%～25%，尽量选用富含不饱和脂肪酸的植物油，减少饱和脂肪酸和胆固醇的摄入。但是，脂肪也不能过少，否则会影响脂溶性维生素的吸收。维生素和无机盐应“充足”，老年人要多吃新鲜瓜果、绿叶蔬菜，增加钙、铁和维生素摄入，减少盐的摄入，提高防病抗病能力。

（二）进食的速度

老年人进食速度宜慢，有利于食物的消化和吸收，同时预防在进食过程中发生呛咳或噎食。

（三）进食的温度

老年人进食的温度以温热不烫嘴为宜。这是因为老年人唾液分泌减少，口腔黏膜抵抗力低，不宜进食过热食物，同时也不宜进食过凉的食物，过凉的食物容易伤脾胃，影响食物消化、吸收。

（四）进食的时间

根据老年人生活习惯，合理安排进餐时间。一般早餐时间为 6～7 点，午餐时间为 11～12 点，晚餐时间为 17～19 点。当然，老年人除了应保证一日三餐正常摄食外，为了适应其肝糖原储备减少及消化吸收能力降低等特点，可适当在晨起、餐间或睡前补充一些糕点、牛奶、饮料等。总体原则是饮食有规律，定时定量，少食多餐，有利于消化吸收，减轻消化系统的压力。

三、识别异常情况并及时报告

在进食过程中，老年人原有病情加重或突发其他意外时，应立即停止进食，报告上级并积极进行相关处理。

进食后老年人自觉不适，指导其不要立即平卧，休息片刻后再卧床，以免食物反流。

发生呛咳时，应立即停止喂食喂水，轻拍背部，休息片刻。

发生鱼刺误食有异物感时，应立即送往医院就诊。

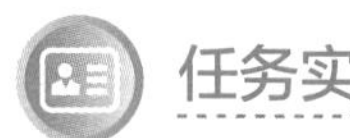

任务实施

一、老年人饮食护理工作指引

老年人饮食护理工作操作流程见图 3－2－1。

操作流程		说明要点
核对床号、姓名		
评估	1. 老年人的营养需求 2. 老年人饮食习惯 3. 影响老年人营养的因素	通过 BMI 指数、活动量的大小计算热量，供给均衡、全面的饮食
实施	1. 根据老人的需求选择适宜的食物烹调方式 2. 进食前做好准备，进食时协助有需要的老人，不能自理的老人应予喂食，餐后做好老人口腔、手及周围环境的清洁	1. 味觉、嗅觉功能低下者：烹调时可用醋、姜、蒜等调料来刺激食欲 2. 咀嚼、消化吸收功能低下者：食物应软烂易消化，适当增加富含纤维素的蔬菜类 3. 吞咽功能低下者：选择黏稠度较高的食物，进食前刺激吞咽反射
告知	均衡饮食的重要意义	
记录	进食情况	

图 3－2－1　老年人饮食护理工作操作流程

二、协助进食操作流程及评分标准

协助进食操作流程及评分标准见表 3-2-1。

表 3-2-1 协助进食操作流程及评分标准(标准分 100 分)

程序	规范项目	分值	说明要点	评分标准
操作前准备20分	1. 仪表端庄,着装整洁	2	着装整洁,指甲剪短,双手洁净,态度和蔼可亲	一处不符合要求扣 1 分
	2. 目的:增加营养,增强老年人的身体抵抗力,促进健康,避免因进食引起呛咳、误吸等并发症	3		一项内容回答不全或回答错误扣 1 分
	3. 评估 (1) 询问身体状况 ,吞咽功能 (2) 评估老年人生活自理能力、活动情况 (3) 环境评估:环境清洁,空气清新 (4) 食物评估:食物种类、软硬度、温度符合老年人的饮食要求 (5) 沟通:向老年人说明进食时间和本次进餐食物,询问有无特殊要求	5	"爷爷您好!我是护士××。现在是进餐时间,请问您肚子饿了吗?平时吃东西有呛咳吗?您的肢体活动都方便吗?我一会帮您把食物拿来,在床上进餐好吗?请您稍等,我去备餐。谢谢!"	未评估扣 5 分,评估不全一项扣 2 分,未解释扣 2 分
	4. 洗手	2		不洗手扣 2 分
	5. 老年人准备:询问老年人进食前是否需要大小便,根据需要协助排便	3	"请问您需要大小便吗?"	一处不符合要求扣 1 分
	6. 用物准备:合适的餐具,根据老年人的情况准备食物,小毛巾 1 块,餐巾 1 块,吸管 1 支,温水 1 杯(38～40℃),洗手用具 1 套,根据需要准备轮椅或床上支架(或过床桌)、靠垫、枕头等	5		少一件或一件不符合要求扣 1 分
操作流程60分	1. 携用物至床旁,向老年人解释	3	"爷爷您好!我将协助您进餐,在进餐过程中,您如感觉不适,请您及时告诉我。"	不解释扣 3 分
	2. 协助老年人洗手	2	"爷爷,吃饭前我先帮您把手洗干净。"	不洗手扣 2 分
	3. 根据老年人自理程度及病情采取适宜的进食体位(如轮椅坐位、床上坐位、半卧位、侧卧位等) (1) 床上坐位:告知老年人配合方法,协助老年人坐起或摇高床头采取半卧位,将靠垫或软枕垫于老年人后背及膝下,保证坐位稳定舒适,可将小餐桌架在床栏上 (2) 轮椅坐位:轮椅与床成 30°,固定轮子,抬起脚踏板。叮嘱老年人双手环抱照护人员脖颈,照护人员双手环抱老年人	8	"我扶您慢慢坐起来,您这样坐舒服吗?"	一处不符合要求扣 1 分

续　表

程序	规范项目	分值	说明要点	评分标准
	的腰部或腋下，协助老年人坐起，双腿垂于床下，双脚踏稳地面，再用膝部抵住老年人的膝部，挺身带动老年人站立并旋转身体，使老年人坐在轮椅中间，后背贴紧椅背，将轮椅上的安全带系在老年人腰间（适用于下肢功能障碍或行走无力的老年人） (3) 半卧位：使用可摇式床具时，将老年人床头摇起，抬高至与床具水平面成30°～45°。使用普通床具时，可使用棉被或靠垫支撑老年人背部使其上身抬起。采用半卧位时，应在身体两侧及膝下垫软枕以保证体位稳定（适用于完全不能自理的老年人） (4) 侧卧位：使用可摇式床具时，将老年人床头摇起，抬高至与床具水平面成30°角。护理人员双手分别扶住老年人的肩部和髋部，使老年人面向护理人员侧卧，肩背部垫软枕或楔形垫。一般宜采用右侧卧位（适用于完全不能自理的老年人）			
	4. 在老年人的胸前围上餐巾，小毛巾放在餐桌上，护理人员将已准备好的食物盛入老年人的餐具中并摆放在餐桌上	3	"我帮您把餐巾围上，以免弄脏衣服，这里放有干净的小毛巾。"	体位不舒适扣2分，一处不符合要求扣1分
	5. 鼓励能够自己进餐的老年人自行进餐。指导老年人上身坐直并稍向前倾，头稍向下垂，叮嘱老年人进餐时细嚼慢咽，不要边进食、边讲话，以免发生呛咳	4	"请您上身坐直并稍向前倾，头稍向下垂，一会进餐时细嚼慢咽，不要讲话。"	一处不符合要求扣1分
	6. 先喂少量（或者用吸管）温开水，湿润口腔和食管	4	"爷爷，吃饭前先喝一点温水润喉，先试一下水温合适吗？"	水温不合适扣2分，一处不符合要求扣1分
	7. 对普通老年人：小口喂固体食物，不催促，慢慢嚼烂，小口吞咽，固体和流质食物交替，主食和菜交替，防止噎食	8	"爷爷，开始吃饭了，别急慢慢嚼烂，这是鸡蛋，味道怎么样？"	动作粗鲁扣5分，呛咳扣5分，一处不符合要求扣1～3分
	8. 对偏瘫老年人：将食物送入健侧口腔，其他要求同普通老年人	8	"爷爷，请您用有力气的一侧牙齿咀嚼。"	从偏瘫侧进食扣8分，动作粗鲁扣5分，呛咳扣5分，一处不符合要求扣1～3分

续 表

程序	规范项目	分值	说明要点	评分标准
	9. 对视力障碍的老年人,喂食时主动告知食物的名称,其他要求同普通老年人	8	“爷爷,这是红萝卜,多吃点,含有丰富的维生素。”	不告知扣5分,动作粗鲁扣5分,呛咳扣5分,一处不符合要求扣1～3分
	10. 进食完毕,协助漱口或刷牙,取下餐巾,撤去餐桌	4	“您吃饱了吗? 我帮您漱口,请您吸一口水漱口,不要吞下去。”	不漱口或刷牙扣3分,一处不符合要求扣1分
	11. 询问老年人的感受,并用毛巾擦干口角水痕。叮嘱老年人进餐后不能立即平卧,保持进餐体位30分钟后再卧床休息。整理用物,照护人员撤去毛巾等用物,整理床单元,致谢	8	“您是想坐一会还是躺着呢? 刚吃完饭最好坐一会或者右侧卧,不能平卧,以免引起不适。您还有什么需要吗? 谢谢您的配合!”	体位不舒适扣3分,一处不符合要求扣1分
操作后评价15分	1. 按消毒技术规范要求分类整理使用后物品	5		一处不符合要求扣1分
	2. 言语通俗易懂,态度和蔼,沟通有效	5		态度言语不符合要求各扣1分,沟通无效扣2分
	3. 全过程动作熟练、规范,符合操作原则	5		一处不符合要求酌情扣1～2分
注意事项5分	1. 尽量鼓励老年人自己进食,可用各种合适老年人的餐具,方便老年人进食 2. 注意食物温度,尊重老年人的习惯及喜好,引导健康饮食 3. 少食多餐,避免平卧位进食水或流质,以防误吸 4. 吞咽困难的老年人,食物要细、软、无骨头,必要时可煮成糊状 5. 老年人进食中如发生呛咳、噎食等现象,立即急救处理并通知医护人员及家属 6. 加强沟通,如果老年人有不适,应立即处理	5		一项内容回答不全或回答错误扣1分
总分:100				

任务评价

进食帮助任务学习自我检测见表3-2-2。

表 3-2-2　进食帮助任务学习自我检测

姓名：	专业：	班级：	学号：
任务分析	老年人饮食种类		
	老年人进食观察		
	识别异常情况并及时报告		
任务实施	操作前：评估与准备		
	操作中：协助进食		
	操作后安置、整理与记录		

巩固与复习

单选题

一、单选题（扫描二维码）

二、案例题

王爷爷，82 岁，生活不能自理，咀嚼能力较差，患糖尿病 26 年，近期出现了视力模糊的现象，生活基本不能自理，需要护理人员小李喂食。

（1）以下关于王爷爷的进食，描述正确的是（　　）。

A. 如果老年人要求自己进食，可按时钟平面图放置食物

B. 早餐进食时间一般为 7～8 点，午餐进食时间一般为 11～12 点

C. 让王爷爷用自己手触及碗壁来估计食物温度

D. 叮嘱王爷爷进食鱼类时要注意鱼刺，自己慢慢剔除

E. 应在王爷爷进食后，多给予饮用鲜果汁，以补充维生素

（2）护理人员为了解王爷爷热能供给情况，为饮食的调整提供参考，以下说法错误的是（　　）。

A. 可通过观察体重变化来衡量

B. 体重在标准值 ±5%内，说明热能供给合适

C. 体重在标准值>10%内，说明热能供给过量

D. 体重在标准值<10%内，说明热能供给不足

E. 体重在标准值 ±10%内，说明热能供给合适

（3）护理人员为王爷爷准备饮食，应选用（　　）。

A. 流质饮食

B. 半流质饮食

C. 普通饮食

D. 软质饮食

E. 硬质饮食

（廖喜琳）

任务三　特殊进食帮助

学习目标

1. 知识目标　能正确解释鼻饲饮食的目的和注意事项。
2. 能力目标　能按照鼻饲喂食操作规程的要求规范工作。
3. 素质目标　在进行鼻饲喂食的全程注重人文关怀，具有高度责任感，具有良好的沟通能力。

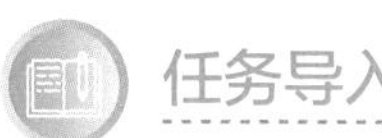

任务导入

任务描述：朱奶奶，80 岁。2 年前突发大面积脑梗死，长期卧床，生活不能自理，进食呛咳，需要照护人员将食物、药物粉碎调理成流质状经鼻饲管帮助进食、进饮、进药。午餐时间到，护理人员小李需要通过鼻饲管帮助朱奶奶进食混合奶 150 mL。

问题：按照护理计划，护理人员应该怎么给朱奶奶灌注午餐？

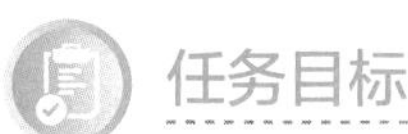

任务目标

1. 调整朱奶奶体位侧卧位或头侧向一边，抬高床头，体位舒适。
2. 确定胃管在胃内后，方可喂食。
3. 朱奶奶进食过程中未出现呛咳、反流等现象。

任务分析

老年人经常患有各种慢性病，对某些种类的食物和营养素的摄入有较为严格的要求；另外，由于吞咽咀嚼功能减退或由于疾病原因不能经口进食则需要鼻饲进食，这些都需要照护人员提供治疗饮食和合适的照护。

一、治疗饮食的种类及特点

治疗饮食是在基本饮食的基础上，根据病情的需要，适当调整总热量和某些营养素以达到治疗目的的饮食。老年人特殊饮食可以满足老年人在疾病期间的营养需要，分为以下几种。

（一）高热量饮食

在两餐之间提供含低热量的饮料或点心，如牛奶、豆浆、鸡蛋等。半流质或流质饮食者可加浓缩食品，如奶油、巧克力等。每日供给总热量 3 000 千卡左右。高热量饮食适用于患有甲状腺功能亢进、高热、胆道疾患等病症的老年人。

（二）高蛋白饮食

在基本饮食基础上增加蛋白质丰富的食物，如肉类、鱼类、蛋类、乳类、豆类等，蛋白质供应每日每千克体重 2 g，但重量不超过 120 g，总热量 2 500～3 000 千卡。高蛋白饮食适用患有慢性消耗性疾病、严重贫血、肾病综合征或癌症晚期等病症的老年人。

（三）低蛋白饮食

每日饮食中的蛋白质含量不超过 40 g，应多补充蔬菜和含糖高的食物，维持正常热量。低蛋白饮食适用于限制蛋白质摄入者，如患有急性肾炎、尿毒症、肝性昏迷等病症的老年人。

（四）高纤维饮食

选择含纤维多的食物，如芹菜、韭菜、新鲜水果、粗粮、豆类等。高纤维素饮食适用于患有便秘、肥胖症、高脂血症、糖尿病、心血管疾病等病症的老年人。

（五）低纤维素（少渣）饮食

吃含纤维少的食物，且少油，忌纤维多的蔬菜、水果，应吃菜泥、果汁等，忌油煎食物。低纤维素饮食适用于易腹泻的老年人。

（六）低盐饮食

每日可用食盐不超过 2 g（含钠 0.8 g），但不包括食物内自然存在的氯化钠。低盐饮食适用于患有心血管疾病、肾脏病（急性、慢性肾炎）、肝硬化（有腹水）、重度高血压（水肿较轻）等病症的老年人。

（七）低脂肪饮食

少用油，禁用肥肉、蛋黄、动物脑等。患有高脂血症及动脉硬化的老年人不必限制植物油（椰子油除外），每日脂肪摄入量不超过 40 g。低脂肪饮食适用于有肝胆疾患、高脂血症、动脉硬化、肥胖及腹泻等病症的老年人。

（八）低胆固醇饮食

膳食中胆固醇含量在每天 300 mg 以内，少食用动物内脏、饱和脂肪、蛋黄、鱼子等。低胆固醇饮食适用于患有动脉硬化、高胆固醇、冠心病等病症的老年人。

（九）无盐、低钠饮食

无盐饮食，即除食物内自然含钠量外，不放食盐烹调的饮食；低钠饮食，即除无盐外，还需控制摄入食物中自然存在的钠量（每天控制在 0.5 g 以下），禁食腌制食品。还应禁食含钠多的食物和药物，如发酵粉（油条、挂面）、汽水（含小苏打）和碳酸氢钠药物等。无盐、低钠饮食适用于患心血管疾病、肾脏病（急性、慢性肾炎）、肝硬化（有腹水）、重度高血压等病症的老年人。

二、常用鼻饲饮食

（一）鼻饲

鼻饲法是指对不能经口进食者，将鼻胃管自鼻腔插入胃内，注入流质饮食、水和药物的方法。其目的是为昏迷、不能经口和张口的老年患者给予摄入食物、药物，以满足营养和治疗的需要。由护士给予鼻胃管插入，照护人员进行鼻胃管喂食。

（二）常用鼻饲饮食的种类

根据老年人的消化能力、身体需要，鼻饲饮食的种类可分为混合奶、均浆混合奶和要素

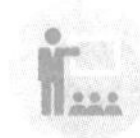

饮食3类。

1. 混合奶 适用于鼻饲的流质食物，适用于身体虚弱、消化功能差的鼻饲老人。其主要成分包含牛奶、豆浆、鸡蛋、藕粉、米粉、豆粉、浓肉汤、鸡汤、奶粉、新鲜果汁、菜汁（如青菜汁、番茄汁）等。主要特点是营养丰富，容易消化、吸收。

2. 均浆混合奶 适用于消化功能好的鼻饲老人。均浆混合奶是将混合食物（类似正常膳食内容）用电动搅拌机进行搅拌打碎成均匀的混合浆液，其主要成分包含牛奶、豆浆、煮鸡蛋、瘦肉末、熟肝、煮蔬菜、煮水果、烂饭、稠粥、去皮馒头、植物油、白糖和盐等。主要特点是营养平衡、富含膳食纤维、口感好、易消化、配置方便。

3. 要素饮食 是一种简练精致食物，含有人体所需的易于消化吸收的营养成分，适用于患有非感染性严重腹泻、消化不良、慢性消耗性疾病的老年人。其主要成分包含游离氨基酸、单糖、主要脂肪酸、维生素、无机盐类和微量元素等。主要特点是无须经过消化过程即可直接被肠道吸收和利用，为人体提供热能及营养。

三、鼻饲喂食前的观察

照护人员每次鼻饲喂食前，应查看胃管固定情况，插入的长度是否与鼻胃管标记的长度一致，如鼻胃管脱出应由护士重新插管并留置。同时还应检查鼻饲饮食种类、量，保证食物新鲜无污染。

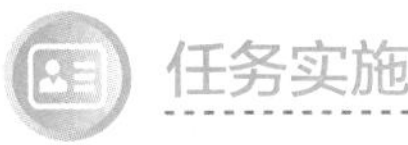

任务实施

一、老年人特殊进食帮助护理工作指引

老年人特殊进食帮助护理工作流程见图3-3-1。

操作流程		说明要点
核对床号、姓名		
评估	1. 评估老年人病情、意识状态、营养状态、合作程度	1. 是否存在鼻饲饮食营养支持的适应证，如吞咽和咀嚼困难、意识障碍或昏迷，无进食能力等
	2. 评估鼻饲管的通畅情况，有无误吸风险	2. 根据老年人的病情及胃肠功能选择合适类型的鼻饲饮食
	3. 观察鼻饲饮食灌注过程中、灌注后的反应	3. 灌注过程有无恶心、呕吐、反流、腹胀等症状
实施	1. 灌注鼻饲饮食时注意预防反流、误吸 2. 避免皮肤和黏膜的损伤 3. 维持老年人正常排便形态 4. 特殊用药前后用20～30 mL温开水冲洗鼻胃管 5. 保证鼻胃管通畅 6. 观察并记录灌注的量，以及灌注中、灌注后的反应	初次鼻饲灌注以单一成分的低浓度鼻饲营养液为宜，防止渗透性腹泻。营养液现配现用，温度以接近正常体温为宜，注意容器消毒，每次灌注前后用20～30 mL温水冲洗鼻胃管
告知	鼻饲饮食营养支持的目的 喂食的量以及喂食	
记录	灌注中、灌注后的反应	

图3-3-1 老年人特殊进食帮助护理工作流程

二、鼻饲喂养操作流程及评分标准

鼻饲喂养操作流程及评分标准见表 3-3-1。

表 3-3-1　鼻饲喂养操作流程及评分标准(标准分 100 分)

程序	规范项目	分值	沟通要点	评分标准
操作前准备20分	1. 仪表端庄,着装整洁	2	着装整洁,指甲剪短,双手洁净,态度和蔼可亲	一处不符合要求扣 1 分
	2. 目的:通过鼻胃管给不能经口进食的老年人提供营养支持,以满足老年人营养需求,促进健康	3		一项内容回答不全或回答错误扣 1 分
	3. 评估 (1) 评估环境:清洁、安静、舒适、安全、光线充足、适合操作 (2) 评估老年人:评估老年人的意识状态、自理能力及身体状况,鼻饲饮食的种类,鼻饲饮食有无腹泻、便秘的情况等	5	“奶奶您好! 我是护士××。能告诉我您的床号和姓名吗? 现在进餐时间快到了,请问您肚子饿了吗? 我准备给您进食。您现在插着胃管,您的食物需要通过胃管灌入胃里,我现在去准备,请您稍等。”	未评估扣 5 分,评估不全一项扣 2 分,未解释扣 2 分
	4. 沟通:对于能够有效沟通的老年人,照护人员应询问老年人床号、姓名,并向老年人讲解即将进食鼻饲的饮食种类和量,以取得老年人的配合	2	“奶奶您好! 请您再次告诉我您的床号和姓名。” “好的,朱奶奶,今天您的午餐是混合奶,180 mL,我准备给您进食,请您配合,谢谢!”	不沟通扣 1 分,不核对扣 1 分
	5. 老年人准备:取舒适卧位(半卧位或右侧卧位),戴眼镜或有活动义齿者需取下,妥善放置	3	“奶奶,请问您有活动假牙吗?”	一处不符合要求扣 1 分
	6. 用物准备:灌注器(注射器)、毛巾、鼻饲饮食、温水、别针、皮筋或小线、纱布	5		少一件或一件不符合要求扣 1 分
操作流程60分	1. 沟通:对于能够有效沟通的老年人,照护人员向老年人解释操作的目的、鼻饲时需要配合的动作等,取得老年人的配合	5	“奶奶您好! 我将帮助您进餐,在进餐过程中,您如感觉不适,请您及时告诉我,或举手示意我。”	不解释扣 3 分
	2. 摆放体位:根据老年人身体情况,协助其摆放舒适的体位,对于上半身功能较好的老年人,照护人员应协助老年人采取坐位或半卧位;对于平卧的老年人,照护人员应将床头摇高或使用软枕垫起,使之与床水平线成 30°。在老年人的颌下垫毛巾或治疗巾	5	“奶奶! 我先给您抬高床头 30°~40°,调整一下体位,请问您这样躺着舒服吗?”	一处不符合要求扣 1 分
	3. 检查鼻胃管 为确保老年人鼻饲饮食的安全,每次鼻饲前必须进行检查 (1) 检查鼻胃管是否完好并妥善固定,插	30	“奶奶! 进食前我需要检查一下您的胃管,要回抽一下胃液,请您不用紧张。” “经过检查确认你的胃管是	一处不符合要求扣 1 分

续　表

程序	规范项目	分值	沟通要点	评分标准
	入的长度是否与鼻胃管标记的长度一致,如发现有管道滑脱，应立即通知护士处理 (2) 检查鼻胃管是否在胃内。打开鼻胃管末端盖帽,将灌注器的乳头与鼻胃管末端连接并进行抽吸，有胃液或胃内容物抽出,表明鼻胃管在胃内。推回胃液或胃内容物，盖好鼻胃管末端盖帽 4. 进行鼻饲 (1) 测试鼻饲饮食的温度,照护人员应将少量鼻饲饮食滴在自己的手腕部,以感觉温热、不烫手为宜。 (2) 照护人员用灌注器从水杯中抽取 20 mL 温开水,连接鼻胃管向老年人胃内缓慢灌注,再盖好鼻胃管末端盖帽。以确定鼻胃管是否通畅,同时可以润滑管腔,并刺激胃液分泌 (3) 照护人员抽吸鼻饲饮食(每次每管 50 mL),在水杯中轻蘸灌注器乳头部分,涮下外壁鼻饲饮食,打开鼻胃管盖帽并连接,缓慢推注,灌食速度以老年人喂食的反应及食物的浓度而定,一般用抬高和降低灌注器调节,并随时观察老年人的反应。速度为 13～15 mL/min。灌注后立即盖好鼻胃管盖帽，再次抽吸鼻饲饮食,同法至鼻饲饮食全部推注完毕。从水杯中抽取 20 mL 温开水,连接鼻胃管向老年人胃内缓慢灌注,再盖好鼻胃管末端盖帽。目的是冲洗鼻胃管保持通畅		在胃里，我开始给您进食了，我先用 20 mL 温开水给您冲一下胃管。混合奶的温度现在是 38～40℃,现在开始给您灌入混合奶，我会缓慢注入，如有不舒服，请您告诉我。” “奶奶！请问您有不舒服的感觉吗?” “奶奶！已经给您灌注了 180 mL 的混合奶,请您保持半卧位的姿势 20～30 分钟，防止食物反流。请您不要随意拔出胃管，在翻身、活动时请您不要牵拉胃管,防止胃管脱落。您现在有不舒服吗?” “如果有不舒服,请您随时呼叫我们，呼叫器在您的右手边,我们也会随时巡视,谢谢您的配合!”	一处不符合要求扣 1 分
操作后评价 20 分	1. 按消毒技术规范要求分类整理使用后物品 2. 告知患者长期留置鼻胃管及灌注喂食的不良反应及不适,避免拉扯鼻胃管,防止鼻胃管脱出 3. 言语通俗易懂,态度和蔼,沟通有效 4. 全过程动作熟练、规范,符合操作原则	20		一处不符合要求酌情扣 1～2 分，态度言语不符合要求各扣 1 分,沟通无效扣 2 分
注意事项 20 分	1. 鼻饲管的维持:封闭鼻胃管末端,反折,用纱布包好,再用橡皮圈扎紧,并用别针固定于患者衣领或枕旁 2. 注意鼻饲饮食营养液的温度,以免烫伤或引起不适 3. 长期鼻饲饮食的老年人每天进行口腔护理,保持口腔清洁,预防感染 4. 长期鼻饲饮食的老年人定期更换胃管	20		一项内容回答不全或回答错误扣 1 分
总分:100				

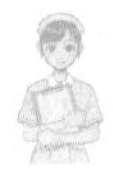

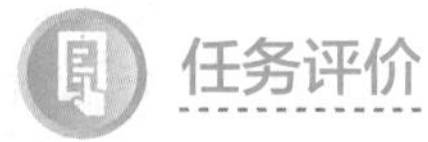

特殊进食帮助任务学习检测见表 3-3-2。

表 3-3-2　特殊进食帮助任务学习检测

姓名：	专业：	班级：　　　学号：
任务分析	治疗饮食种类及特点	
	老年人常用鼻饲饮食	
	鼻饲饮食前的观察	
任务实施	操作前：评估与准备	
	操作中：实施鼻饲	
	操作后安置、整理与记录	

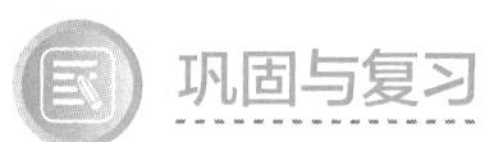

一、单选题（扫描二维码）

二、案例题

黄爷爷，80 岁，脑卒中后生活不能自理，进食饮水呛咳，护士遵医嘱给黄爷爷插鼻胃管并留置，需要护理人员给黄爷爷饮食照护。

（1）每次给黄爷爷注入鼻饲液的量和时间间隔要求分别是（　　）。

A. ≤200 mL；>2 小时

B. ≤200 mL；≥4 小时

C. >200 mL；<4 小时

D. >200 mL；≥4 小时

E. >200 mL；≥2 小时

（2）护理人员通过鼻饲灌注后，再注入少量温开水的目的是（　　）。

A. 使老人温暖舒适

B. 准确记录出入量

C. 防止老人呕吐

D. 冲洗胃管，避免鼻饲液积存

E. 保证足够的水分摄入

（3）给黄爷爷进行鼻饲护理，以下操作哪个正确（　　）。

A. 每次鼻饲完成后，若鼻饲过程顺畅，则无需用温开水冲管

B. 确认鼻胃管是否在胃内，可快速经胃管向胃内注入 10 mL 空气，判断有无气过水声

C. 鼻饲液的温度应在 41～43℃
D. 缓慢注入鼻饲液，每次鼻饲量不宜过多，宜 300～500 mL
E. 鼻胃管的插长度为 60 cm

（丘　燕）

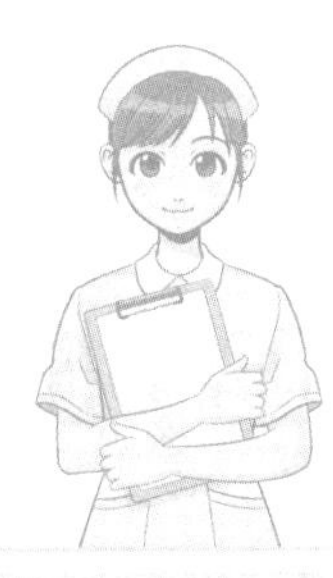

项目四

排 泄 照 护

任务一 如厕帮助

学习目标

1. 知识目标　能正确说出协助如厕技术的评估和观察要点。
2. 能力目标　能按照协助如厕操作规程的要求规范工作。
3. 素质目标　在协助如厕过程中注重人文关怀，保护安全及隐私，具有高度责任感，具有良好的沟通能力。

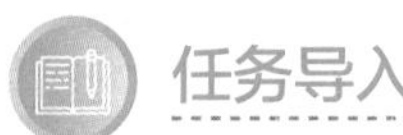

任务导入

任务描述：叶爷爷，72 岁，轻度失智老年人，能自行走路。因大小便失控，白天老人经常有尿裤子的现象，夜间需使用纸尿裤。来到养护中心后，护理人员观察、了解老人生活习惯，定期提醒、引导如厕，养成早餐后大便的习惯。经过一段时间训练后，叶爷爷尿裤子现象明显减少，老人舒适度及自尊感增强。现在已经吃完早餐，照护人员要帮助叶爷爷如厕。

问题：按照护理计划，护理人员应该怎么协助叶爷爷进行如厕？

任务目标

1. 叶爷爷能在护理人员帮助下进行如厕，大小便需求得到解决。
2. 叶爷爷如厕过程中未出现滑倒、受凉等现象。
3. 叶爷爷尿裤子现象明显减少，轻松开心。

任务分析

人体的排泄途径有皮肤、呼吸道、消化道及泌尿道，而消化道和泌尿道是最主要的排泄途径，即排便和排尿。排便是反射动作，粪便充满直肠刺激肠壁而产生便意，如环境许可，大脑皮层即发出冲动使排便中枢兴奋增强，产生排便反射，促进粪便排出体外。排尿是尿液在肾脏形成后经输尿管而贮于膀胱中，贮到一定量后一次性地通过尿道排出体外的过程。排尿是受中枢神经系统控制的复杂反射活动。由于老年人消化或泌尿系统的功能减弱或处于疾病状态，常发生排泄异常，包括排便异常和排尿异常。

一、排便异常

（一）便秘

便秘是指排便次数减少，一周内排便次数少于 3 次，伴有排便困难，粪便干结。腹部有时可触及包块，肛诊可触及粪块。

（二）粪便嵌塞

粪便嵌塞是指老年人有排便冲动，腹部胀痛，直肠肛门疼痛，肛门处有少量液化的粪便渗出，但不能排出粪便。

（三）腹泻

腹泻是指排便次数增多，粪质稀薄，或常有黏液、脓血或未消化的食物，常伴有腹痛、恶心、呕吐、肠鸣，有急于排便的需要和难以控制的感觉。

（四）排便失禁

排便失禁是指患者不自主地排出粪便。

（五）肠胀气

肠胀气是指胃肠道内过多的气体积聚不能排出，表现为腹部膨隆，叩诊呈鼓音，腹胀。当肠胀气压迫膈肌和胸腔时，可出现气急和呼吸困难。

二、排尿异常

（一）尿失禁

尿失禁是指膀胱括约肌丧失排尿控制能力，使尿液不自主地流出。

（二）尿潴留

尿潴留是指膀胱内潴留大量的尿液而又不能自主排出。表现为下腹胀满、排尿困难、耻骨上膨隆、扪及囊性包块，叩诊为实音。

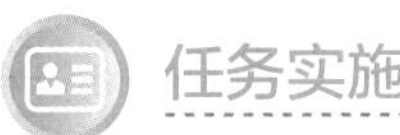

任务实施

一、老年人如厕护理工作指引

老年人如厕护理工作流程见图4-1-1。

操作流程		说明要点
核对床号、姓名		
评估	1. 老年人的身体状况、行走能力 2. 老年人如厕习惯及环境情况 3. 影响老年人如厕的因素	可通过巴氏生活功能量表进行评估
实施	1. 根据老年人的行走能力选择合适的方法协助如厕 2. 如厕前做好准备，如厕时嘱老年人注意安全并给予适当的协助。如厕后要注意老年人手部卫生清洁，并做好便椅、便器的清洁和消毒	1. 行走能力差的老年人可选择使用坐便椅床旁如厕 2. 老年人如厕时应注意保暖、保护隐私；不宜蹲厕过久；及时与老人沟通，关爱老人，保护安全，以免发生跌倒
告知	养成规律如厕排泄的重要意义	
记录	如厕排泄情况	

图4-1-1　老年人如厕护理工作流程

二、协助如厕操作流程及评分标准

协助如厕操作流程及评分标准见表4-1-1。

表4-1-1　协助如厕操作流程及评分标准(标准分100分)

程序	规范项目	分值	说明要点	评分标准
操作前准备20分	1. 仪表端庄,着装整洁	2	着装整洁,指甲剪短,双手洁净,态度和蔼可亲	一处不符合要求扣1分
	2. 目的:减轻老年人排泄的不便和痛苦。促进机体新陈代谢的产物及废物排出体外,维持身体内环境的协调平衡,促进健康	3		一项内容回答不全或回答错误扣1分
	3. 评估 (1) 询问身体状况,如厕需求、规律及习惯 (2) 评估老年人生活自理能力、行走情况 (3) 环境评估:环境整洁、安全,温湿度适宜 (4) 沟通:向老年人解释说明如厕的目的,询问有无特殊要求,取得老年人的配合	5	“爷爷您好!我是护士××。您感觉今天身体怎么样?平时大小便正常吗?现在需要上卫生间吗?您平时上卫生间有什么习惯吗?您起来走动方便吗?由我协助您去卫生间好吗?” “请您稍等,我检查一下用物。”	未评估扣5分,评估不全一项扣2分,未解释扣2分
	4. 戴口罩	2		不戴口罩扣2分
	5. 老年人准备:询问老年人如厕前是否有什么需要帮助	3	“请问您还有什么需要帮助的吗?”	一处不符合要求扣1分
	6. 用物准备:根据老年人的情况准备坐便器(坐便器需有扶手设施)、卫生纸,必要时备床旁坐便椅等	5		少一件或一件不符合要求扣1分
操作流程60分	1. 检查好用物,向老年人解释	5	“爷爷您好!我现在协助您上卫生间,在这个过程中,您如果感觉有什么不舒服,请您及时告诉我!”	不解释扣3分
	2. 根据老年人的身体情况、行走能力采取合适方法协助如厕(如指导行走或搀扶去卫生间、床旁使用坐便椅等) (1) 指导或搀扶去卫生间:指导或搀扶老年人规律上卫生间如厕,指导或搀扶老年人缓慢站稳再行走,必要时指导使用助行器或拐杖行走进卫生间 (2) 床旁使用坐便椅:将有扶手的坐便椅放置于老人床旁	10	“请您慢慢起来,我扶您去卫生间好吗?”	一处不符合要求扣1分
	3. 抵住老年人上身,一手扶老年人腋下,嘱老年人手扶便器扶手,另一手协助老年人(或老年人自己)脱下裤子	10	“我扶住您,您手扶扶手,自己脱下裤子可以吗?”	一处不符合要求扣1分

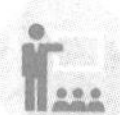

续 表

程序	规范项目	分值	说明要点	评分标准
	4. 双手扶住老年人腋下,轻稳协助老年人坐在便器上,嘱老年人坐稳,手扶好扶手	10	“请您坐稳,手扶好扶手,我帮您关门,我在门外,如有需要请您及时叫我,呼叫器放在这里。”	一处不符合要求扣1～2分
	5. 老年人便后自己擦净肛门或给予协助擦净(将卫生纸绕在手上,从手绕至臀后,从前至后擦肛门)	5		一处不符合要求扣1分
	6. 协助老年人起身或老年人借助扶手支撑身体起身,协助老年人穿好裤子或指导老年人自己穿好	10	“爷爷,您现在感觉怎么样?”	一处不符合要求扣1～2分
	7. 指导或搀扶老年人回到房间,或协助老年人上床或坐椅子上休息,协助老年人清洁手。开窗通风,清洁消毒便器或便椅,洗手,记录排泄的量、性状、颜色等	10	“爷爷,您这样坐(躺)着可以吗?您还有什么需要我帮助吗?谢谢您的配合!”	一处不符合要求扣1～2分
操作后评价15分	1. 按消毒技术规范要求分类整理使用后物品	5		一处不符合要求扣1分
	2. 言语通俗易懂,态度和蔼,沟通有效	5		态度言语不符合要求各扣1分,沟通无效扣2分
	3. 全过程动作熟练、规范,符合操作原则	5		一处不符合要求酌情扣1～2分
注意事项5分	1. 能行动的尽量鼓励老年人自己行动,但要注意保护老年人的安全 2. 老年人如厕期间注意保暖及保护隐私,关门但不锁门,门外挂标示牌 3. 注意沟通,老年人不可蹲厕过久,起身速度要慢,如果老年人有不适,应立即处理	5		一项内容回答不全或回答错误扣1分
总分:100				

任务评价

如厕帮助任务学习检测见表4-1-2。

表4-1-2 如厕帮助任务学习检测

姓名:	专业:	班级:	学号:
任务分析	排便异常		
	排尿异常		

续 表

任务实施	操作前:评估与准备	
	操作中:帮助如厕	
	操作后:整理与记录	

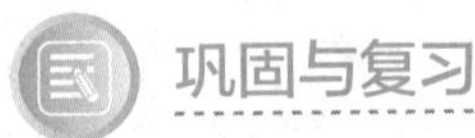

单选题

一、单选题(扫描二维码)

二、案例题

李爷爷,70 岁,1 周前不慎脚踝扭伤,不能行走。

(1) 请问帮助李爷爷排便的方法是(　　)。

A. 搀扶去卫生间如厕

B. 使用床旁坐便椅

C. 使用便盆床上排便

D. 使用尿垫

E. 穿纸尿裤

(2) 帮助李爷爷如厕不正确的方法是(　　)。

A. 保持地面无水渍

B. 从后至前擦肛门

C. 协助老年人坐稳,手扶于身旁支物

D. 老人排便时注意保暖和保护隐私

E. 起身速度要慢

(3) 若李爷爷排便次数明显减少,1 周内只排便 2 次,大便干结,应考虑发生(　　)。

A. 便秘

B. 粪便嵌塞

C. 腹泻

D. 排便失禁

E. 肠胀气

(马春兰)

任务二 便器使用帮助

学习目标

1. 知识目标 能正确说出便器使用技术的评估和观察要点。
2. 能力目标 能按照便器使用操作规程的要求规范工作。
3. 素质目标 在协助便器使用过程中注重人文关怀、保护老年人的隐私，具有高度责任感，具有良好的沟通能力。

任务导入

任务描述：刘爷爷，82 岁，患脑梗后遗症 15 年，左侧肢体偏瘫，长期卧床，意识清醒，语言表达清晰，能进行沟通交流，能控制大小便。刘爷爷因不能下床，护理人员为爷爷准备了接尿壶和便盆，让刘爷爷在床上能解决大小便需求。现在刘爷爷要求护理人员帮助其在床上使用便器大小便。

问题：按照护理计划，护理人员应该怎么协助刘爷爷使用便器？

任务目标

1. 刘爷爷在床上顺利使用便器解决大小便需求。
2. 刘爷爷使用便器过程中未出现受伤、受凉、被服污染等现象。

任务分析

对于运动功能减退不能下床活动正常如厕，或者由于疾病治疗原因卧床的老年人，护理人员需帮助老年人在床上使用便器大小便，满足老年人的排泄需求。

一、床上便器的种类

（一）大便器

卧床老年人可在护理人员帮助下在床上使用便携式大便器（坐式、盆式）排便。

（二）小便器

卧床老年人可在护理人员帮助下在床上使用便携式小便器（尿壶）排尿。

二、粪便排泄的观察

（一）次数与量

成年人每日排便1～2次或每2～3天排便1次，平均量为100～300 g。排便量的多少根据食物摄入量、种类、液体摄入量、排便次数和消化器官的功能状况而不同。进食细粮及肉食为主者，粪便细腻而量少；进食粗粮，尤其是食大量蔬菜者，粪便量大。肠、胃、胰腺有炎症或功能紊乱时，因为分泌、消化、吸收不良，而粪便量增多。通常每天排便超过3次或每周少于3次，为排便异常。便秘时粪便坚硬，呈栗子样；消化不良或急性肠炎可为稀便或水样便；肠道部分梗阻或直肠狭窄，粪便常呈扁条形或带状。

（二）颜色与形状

正常成年人的粪便呈黄褐色、柔软成形、与直肠的形状相似，含少量黏液，有时伴有未消化的食物残渣。柏油样大便见于上消化道出血；暗红色便见于下消化道出血；白陶土色便见于胆道完全阻塞；果酱样便见于肠套叠、阿米巴痢疾；粪便表面有鲜红色血液见于痔疮、肛裂、直肠息肉；白色米泔样便见于霍乱、副霍乱。

（三）气味

粪便的气味是由蛋白质经细菌分解发酵而产生。粪便呈酸臭味见于消化不良；恶臭味见于消化道出血、肠癌；腥臭味见于阿米巴肠炎。

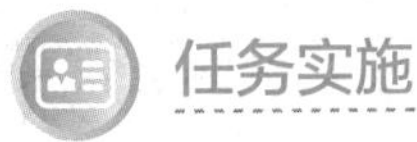

任务实施

一、老年人便器使用护理工作指引

老年人便器使用护理工作流程见图4-2-1。

操作流程		说明要点
核对床号、姓名		
↓		
评估 →	1. 老年人的自理能力 → 2. 老年人排便习惯 3. 影响老年人排便异常的因素	可通过巴氏生活功能量表进行评估
↓		
实施 →	1. 根据老年人的需求选择适宜的便器 → 2. 协助行动不便或卧床的老年人排便，便后做好清洁工作 3. 协助老年人排便过程中注意安全及保暖，保护老年人的隐私	1. 卧床老年人排便可选用便盆 2. 卧床老年人排尿时可选用尿壶
↓		
告知 →	观察排泄物的重要意义	
↓		
记录 →	排便情况	

图4-2-1 老年人便器使用护理工作流程

二、便盆使用操作流程及评分标准

便盆使用操作流程及评分标准见表4-2-1。

表4-2-1 便盆使用操作流程及评分标准(标准分100分)

程序	规范项目	分值	说明要点	评分标准
操作前准备20分	1. 仪表端庄,着装整洁,洗手并温暖双手,戴口罩	2	着装整洁,指甲剪短,双手洁净,态度和蔼可亲	一处不符合要求扣1分
	2. 目的:满足老年人的排泄需求	3		回答错误扣1分
	3. 评估 (1) 询问身体状况、排泄需求 (2) 评估老年人生活自理能力、腰部及下肢活动情况 (3) 环境评估:环境清洁、安静、安全 (4) 便器评估:使用的便器符合老年人的排泄需求 (5) 沟通:向老年人说明目的,配合方法,询问有无其他帮助	5	"爷爷您好!我是护士××。我将用便盆帮助您在床上解大便,您腰部能抬起来吗?您的双腿活动方便吗?请您稍等,我去准备用物,谢谢!"	未评估扣5分,评估不全一项扣2分,未解释扣2分
	4. 洗手	2		不洗手扣2分
	5. 老年人准备:老年人平卧于床上	3		一处不符合要求扣1分
	6. 用物准备:根据老年人的需要准备合适的便器、便盆(加温后或加垫子),便盆里放卫生纸、橡胶单或一次性护理垫、毛巾被、卫生纸、屏风、尿壶。必要时,备水盆、毛巾	5		少一件或一件不符合要求扣1分
操作流程60分	1. 携用物至床旁,向老年人解释	3	"爷爷您好!我将协助您在床上使用便盆解大便,您可以配合我吗?在排便过程中,您如感觉不适,请您及时告诉我。"	不解释扣3分
	2. 调节室温,关闭门窗,必要时屏风遮挡	2		一处不符合要求扣1分
	3. 轻轻掀开下身盖被放于照护人员的对侧	2	"我先帮您打开被子,为了避免您着凉,我用毛巾被帮您盖着好吗?"	一处不符合要求扣1分
	4. 协助老年人取仰卧位	2	"我协助您平躺,您这样躺着舒服吗?"	体位不符合扣2分,一处不符合要求扣1分
	5. 一手托起老年人的臀部,另一手将橡胶单(或一次性护理垫)垫于老年人腰及臀部下	3	"爷爷,我协助您抬臀部,在身下垫一块橡胶单,这样就不会弄脏床单了。"	一处不符合要求扣1分

续 表

程序	规范项目	分值	说明要点	评分标准
	6. 脱裤子至膝部，将老年人两腿屈膝（肢体活动障碍者用软枕垫于膝下）	3	“我现在帮您将裤子脱到膝盖位置，您双腿屈膝在您膝下垫软枕，这样更稳更舒适。”	一处不符合要求扣1分
	7. 一手托起老年人的臀部，臀部抬高20～30 cm，另一手将便盆放置于老年人的臀下（开口向足部）。腰部不能抬起的老年人，应先协助老年人取侧卧位，腰部放软枕，使盆扣于臀部，再协助老年人平卧，调整便盆位置	10	“我再协助您抬起臀部将便盆放到您的臀下，您感觉有哪里不舒服吗？”	便盆放置方法不对扣8分，动作粗鲁扣5分，一处不符合要求扣1～3分
	8. 女性为防止尿液飞溅，在阴部盖上卫生纸。男性放上尿壶，膝盖并拢，盖上毛巾被	5	“爷爷，我现在放尿壶给您解小便，请您将膝盖并拢。”	一处不符合要求扣1～3分
	9. 嘱老年人双腿用力，将臀部抬起，一手抬起老年人腰骶部，一手取出便盆。臀部不能抬起的老年人，可一手扶住便盆，一手帮老年人侧卧，取出便盆	10	“您解完大便了吗？请您双腿用力，将臀部抬高，我帮您把便盆取出来。”	动作粗鲁扣5分，一处不符合要求扣1～3分
	10. 为老年人擦净肛门（将卫生纸在手上绕3层左右，把手绕至臀部后，从前至后擦肛门，污物较多者反复擦2～3次）	6	“我现在帮您将肛门擦干净，请您放松好吗？”	动作粗鲁扣3分，一处不符合要求扣1～3分
	11. 用温水清洗肛门，擦干，协助老年人穿好裤子。撤下橡胶单，取舒适体位，盖好被子	6	“爷爷，为了保持肛门清洁干净，我现在用温水帮您清洗肛门好吗？现在帮您穿好裤子。请您抬高腰部，我把橡胶单取出来好吗？您这个体位舒服吗？我帮您盖好被子。”	一处不符合要求扣1～3分
	12. 协助老年人洗手	2	“爷爷，解完大便了，我现在帮您洗手。”	一处不符合要求扣1分
	13. 开窗通风，倾倒污秽，清洗便盆	2		一处不符合要求扣1分
	14. 询问老年人感受，致谢	2	“您现在感觉怎么样？您还有什么需要吗？谢谢您的配合。”	一处不符合要求扣1分
	15. 洗手，记录（排便次数、量、颜色）	2		一处不符合要求扣1分
操作后评价15分	1. 按消毒技术规范要求分类整理使用后物品	5		一处不符合要求扣1分
	2. 言语通俗易懂，态度和蔼，沟通有效	5		态度言语不符合要求各扣1分，沟通无效扣2分
	3. 全过程动作熟练、规范，符合操作原则	5		一处不符合要求酌情扣1～2分

续　表

程序	规范项目	分值	说明要点	评分标准
注意事项5分	1. 观察骶尾部的皮肤情况，有异常及时正确处理 2. 注意观察排便的性状、量。发现异常通知医护人员并按需要及时记录 3. 注意保护老年人的隐私	5		一项内容回答不全或回答错误扣1分
总分：100				

三、尿壶使用操作流程及评分标准

尿壶使用操作流程及评分标准见表4-2-2。

表4-2-2　尿壶使用操作流程及评分标准(标准分100分)

程序	规范项目	分值	说明要点	评分标准
操作前准备20分	1. 仪表端庄，着装整洁，洗手并温暖双手，戴口罩	2	着装整洁，指甲剪短，双手洁净，态度和蔼可亲	一处不符合要求扣1分
	2. 目的：满足老年人的排泄需求	3		回答错误扣1分
	3. 评估 (1) 询问身体状况、排泄需求 (2) 评估老年人下肢活动情况 (3) 环境评估：环境清洁、安静、安全 (4) 便器评估：使用的便器符合老年人的排泄需求 (5) 沟通：向老年人说明目的，配合方法，询问有无其他帮助	5	"爷爷您好！我是护士××。我将用尿壶帮助您在床上解小便，您的双腿活动方便吗？请您稍等，我去准备用物，谢谢！"	未评估扣5分，评估不全一项扣2分，未解释扣2分
	4. 洗手	2		不洗手扣2分
	5. 老年人准备：老年人平卧于床上	3		一处不符合要求扣1分
	6. 用物准备：根据老年人的需要准备合适的便器，尿壶(男、女)、橡胶单或一次性护理垫、毛巾被、卫生纸。必要时，备水盆、毛巾	5		少一件或一件不符合要求扣1分
操作流程60分	1. 携用物至床旁，向老年人解释	4	"爷爷您好！我将协助您在床上使用尿壶解小便，在排尿过程中，您如感觉不适，请您及时告诉我。"	不解释扣4分，解释不全或不符合要求一项扣1分
	2. 调节室温，关闭门窗，必要时屏风遮挡	6		一处不符合要求扣1～3分
	3. 轻轻掀开下身盖被放于护理人员的对侧	5	"我先帮您打开被子，为了避免您着凉，我用毛巾被帮您盖着好吗？"	一处不符合要求扣1～3分

续 表

程序	规范项目	分值	说明要点	评分标准
	4. 协助老年人取仰卧位	5	“我协助您平躺,您这样躺着舒服吗?”	体位不符合扣5分,一处不符合要求扣1～3分
	5. 一手托起老年人的臀部,另一手将橡胶单(或一次性护理垫)垫于老年人腰及臀部下	6	“爷爷,我协助您抬臀部在身下垫一块橡胶单,这样就不会弄脏床单了。”	一处不符合要求扣1分
	6. 脱裤子至膝部	3	“我现在帮您将裤子脱到膝盖的位置。”	一处不符合要求扣1分
	7. 男性老年人侧卧位,膝盖并拢,面向护理人员。将阴茎插入尿壶的接尿口,用手握住壶把固定。阴茎不易插入者,照护人员应戴一次性手套将其插入。女性老年人仰卧位,屈双脚稍微分开,单手拿尿壶,尿壶的开口边缘紧挨阴部,尿壶稳定地支在床上,为防止尿液飞溅,在会阴上部盖上卫生纸	12	“我现在协助您侧卧位,帮您放好尿壶,您膝盖并拢。”	尿壶放置方法不对扣8分,动作粗鲁扣5分,一处不符合要求扣1～3分
	8. 排尿后撤下尿壶,协助老年人穿好裤子,撤下橡胶单,盖好被子	8	“爷爷,您解完小便了吗?我帮您把尿壶拿出来。帮您穿好裤子了再协助您抬一下臀部把橡胶单拿出来,您这样躺着舒服吗?我帮您盖好被子。”	一处不符合要求扣1～3分
	9. 协助老年人洗手	2	“爷爷,解完小便了,我现在帮您洗手。”	一处不符合要求扣1分
	10. 开窗通风,倾倒尿液,清洗尿壶	3		一处不符合要求扣1分
	11. 询问老年人感受,致谢	3	“您现在感觉怎么样?您还有什么需要吗?谢谢您的配合。”	一处不符合要求扣1分
	12. 洗手,记录(尿液次数、量、颜色)	3		一处不符合要求扣1分
操作后评价15分	1. 按消毒技术规范要求分类整理使用后物品	5		一处不符合要求扣1分
	2. 言语通俗易懂,态度和蔼,沟通有效	5		态度言语不符合要求各扣1分,沟通无效扣2分
	3. 全过程动作熟练、规范,符合操作原则	5		一处不符合要求酌情扣1～2分

续　表

程序	规范项目	分值	说明要点	评分标准
注意事项5分	1．尿壶使用前应检查安全无破损 2．注意观察排尿的性状、量。发现异常通知医护人员并按需要及时记录 3．注意保护老年人的隐私	5		一项内容回答不全或回答错误扣1分
总分：100				

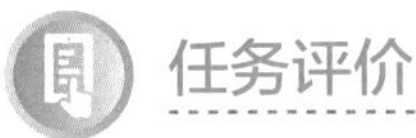

任务评价

便器使用帮助任务学习检测见表4-2-3。

表4-2-3　便器使用帮助任务学习检测

姓名：	专业：	班级： 学号：
任务分析	便器的种类	
	粪便排泄的观察	
任务实施	操作前：评估与准备	
	操作中：便器使用	
	操作后安置、整理与记录	

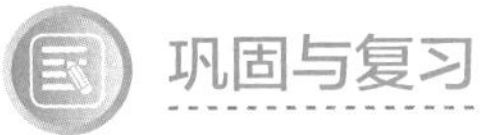

巩固与复习

单选题

一、单选题（扫描二维码）

二、案例题

王奶奶，86岁，因腿部受伤，活动障碍，不能下床。

（1）王奶奶诉说有尿意，护理人员帮助其在床上使用尿壶，不正确的是（　　）。

A．王奶奶仰卧位

B．屈膝双腿稍微分开

C．排尿时注意保护隐私

D．为防止尿液飞溅，尿壶开口边缘紧挨阴部

E．记录排尿时间、量、颜色

（2）护理人员协助王奶奶在床上使用便盆排便不正确的方法是（　　）。

A．一手托起王奶奶的臀部，臀部抬高20～30 cm

B．另一手将便盆放置于老年人的臀下，开口向足部

C．软枕垫于膝下

D．掀开下身盖被放于床尾

E．使用前检查便盆完整性

(3) 近几天来，王奶奶每天排便次数明显超过平日习惯的频率，粪质稀薄，有时呈水样便，护理人员推断老人发生的排便异常是(　　)。

A. 腹泻

B. 大便失禁

C. 粪便嵌塞

D. 便秘

E. 肠胀气

(农青芳)

任务三 尿垫、尿裤更换

学习目标

1. 知识目标　能正确说出尿垫、尿裤更换技术的评估和观察要点。
2. 能力目标　能按照尿垫、尿裤更换操作规程的要求规范工作。
3. 素质目标　在尿垫、尿裤更换过程中注重人文关怀，保护隐私，具有高度责任感，具有良好的沟通能力。

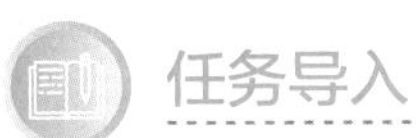

任务导入

任务描述：张奶奶，73岁，失智老年人，不能控制大小便且便后不自知。张奶奶卧床时需要使用尿垫，护理人员小李定时给奶奶更换尿垫，发现尿垫已渗湿，准备为奶奶更换尿垫。傍晚时分，护理人员小李要陪奶奶散步，她要先为奶奶更换纸尿裤。

问题：按照护理计划，护理人员应该怎么为张奶奶进行纸尿裤更换？

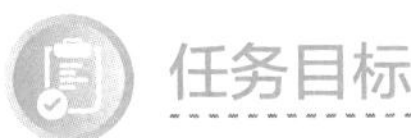

任务目标

1. 张奶奶能配合更换尿垫、纸尿裤，更换过程顺利。
2. 能保持张奶奶的皮肤清洁、干燥，没有发生湿疹、压疮等情况。

任务分析

对不能自我控制排尿的卧床老年人及需要外出活动的老年人，可以使用尿垫和尿裤，并及时更换。

一、尿垫、尿裤

（一）一次性尿垫

一次性尿布又称为尿垫，包括纸尿垫和纸尿片，用于卧床的尿失禁老年人。

（二）一次性尿裤

一次性尿裤包括纸尿裤和拉拉裤（裤衩），用于需要活动（或躁动）尿失禁的老年人。

二、排尿异常的观察

老年人尿失禁根据临床表现可分为充溢性尿失禁、无阻力性尿失禁、反射性尿失禁、急迫性尿失禁和压力性尿失禁5类。在平日照护老年人时，注意观察尿失禁时伴随的健康问题，以便及时解决。

（一）充溢性尿失禁

充溢性尿失禁是由于下尿路有较严重的机械性（如前列腺增生）或功能性梗阻引起尿潴留，当膀胱内压上升到一定程度并超过尿道阻力时，尿液不断地自尿道流出。

（二）无阻力性尿失禁

无阻力性尿失禁是由于尿道阻力完全丧失，膀胱内不能储存尿液，尿液持续从膀胱尿道中流出。

（三）反射性尿失禁

是由完全的上运动神经元病变引起，排尿依靠脊髓反射，患者不自主地间歇排尿（间歇性尿失禁），排尿没有感觉。

（四）急迫性尿失禁

急迫性尿失禁是由大脑皮质对脊髓排尿中枢的抑制减弱或急性膀胱炎、尿道口梗阻等刺激而引起逼尿肌不自主收缩。患者有严重的尿频、尿急症状。

（五）压力性尿失禁

压力性尿失禁是当腹压增加时（如咳嗽、打喷嚏、上楼梯或跑步时）即有尿液自尿道流出。引起这类尿失禁的病因很复杂，需要做详细检查。

三、健康指导

（一）鼓励老年人多饮水

如病情允许，嘱患者每日饮水量1 500 mL左右（除去饮食中的水）为宜，以预防泌尿系统感染并能促进排尿反射，入睡前限制饮水，以减少夜尿量。

（二）训练膀胱功能

起初每隔1～2小时让老年人排尿，以手掌用柔力自膀胱上方持续向下压迫，使膀胱内尿液被动排出，以后逐渐延长排尿时间，以促进排尿功能恢复。

（三）锻炼盆底肌

根据老年人情况，指导其取立、坐或卧位，试做排尿（便）动作，先慢慢收紧盆底肌肉，再缓缓放松，每次10秒左右，连续10次，每日锻炼5～10次，以不感疲乏为宜。

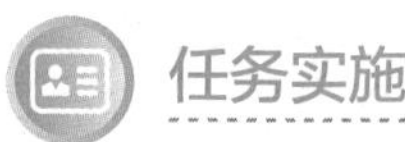

任务实施

一、老年人尿垫、尿裤更换护理工作指引

老年人尿垫、尿裤更换护理工作流程见图4-3-1。

操作流程　　　　　　　　　　　　说明要点

核对床号、姓名

↓

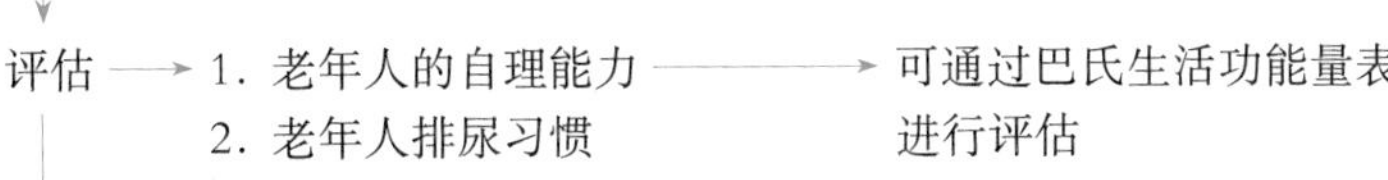

评估 → 1. 老年人的自理能力 → 可通过巴氏生活功能量表进行评估

2. 老年人排尿习惯

3. 影响老年人尿失禁的因素

↓

实施 → 1. 根据老年人身体状况选择适宜的尿垫或尿裤 → 1. 卧床不能自行挪动身体的老年人可用尿垫

2. 卧床且躁动的或需要外出活动的老年人可用尿裤

2. 更换前做好准备，更换时注意保暖，保护隐私，观察臀部及会阴皮肤情况，尿裤松紧度适宜，更换后开门窗通风保持空气清新

↓

告知 → 定时更换尿垫、尿裤的重要意义

↓

记录 → 皮肤情况

图 4-3-1　老年人尿垫、尿裤更换护理工作流程

二、尿裤更换操作流程及评分标准

尿裤更换操作流程及评分标准见表 4-3-1。

表 4-3-1　尿裤更换操作流程及评分标准(标准分 100 分)

程序	规范项目	分值	说明要点	评分标准
操作前准备20分	1. 仪表端庄，着装整洁	2	着装整洁，指甲剪短，双手洁净，态度和蔼可亲	一处不符合要求扣 1 分
	2. 目的：为大小便失禁的老年人保持干净无异味，避免因失禁导致皮肤潮红、湿疹等并发症	3		一项内容回答不全或回答错误扣 1 分
	3. 评估 (1) 询问身体状况，排便情况 (2) 评估老年人生活自理能力、活动情况 (3) 环境评估：环境清洁，关闭门窗 (4) 尿裤评估：尺码符合老年人的形体 (5) 沟通：向老年人说明目的，配合方法，询问有无其他帮助	5	“奶奶您好！我是护士×××。现在是更换尿裤时间，由我来为您更换尿裤好吗？您双腿在床上能挪动吗？您能配合翻身吗？请您稍等，我去准备用物。”	未评估扣 5 分，评估不全一项扣 2 分，未解释扣 2 分
	4. 洗手、戴口罩	2		一处不符合要求扣 1 分
	5. 老年人准备：询问老年人更换尿裤前是否还有什么需要帮助	3	“请问您还有什么需要帮助吗?”	一处不符合要求扣 1 分
	6. 用物准备：合适的尿裤、卫生纸、屏风、水盆、温热毛巾	5		少一件或一件不符合要求扣 1 分

续 表

程序	规范项目	分值	说明要点	评分标准
操作流程60分	1. 携用物至床旁，向老年人解释	3	“奶奶您好！我将帮助您更换尿裤，过程中如果您感觉不适，请您及时告诉我。”	不解释扣3分
	2. 关闭门窗，用屏风遮挡	2		不符合要求扣1分
	3. 协助老年人取平卧位，解开尿裤粘扣，展开两翼至老年人身体两侧，将前片从两腿间后撤	10	“奶奶，我帮您平卧给您更换尿裤，您配合我好吗？”	一处不符合要求扣2分
	4. 协助老年人侧卧，将污染尿裤内面对折于臀下，用温热毛巾擦拭会阴部	10	“我们侧卧把脏的尿裤换出来，我用温热毛巾给您擦干净会阴部，保持干净更舒适，您感觉怎么样？如有不适要告诉我哦。”	一处不符合要求扣2分，未用温热毛巾擦拭会阴部扣3分
	5. 将清洁的尿裤(贴皮肤面朝内)纵向对折置于臀下，协助老年人翻身至另一侧，撤下污染的尿裤，放入污物桶，用温热毛巾擦净臀部皮肤并观察臀部及会阴部皮肤情况	15	“现在再翻到另一侧，我再给您擦干净臀部皮肤，好了，给您擦干净了，您的臀部及会阴部皮肤完好，请您放心，我们继续保持干净，定时更换尿裤就没事的。”	一处不符合要求扣2分，未用温热毛巾擦拭会阴部皮肤扣3分，未观察皮肤情况5分
	6. 打开身下清洁尿裤铺平，协助老年人翻转身体取平卧位，从两腿间向前向上兜起尿裤前端，整理大腿内侧边缘，将两翼粘扣粘好	10	“现在给您平卧，粘好粘扣，您看松紧度合适吗？感谢您的配合。”	一处不符合要求扣2分
	7. 为老年人盖好被子，整理床单位	5	“您感觉这个体位合适吗？您还有什么要我帮助吗？有事随时呼叫我们。”	体位不舒适扣3分，一处不符合要求扣1分
	8. 洗手，记录，开门窗通风	5		一处不符合要求扣1分
操作后评价15分	1. 按消毒技术规范要求分类整理使用后物品	5		一处不符合要求扣1分
	2. 言语通俗易懂，态度和蔼，沟通有效	5		态度言语不符合要求各扣1分，沟通无效扣2分
	3. 全过程动作熟练、规范，符合操作原则	5		一处不符合要求酌情扣1～2分
注意事项5分	1. 注意整理大腿内侧边缘展开，防止侧漏 2. 根据老人胖瘦情况选择适宜尺寸的纸尿裤 3. 老年人使用尿裤，每次更换或排便后应用湿纸巾或湿热毛巾擦拭会阴部及臀	5		一项内容回答不全或回答错误扣1分

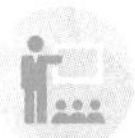

续 表

程序	规范项目	分值	说明要点	评分标准
	部,减轻异味,保持局部清洁干净 4. 操作过程注意为老年人保暖,保护隐私			
总分:100				

三、尿垫更换操作流程及评分标准

尿垫更换操作流程及评分标准见表4-3-2。

表4-3-2 尿垫更换操作流程及评分标准(标准分100分)

程序	规范项目	分值	说明要点	评分标准
操作前准备20分	1. 仪表端庄,着装整洁	2	着装整洁,指甲剪短,双手洁净,态度和蔼可亲	一处不符合要求扣1分
	2. 目的:为大小便失禁的老年人保持干净无异味,避免因失禁导致皮肤潮红、湿疹等并发症	3		一项内容回答不全或回答错误扣1分
	3. 评估 (1) 询问身体状况 ,排便情况 (2) 评估老年人生活自理能力、活动情况 (3) 环境评估:环境清洁,关闭门窗 (4) 尿垫评估:尺寸符合老年人的形体 (5) 沟通:向老年人说明目的,配合方法,询问有无其他帮助	5	"奶奶您好!我是护士×××。现在尿垫脏了,由我来为您更换尿垫好吗?您双腿在床上能挪动吗?您能配合翻身吗?请您稍等,我去准备用物。"	未评估扣5分,评估不全一项扣2分,未解释扣2分
	4. 洗手、戴口罩	2		一处不符合要求扣1分
	5. 老年人准备:询问老年人更换尿垫前是否还有什么需要帮助	3	"请问您还有什么需要帮助吗?"	一处不符合要求扣1分
	6. 用物准备:合适的尿垫,卫生纸、屏风、水盆、温热毛巾	5		少一件或一件不符合要求扣1分
操作流程60分	1. 携用物至床旁,向老年人解释	3	"奶奶您好!我将帮助您更换尿垫,过程中如果您感觉不适,请您及时告诉我。"	不解释扣3分
	2. 关闭门窗,用屏风遮挡	2		不符合要求扣1分
	3. 协助老年人取左侧卧位,用温热毛巾擦拭右侧臀部和会阴部皮肤	10	"奶奶,我帮您左侧翻身,现在我用温热毛巾给您擦干净。"	一处不符合要求扣2分,未用温热毛巾擦拭扣3分
	4. 将污染的尿垫向内折叠,塞于老年人身体下面,将干净的尿垫一侧卷起塞于老年人身下,另一侧向自己一侧拉开	10	"您感觉怎么样?如有不适要告诉我哦。"	一处不符合要求扣2分

续 表

程序	规范项目	分值	说明要点	评分标准
	5. 协助老年人翻身至右侧卧位，撤下污染的尿垫，放入污物桶，擦拭左侧臀部及会阴部皮肤，观察老年人臀部及会阴部皮肤情况	15	"给您翻身到右边，我再给您擦干净另一边，好了，我给您擦干净了，您的臀部及会阴部皮肤完好，请您放心，我们继续保持干净，定时更换尿垫就没事的。"	一处不符合要求扣2分，未用温热毛巾擦拭扣3分，未观察皮肤情况扣5分
	6. 将清洁尿垫另一侧拉平，协助老年人翻转身体至平卧位，拉平清洁尿垫	10	"换好了，现在给您平卧，感谢您的配合！"	一处不符合要求扣2分
	7. 为老年人盖好被子，整理床单位	5	"您感觉这个体位合适吗？您还有什么需要我帮助吗？有事随时呼叫我们。"	体位不舒适扣3分，一处不符合要求扣1分
	8. 洗手，记录，开门窗通风	5		一处不符合要求扣1分
操作后评价15分	1. 按消毒技术规范要求分类整理使用后物品	5		一处不符合要求扣1分
	2. 言语通俗易懂，态度和蔼，沟通有效	5		态度言语不符合要求各扣1分，沟通无效扣2分
	3. 全过程动作熟练、规范，符合操作原则	5		一处不符合要求酌情扣1～2分
注意事项5分	1. 注意整理大腿内侧边缘展开，防止侧漏 2. 根据老人胖瘦情况选择适宜尺寸的尿垫 3. 老年人使用尿垫，每次更换或排便后应用湿纸巾或湿热毛巾擦拭会阴部及臀部，减轻异味，保持局部清洁干燥 4. 操作过程注意为老年人保暖，保护隐私	5		一项内容回答不全或回答错误扣1分
总分：100				

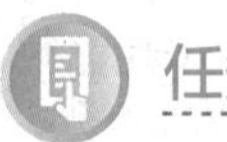

任务评价

尿垫、尿裤更换任务学习检测见表4-3-3。

表 4-3-3 尿垫、尿裤更换任务学习检测

姓名：	专业：	班级：	学号：
任务分析	尿垫、尿裤的种类		
	排尿异常的观察		
	健康指导		
任务实施	操作前：评估与准备		
	操作中：尿裤更换		
	操作后安置、整理与记录		

巩固与复习

单选题

一、单选题（扫描二维码）

二、案例题

张爷爷，72 岁，常不自主地间歇排尿，排尿没有感觉。

(1) 张爷爷此种情况可能是(　　)。

A. 充溢性尿失禁

B. 急迫性尿失禁

C. 压力性尿失禁

D. 反射性尿失禁

E. 部分性尿失禁

(2) 关于尿失禁老年人的护理措施，不正确的是(　　)。

A. 疏导和缓解老人焦虑心理

B. 白天少饮水，以减少尿量

C. 睡前少饮水，以减少尿量

D. 训练膀胱功能

E. 锻炼盆底肌

(3) 为老年人更换尿垫时，不正确的是(　　)。

A. 关闭门窗，屏风遮挡

B. 向老年人解释配合要点

C. 准备温水，控制水温在 37～40℃

D. 将污染的一次性尿垫向内折叠

E. 更换尿布后只需记录皮肤情况

（丁　萍）

任务四 呕吐时帮助变换体位

学习目标

1. 知识目标　能正确说出协助呕吐时帮助变换体位技术的评估和观察要点。
2. 能力目标　能按照协助呕吐时帮助变换体位操作规程的要求规范工作。
3. 素质目标　在协助呕吐时帮助变换体位过程中注重人文关怀，具有高度责任感，具有良好的沟通能力。

任务导入

任务描述：李奶奶，73 岁，既往患有胃肠道疾病，因晚餐饮食不当，致上腹部不适、腹胀，入睡 1 小时后突感恶心呕吐，呕吐物多为晚餐食物，需要护理人员进行呕吐时帮助变换体位。以前进食后呕吐时，李奶奶有过呛咳、误吸等现象，故每到护理人员进行协助呕吐时帮助变换体位，李奶奶会非常担心和紧张，害怕进行翻身。

问题：按照护理计划，护理人员应该怎么协助李奶奶进行呕吐时变换体位？

任务目标

1. 李奶奶紧张情绪缓解，愿意配合体位变换。
2. 李奶奶体位变换过程顺利、安全。
3. 李奶奶体位变换过程中无呛咳、误吸等现象，口腔、面部清洁。

任务分析

老年人呕吐时易发生呛咳、误吸，为促进呕吐物尽快排出，减少并发症的发生，故呕吐时变换体位非常重要。此时应由护理人员贴心照护，根据老年人自理程度及呕吐程度，协助其取适宜呕吐的体位。

一、老年人的呕吐评估

（一）老年人呕吐的常见原因

老年人的呕吐原因较多，建议在老年人出现呕吐时，积极地去医院进行相关检查，这样才可以更快地明确病因，进行针对性的处理。

1. 疾病因素　既往有胃肠道疾病，如胃溃疡、胃炎、胰腺炎、胆道疾病等的老年人需要

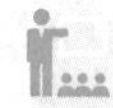

特别注意预防呕吐的发生。急危重症如急性心梗、脑血管意外、高血压急症、糖尿病酮症酸中毒时也可能发生呕吐。

2. 饮食不洁 饮食不洁也是老年人呕吐的原因，由于老年人比较怕浪费，在发现食物出现轻微变质时依然会继续食用。但这类食物中存在许多细菌，摄入后可能会引起急性肠胃炎或食物中毒。这样一来就比较容易出现呕吐的情况，并且会伴有恶心、腹痛，这个时候老年人应及时到医院就医。

3. 药物因素 老年人因疾病需服用多种药物，但某些药物如阿司匹林、消炎药、地高辛、复方新诺明、红霉素等药物刺激易引起胃肠道反应，可能会引发呕吐。

4. 神经性呕吐 老年人可能会因为生活原因、担心疾病预后等因素而引起神经紧张、焦虑、失眠造成呕吐。

（二）老年人呕吐的评估观察要点

1. 呕吐时间

(1) 鼻窦炎老年患者因起床后脓液经鼻后孔刺激咽部，可引起恶心呕吐。

(2) 夜间呕吐常见于幽门梗阻。

2. 呕吐与进食的关系

(1) 餐后近期呕吐，特别是老年人集体发病者，多由食物中毒所致。

(2) 餐后即刻呕吐，可能为精神性呕吐。

(3) 餐后 1 小时以上呕吐称延迟性呕吐，提示胃张力下降或胃排空延迟。

(4) 餐后较久后呕吐多见于幽门梗阻。

3. 呕吐的特点

(1) 中枢神经系统所致的呕吐，以喷射性呕吐为其特点。

(2) 消化系统疾病所致的呕吐多为非喷射性呕吐。

4. 呕吐物的性质 当老年人发生呕吐，护理人员应观察呕吐物的性状、颜色、气味，为判断呕吐原因提供依据(表 4-4-1)。

表 4-4-1 呕吐物的性质及意义

呕吐物的状态			提示意义
性状	颜色	气味	
胃内容物及胃液，可伴有黏液	食物的颜色	酸腐气味	消化不良、幽门梗阻
胃内容物及胃液，多含胆汁	黄绿色	苦	肠腔梗阻
粪便性呕吐物	黑褐色	臭味	低位肠梗阻
血性呕吐物	鲜红色	血腥味	上消化道动脉出血
	紫褐色		静脉出血
	咖啡色		胃内有陈旧性出血

二、老年人呕吐的照料

（一）老年人呕吐时体位转换

1. 体位转换的方式 既往身体状况良好、病情较轻能自理的老年人呕吐时，可叮嘱其取坐位，身体稍前倾，双手扶稳椅背或桌子、床沿等支撑物。护理员在旁边看护。病重体弱者可取仰卧位或侧卧位，头偏向一侧，口角边垫一次性护理垫，操作中尤其注意老年人的头部，防止碰到床头桌。

2. 密切观察呕吐物　呕吐物的性状、量、色、气味等，如有异常需及时通知医护人员或家属。

（二）老年人呕吐后护理

1. 做好口腔护理　意识清楚能配合的老年人用温开水或生理盐水漱口；不能自理的老年人应做好口腔护理，清除残留在口腔内的呕吐物异味，及时更换脏污衣物、被褥，开窗通风，避免加重呕吐，增加舒适感。

2. 呕吐停止后补给　呕吐停止后应予以老年人少量、清淡、易消化的食物，严重呕吐者可暂时禁食，根据医嘱给予静脉补液，以防水电解质紊乱。

三、识别异常情况并及时报告

在协助老年人呕吐时变换体位过程中，老年人原有病情加重或突发其他意外时，应立即停止体位变换，报告上级老年护理人员并积极进行相关处理。发生强烈不明原因呕吐时，应立即报告医生或送往医院就诊。

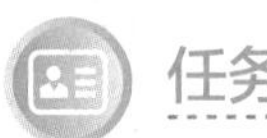

任务实施

一、老年人呕吐时帮助变换体位工作指引

老年人呕吐时帮助变换体位工作流程见图 4－4－1。

二、呕吐时帮助变换体位操作流程及评分标准

呕吐时帮助变换体位操作流程及评分标准见表 4－4－2。

表 4－4－2　呕吐时帮助变换体位操作流程及评分标准（标准分 100 分）

程序	规范项目	分值	说明要点	评分标准
操作前准备 20 分	1. 仪表端庄，着装整洁	2	着装整洁，指甲剪短，双手洁净	一处不符合要求扣 1 分
	2. 目的：正确协助呕吐时帮助变换体位技术，减轻呕吐的负面作用，避免因呕吐引起呛咳、误吸、呼吸困难等并发症	3		一项内容回答不全或回答错误扣 1 分
	3. 评估：护理人员应评估呕吐物的性状、颜色、气味	3		一处不符合要求扣 1 分
	4. 沟通：老年人出现呕吐时，护理人员立即来到床旁，语言亲切，安慰老年人不要紧张。向老年人解释变换体位的重要性，有利于改善症状，预防并发症，取得老年人的配合	3	护理人员应热情、关心老年人	未解释扣 3 分或解释不符合要求扣 1 分

续　表

程序	规范项目	分值	说明要点	评分标准
	5. 环境准备：环境整洁，温度适宜	3		未准备扣3分，一处不符合要求扣1分
	6. 护理人员准备：着装整齐，洗净双手，戴好口罩	3		一处不符合要求扣1分
	7. 物品准备：水杯、毛巾、水盆，必要时备吸管	3		一处不符合要求扣1分
操作流程60分	1. 摆放体位 (1) 既往身体状况良好、能自理的老年人：叮嘱其取坐位，身体稍前倾，双手扶稳椅背或桌子、床沿等支撑物 (2) 呕吐症状轻者：护士协助老年人取半卧位，头偏向一侧，口角边垫一次性护理垫 1) 摇床法：患者仰卧，先摇起床头支架使上半身抬高，与床呈30°～50°，再摇起膝下支架，以防患者下滑。必要时，床尾可置一软枕，垫于患者的足底，增进患者舒适感，防止足底触及床尾栏杆。放平时，先摇平膝下支架，再摇平床头支架 2) 靠背架法：如无摇床，可将患者上半身抬高，在床头垫褥下放一靠背架；患者下肢屈膝，用大单包裹膝枕垫于膝下，大单两端固定于床沿，以防患者下滑；床尾足底垫软枕。放平时，先放平下肢，再放平床头 (3) 体弱、病重者：护理员协助老年人取侧卧位或仰卧位，头偏向一侧，口角边垫一次性护理垫 1) 一人协助患者翻身侧卧：先将老年人双下肢移向靠近护士侧的床沿，再将患者肩、腰、臀部移向护士侧移动，一手托肩，一手托膝部，轻轻将患者推向对侧，使其背向护士 2) 2人协助老年人翻身侧卧：2名护士站在老年人同一侧，一人托住患者颈肩部和腰部，另一人托住臀部和腘窝部，同时将患者抬起移向近侧。两人分别托扶患者的肩、腰部和臀、膝部，轻推，使患者转向对侧	25	根据老年人自理程度及病情，护理人员协助老年人取舒适、安全体位，操作中尤其注意老年人的头部，防止碰到床头桌	不根据老年人自理程度摆放正确体位扣20分，一处不符合要求扣2分
	2. 防止误吸：护理人员应在旁陪伴，手抚老年人背部，以防误吸	3	注意观察老年人面色、口唇等	一处不符合要求扣1分

续 表

程序	规范项目	分值	说明要点	评分标准
	3. 观察：老年人呕吐时应观察其面色、呕吐方式、呕吐物的性状。如发现呕吐物呈红色、黄绿色、咖啡色等，应保留呕吐物，立即通知医护人员查看	3		一处不符合要求扣1分
	4. 漱口 (1) 取老年人的水杯，盛装清水 (2) 拿取水盆至老年人床旁，协助老年人漱口。漱口水吐至水盆中 (3) 用毛巾擦净口角及面部	10	老年人漱口时，防止呛咳、误吸，避免引起并发症	水温不合适扣2分，一处不符合要求扣1分
	5. 护理人员及时清理老年人吐物。如有被服污染，及时更换	5		一处不符合要求扣1分
	6. 开窗通风，整理床单位	5		一处不符合要求扣1分
	7. 洗手	2		未洗手扣2分，一处不符合要求扣1分
	8. 记录：老年人呕吐物的性状、量及颜色。必要时留取标本送检	7		一处不符合要求扣1分
操作后评价15分	1. 按护理技术规范要求分类整理使用后物品	5		一处不符合要求扣1分
	2. 言语通俗易懂，态度和蔼，沟通有效	5		态度言语不符合要求各扣1分，沟通无效扣2分
	3. 全过程动作熟练、规范，符合操作原则	5		一处不符合要求酌情扣1～2分
注意事项5分	1. 发现呕吐物颜色呈红色、黄绿色、咖啡色等，应保留呕吐物，通知医护人员查看 2. 老年人呕吐协助变换体位时应避免动作过大，造成老年人身体伤害 3. 呕吐后及时协助老年人漱口，消除口腔异味 4. 加强沟通，如果老年人有不适，应立即处理	5		一项内容回答不全或回答错误扣1分
总分：100				

操作流程		说明要点
核对床号、姓名		
评估	1. 老年人消化功能 2. 老年人呕吐原因 3. 老年人呕吐物状态	通过观察老年人身体、生活情况评估
实施	1. 沟通:老年人出现呕吐时照护人员立即来到床旁,言语亲切安慰老年人 2. 摆放体位:①既往身体状况良好、能自理老年人叮嘱取坐位,身体稍前倾,双手扶稳椅背或桌子、床等支撑物。护理员在旁看护;②呕吐症状轻者:护理员协助老年人取半卧位,头偏向一侧,口角边垫一次性护理垫;③体弱、病重者:护理员协助老年人取侧卧位或仰卧位,头偏向一侧,口角边垫一次性护理垫 3. 观察并防止误吸:观察呕吐物的颜色、性质、量等,观察患者面色防止因误吸引起窒息 4. 漱口:呕吐停止后护理员协助老年人漱口,用毛巾擦拭口角水痕;不能自己漱口的老年人应对其进行口腔擦拭 5. 清理:撤去一次性护理垫,整理床单位,及时清理呕吐物,如有被服污染及时更换,开窗通风	1. 向老年人解释变换位的重要性,有利于改善症状,预防并发症 2. 照护人员协助老年人取舒适、安全体位,操作尤其注意老年人的头部防止碰到床头桌 3. 如发现呕吐物呈红色、黄绿色、咖啡色应保留呕吐物,立即通知医生 4. 注意病重、不能自理老年人漱口时要挤尽水分再进行擦拭,以免引起呛咳 5. 必要时遵医嘱留取(呕吐物)标本
告知	呕吐时协助翻身的重要意义	
记录	对老年人呕吐情况进行记录,记录内容包括呕吐时间、呕吐物的性质、量及颜色等进食情况	

图 4-4-1 老年人呕吐时帮助变换体位工作流程

表 4-4-3　呕吐时帮助变换体位任务学习检测

姓名：	专业：	班级：　　　学号：
任务分析	老年人呕吐原因	
	老年人呕吐物观察及翻身注意要点	
	识别异常情况并及时报告	
任务实施	操作前：评估与准备	
	操作中：老年人呕吐时帮助变换体位	
	操作后安置、整理与记录	

巩固与复习

单选题

单选题（扫描二维码）

（周春来）

任务五 简易通便帮助

学习目标

1. 知识目标　能正确说出简易通便术的评估和观察要点。
2. 能力目标　能按照简易通便操作规程的要求规范工作。
3. 素质目标　在协助通便过程中注重人文关怀，具有高度责任感，具有良好的沟通能力。

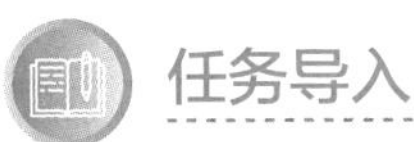

任务导入

任务描述：王奶奶，83 岁，介护老年人。由于老人行动不方便，平时活动少，因牙口不好，长期吃精细食物，以流质为主。习惯性便秘多年，表现为排便困难，排便次数减少（每周少于 3 次），粪便干硬，便后无舒畅感，现已有 4 天未排便，诉腹胀、腹痛。

问题：照护人员应该怎么使用开塞露帮助王奶奶通便并进行预防便秘的宣教？

任务目标

1. 王奶奶在护理人员帮助下使用开塞露后排出大便，解除痛苦。
2. 王奶奶使用开塞露过程中未出现黏膜损伤等现象。
3. 王奶奶学会预防便秘的知识，减少便秘现象。

任务分析

便秘是老年人的常见症状，其便秘程度随增龄而加重。不仅影响老年人的生活质量，还可能诱发疾病。临床上常见便秘导致心脑血管疾病的病情变化，甚至猝死。因此，老年人便秘的防治非常重要。

一、排便的评估内容

1. 排便次数　排便是人体的基本生理需要，排便次数因人而异。一般成人每天排便次数 1～3 次，每天排便超过 3 次或每周少于 3 次，应视为排便异常，如腹泻、便秘。

2. 排便量　每日排便量与膳食的种类、数量、摄入的液体量、大便次数及消化器官的功能有关。正常成人每天排便量约 100～300 g。进食低纤维、高蛋白质等精细食物者粪便量少而细腻。进食大量蔬菜、水果等粗粮者粪便量较多。当消化器官功能紊乱时，也会出现排便量的改变，如肠道梗阻、腹泻等。

3. 粪便的性状

(1) 形状与软硬度：正常人的粪便为成形软便，不粘连。便秘时粪便坚硬，呈栗子样；消化不良或急性肠炎时可为稀便或水样便；肠道部分梗阻或直肠狭窄，粪便常呈扁条形或带状。

(2) 颜色：正常成人的粪便颜色呈黄褐色或棕黄色。因摄入食物或药物种类的不同，粪便颜色会发生变化，如食用大量绿叶蔬菜，粪便可呈暗绿色；摄入动物血或铁制剂，粪便可呈无光样黑色。如果粪便颜色改变与上述情况无关，表示消化系统有病理变化存在。如柏油样便提示上消化道出血；白陶土色便提示胆道梗阻；暗红色血便提示下消化道出血；果酱样稀梗见于肠套叠、阿米巴痢疾；粪便表面粘有鲜红色血液见于痔疮或肛裂。

(3) 内容物：粪便内容物主要为食物残渣、脱落的大量肠上皮细胞、细菌以及机体代谢后的废物，如胆色素衍生物和钙、镁、汞等盐类。粪便中混入少量黏液，肉眼不易看见。当消化道有感染或出血时粪便中可混有血液、脓液或肉眼可见的黏液。肠道寄生虫感染患者的粪便中可检出蛔虫、蛲虫、绦虫节片等。

(4) 气味：正常时粪便气味因膳食种类而异，强度由腐败菌的活动性及动物蛋白质的量而定。肉食者味重，素食者味轻。严重腹泻患者因未消化的蛋白质与腐败菌作用，粪便呈碱性反应，气味极恶臭；下消化道溃疡、恶性肿瘤患者粪便呈腐败臭味；上消化道出血的柏油样粪便呈腥臭味；消化不良、乳儿因糖类未充分消化或吸收脂肪酸产生气体，粪便呈酸性反应，气味为酸败臭。

二、老年人便秘的影响因素

1. 生理因素　随着年龄的增长，老年人的食量和体力活动明显减少，胃肠道分泌消化液减少，肠管的张力和蠕动减弱，腹腔及盆底肌肉乏力，肛门内外括约肌减弱，胃结肠反射减弱，直肠敏感性下降，使食物在肠内停留过久，水分过度吸收引起便秘。

2. 饮食因素　不良饮食习惯：①膳食纤维摄入不足：日常生活中动物性食物多，谷类食物、膳食纤维摄入量减少，使得肠道蠕动缓慢、排便不畅而造成便秘；②饮水不足：老年人口渴感觉迟钝，对体内高渗状态调节能力下降，易出现轻度脱水，增加便秘的危险；③不良的饮食行为：如饮酒、喜食辛辣食物、饮水过少、偏食或挑食等不良的饮食行为与便秘的发生有关。

3. 活动因素　体力活动能促进肠蠕动，有利于保持正常排便习惯。老年人，特别是慢性疾病或长期卧床不能自理的老人，缺乏体育活动，肠内容物长时间停留在肠腔，水分被过度吸收而造成粪质干硬，排便困难。

4. 排便习惯　当老年人因环境改变或其他因素导致排便习惯改变时，致使抑制自己的便意而影响正常排便，是老年人发生便秘的重要原因。

5. 疾病与治疗　排便无力，如结肠梗阻、结肠良性或恶性肿瘤；各种原因的肠粘连均可引起便秘；直肠或肛门病变导致排便疼痛而惧怕排便，如肛裂、痔疮或肛周脓肿；全身性疾病，如甲状腺功能低下、脊髓损伤、尿毒症等可致肠道肌肉松弛；老年人多见的脑卒中、糖尿病等也会影响正常排便。

6. 药物　如应用镇静止痛剂、麻醉剂、抗抑郁药、抗胆碱能药、钙通道阻滞剂、神经阻滞剂等使肠道内松弛而引起便秘。长期滥用泻药会造成对药物的依赖，反而降低肠道感受器的敏感性，导致慢性便秘。

7. 社会文化和心理 老年人因健康原因需要他人协助解决排便问题时，常会因丧失个人隐私而产生自卑，在出现便意时因怕麻烦他人而刻意抑制自己的需要，因此造成便秘。心理因素也会影响排便，如精神抑郁可导致身体活动减少，自主神经系统冲动减慢，肠蠕动减少而引起便秘。

三、老年人便秘的预防和简易通便

1. 心理护理 解释便秘的原因和防治措施，调节患者情绪，使其精神放松，避免因精神紧张刺激而引发便秘，消除患者的思想顾虑。

2. 排便习惯 培养良好的排便行为，养成定时排便的习惯，指导老年人在晨起或早餐前排便，即使无便意，也要坚持蹲厕 3～5 分钟或用餐后 1 小时如厕，指导患者不随意使用缓泻剂或灌肠等方法。

3. 排便环境 提供单独的环境和充裕的排便时间。

4. 排便姿势 患者取坐位或床头抬高 45°可利于排便；对手术前患者应有计划地训练床上使用便盆。指导患者勿忽视任何一次便意，尽量不留宿便。

5. 调整饮食结构 饮食调整是治疗便秘的基础。

(1) 多饮水，每日饮水不少于 1 500 mL。清晨空腹饮一杯温开水，以刺激肠蠕动。

(2) 摄食足量的膳食纤维：指导老人酌情增加粗制面粉、玉米粉、豆制品、芹菜、韭菜等，适当多吃带馅面食，如水饺、馄饨、包子等，有利于保证更全面的营养，又可以预防便秘。

(3) 多食产气食物及维生素 B 丰富的食物，如白薯、香蕉、生蒜、木耳、银耳、黄豆、玉米及瘦肉等，利用其发酵产气，促进肠蠕动。

(4) 增加润滑肠道食物：对体重正常、血脂不高、无糖尿病的患者，可清晨空腹饮一杯蜂蜜水等。

(5) 少饮茶或含咖啡因的饮料，禁食生冷、辛辣及煎炸刺激性食物。

6. 适当运动和锻炼

(1) 参加一般运动：老年人根据自身情况参加运动。若身体条件允许可适当参加体育锻炼，如散步、慢跑、太极拳、体操等。

(2) 避免久坐久卧：避免长期卧床或坐轮椅等，如果不能自行活动，可以借助辅助器械，帮助其站立或进行被动活动；指导卧床患者进行床上活动。

7. 腹部按摩 用右手食、中、无名指深深按在腹部，自右下腹盲肠部开始，沿结肠蠕动方向，即由升结肠、横结肠、降结肠、乙状结肠进行推压，如此反复按摩；或在乙状结肠部，由近心端向远心端做环状按摩，每次 5～10 分钟，每日 2 次，可帮助排便。

8. 简易通便术

(1) 开塞露通便术：开塞露由 50% 的甘油或少量山梨醇制成，装于密闭的塑料胶壳内，成人每次为 20 mL。用时将顶端剪去(图 4-5-1)，患者取左侧卧位，放松肛门外括约肌。护士将开塞露的前端轻轻插入肛门后将药液全部挤入直肠内，嘱患者保留 5～10 分钟后排便，以刺激肠蠕动，软化粪便，达到通便的目的。

(2) 甘油栓通便术：甘油栓是由甘油明胶制成，为无色透明或半透明栓剂，呈圆锥形，具有润滑作用。使用时将甘油栓取出，操作者戴手套或手垫纱布，捏住栓剂较粗的一端，将尖端插

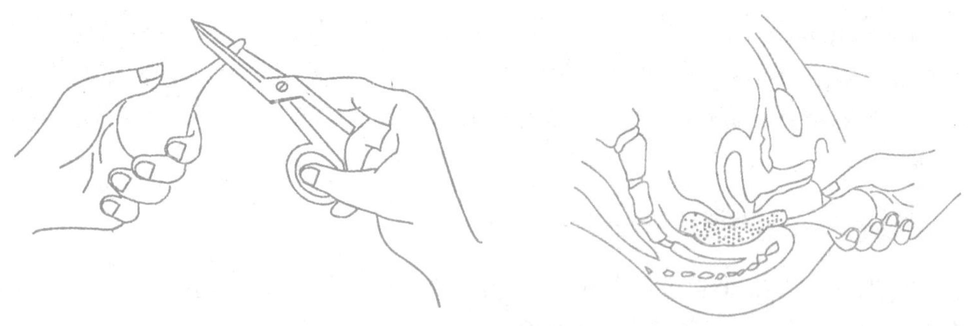

图 4-5-1　开塞露简易通便使用方法

入肛门内 6～7cm，用纱布抵住肛门口轻揉数分钟，利用机械刺激和润滑作用而达到通便目的。

(3) 肥皂栓通便法：将普通肥皂削成底部直径 1cm，长 3～4cm 圆锥形，蘸热水后插入肛门(方法同甘油栓通便法)，由于肥皂的化学性和机械性刺激作用引起自动排便。使用禁忌：肛门黏膜溃疡、肛裂及肛门有剧烈疼痛者，均不宜使用。

(4) 人工取便法：人工取便法是用手指取出嵌顿在直肠内的粪便。由于较长时间的便秘，大量的粪便淤积在直肠内，加之肠腔吸收水分过多，粪便形成粪石，久之嵌顿在肠内，经灌肠或通便后仍无效时，此时如果老年人有急迫便意，表情痛苦不堪，甚至大汗淋漓，应及时采取人工取便，以解除老年人的痛苦。

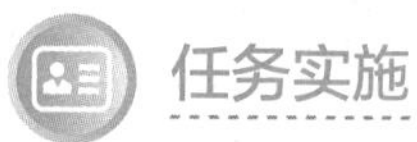

任务实施

一、老年人简易通便护理工作指引

老年人简易通便护理工作流程见图 4-5-2。

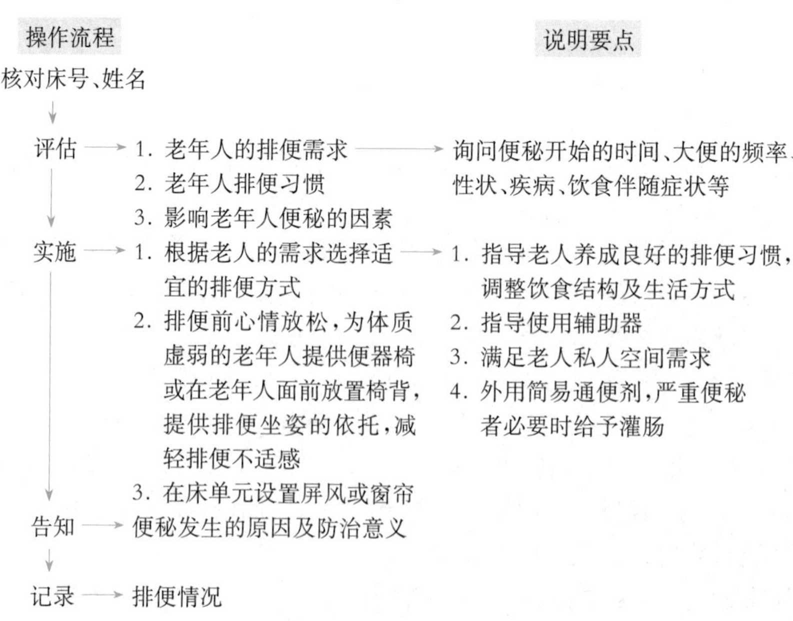

图 4-5-2　老年人简易通便护理工作流程

二、开塞露通便操作流程及评分标准

开塞露通便操作流程及评分标准见表 4－5－1。

表 4－5－1 开塞露通便操作流程及评分标准(标准分 100 分)

程序	规范项目	分值	说明要点	评分标准
操作前准备20分	1. 仪表端庄,着装整洁	2	着装整洁,指甲剪短,双手洁净,态度和蔼可亲	一处不符合要求扣 1 分
	2. 目的:患者便秘缓解或消失,形成良好生活习惯,避免因便秘而引起粪便嵌顿、粪瘤与粪石、大便失禁等并发症	3		一项内容回答不全或回答错误扣 1 分
	3. 评估 (1) 询问身体状况,便秘开始的时间,大便的频率、性状、疾病和用药、饮食 (2) 评估老年人生活自理能力、活动情况 (3) 环境评估:环境清洁,空气清新 (4) 通便剂评估:通便剂种类、软硬度、温度符合老年人的饮食要求 (5) 沟通:向老年人解释目的,询问排便习惯和生活方式,询问有无特殊要求	5	“爷爷您好！我是护士××。您现在感觉怎么样？由于您便秘引起排便困难,我一会使用开塞露帮助您排便好吗？您以前用过这些方法排便吗？您的肢体活动都方便吗？谢谢！请您稍等,我去准备用物。”	未评估扣 5 分,评估不全一项扣 2 分,未解释扣 2 分
	4. 洗手	2		不洗手扣 2 分
	5. 老年人准备:询问老年人是否有便意,环境整洁,温度适宜	3	“请问您现在想大便吗?”	一处不符合要求扣 1 分
	6. 用物准备:开塞露(每支 20 mL)、一次性手套、卫生纸、便盆、橡胶单或一次性尿垫。必要时准备剪刀、屏风或窗帘	5		少一件或一件不符合要求扣 1 分
操作流程60分	1. 携用物至床旁,向老年人解释操作方法、目的	3	“爷爷您好！请把您的名字告诉我,现在准备给您使用开塞露通便,在这个过程中,您如感觉不适,请您及时告诉我。”	不解释扣 3 分
	2. 护理人员准备:着装整齐,洗手,戴好口罩	2		不洗手扣 2 分
	3. 关闭门窗,必要时屏风遮挡	3	“室温已经调节好,我帮您把门窗(或窗帘、屏风)拉上。”	一处不符合要求扣 1 分
	4. 取下开塞露瓶盖(或用剪刀剪开)	5		
	5. 协助老年人取左侧卧位	3	“我帮您翻身,请您向左边睡。”	体位不对扣 2 分,一处不符合要求扣 1 分
	6. 脱裤子至大腿部	3	“我帮您松开裤带,将裤子退到膝关节下方,请您把腿屈起来,您这样睡舒服吗?”	一处不符合要求扣 1 分

续 表

程序	规范项目	分值	说明要点	评分标准
	7. 一手托起老年人的臀部，另一手将橡胶单（或一次性护理垫）垫于老年人腰及臀部下	3	“爷爷，您稍微抬一下屁股，给您垫一张护理垫，以免污染床单。”	未垫护理垫扣2分，一处不符合要求扣1分
	8. 照护人员戴好手套，左手分开老年人臀部，右手持开塞露球部，挤出少量的药液润滑开塞露前端及肛门口。叮嘱老年人深吸气，将开塞露前端缓慢插入肛门深部，将药液全部挤入。一手取卫生纸靠近肛门处，一手快速拔出开塞露外壳，同时脱去手套，作为污物回收	10	“爷爷，请您放松，我把开塞露放进您的肛门内，如有不舒服，请您及时告诉我。”	动作粗鲁扣5分，未润滑开塞露前端扣3分，一处不符合要求扣1～3分
	9. 协助老年人排便后撤去橡胶单（或一次性尿垫）	10	“爷爷，请您尽量忍10分钟后再进行排便。”	一处不符合要求扣1～3分
	10. 记录使用开塞露的量及排便情况（量及次数）	10		不记录扣7分，一处不符合要求扣1～3分
	11. 开窗通风，护理人员洗手	4	“爷爷，我先开窗通一下风，等会我再来关窗。”	不开窗通风扣3分，一处不符合要求扣1分
	12. 向老年人讲解引起便秘的原因及预防措施，鼓励老年人适当活动，多饮水，多食蔬菜、水果、粗粮等含膳食纤维丰富的食物，养成定时排便习惯。整理用物，照护人员撤去毛巾等用物，整理床单元，致谢	4	“爷爷，您平时要注意多喝水，多吃一点水果蔬菜、粗粮，促进排便，养成定时排便的习惯。您还有什么需要吗？谢谢您的配合。”	未指导促进排便的方法扣3分，一处不符合要求扣1分
操作后评价15分	1. 按消毒技术规范要求分类整理使用后物品	5		一处不符合要求扣1分
	2. 言语通俗易懂，态度和蔼，沟通有效	5		态度言语不符合要求各扣1分，沟通无效扣2分
	3. 全过程动作熟练、规范，符合操作原则	5		一处不符合要求酌情扣1～2分
注意事项5分	1. 鼓励老年人放松心情，身体前倾，先深呼吸，后闭住声门，向肛门部位用力等 2. 为体质虚弱的老年人提供便器椅，或在老年人面前放置椅背，提供排便坐姿的依托，减轻排便不适感，并保证安全 3. 检查开塞露前端是否圆润光滑，以免损伤肛门周围组织 4. 对于患有痔疮的老年人，使用开塞露时宜动作缓慢，并充分润滑 5. 加强沟通，如果老年人有不适，应立即处理	5		一项内容回答不全或回答错误扣1分
总分：100				

三、人工取便操作流程及评分标准

人工取便操作流程及评分标准见表 4-5-2。

表 4-5-2　人工取便操作流程及评分标准(标准分 100 分)

程序	规范项目	分值	说明要点	评分标准
操作前准备20分	1. 仪表端庄,着装整洁	2	着装整洁,指甲剪短,双手洁净,态度和蔼可亲	一处不符合要求扣 1 分
	2. 目的:患者便秘缓解或消失,形成良好生活习惯,避免因便秘而引起粪便嵌顿、粪瘤与粪石、大便失禁等并发症	3		一项内容回答不全或回答错误扣 1 分
	3. 评估 (1) 询问身体状况,便秘开始的时间,大便的频率、性状、疾病和用药、饮食 (2) 评估老年人生活自理能力、活动情况 (3) 环境评估:环境清洁,空气清新 (4) 沟通:向老年人解释目的,询问排便习惯和生活方式,询问有无特殊要求	5	“爷爷您好！我是护士××。您有××天没有拉大便了,请问您现在肚子有什么不舒服吗？平时多少天排一次大便？我一会用手帮您将粪便从肠道内取出,缓解您的便秘情况。您的肢体活动方便吗？请您稍等,我去准备用物。谢谢!”	未评估扣 5 分,评估不全一项扣 2 分,未解释扣 2 分
	4. 洗手	2		不洗手扣 2 分
	5. 老年人准备:询问老年人是否有便意,老年人平卧在床上	3	“请问您现在想大便吗?”	一处不符合要求扣 1 分
	6. 一次性手套、橡胶布(或一次性尿布垫)	5		少一件或一件不符合要求扣 1 分
操作流程60分	1. 携用物至床旁,向老年人解释	3	“爷爷您好！我将协助您取出粪便,在操作的过程中,您如感觉不适,请您及时告诉我。”	不解释扣 3 分
	2. 护理人员准备:着装整齐,洗手,戴好口罩	2		不洗手扣 2 分
	3. 向老年人说明操作的目的,告诉老年人在进行取便时会有异物感。照护人员关闭门窗(窗帘、屏风),必要时用屏风遮挡	8	“人工取便可以立即解除便秘,让您舒服一些,您只要按我说的配合一下就好。我帮您把门窗(窗帘、屏风)拉上,调节好室温。”	一处不符合要求扣 1 分
	4. 协助老年人取左侧卧位	3	“我帮您翻身,请您向左边靠着躺下,您这样躺着舒服吗?”	体位不对扣 2 分,一处不符合要求扣 1 分
	5. 脱裤子至大腿部,暴露臀部(注意保暖)	3	“现在给您脱下裤子。”	一处不符合要求扣 1 分

续　表

程序	规范项目	分值	说明要点	评分标准
	6. 一手托起老年人的臀部，另一手将橡胶单(或一次性护理垫)垫于老年人腰及臀部下	3	“爷爷，您稍微抬一下屁股，给您垫一张护理垫，以免弄脏床单。”	未垫护理垫扣2分，一处不符合要求扣1分
	7. 护理人员右手戴手套，左手分开老年人臀部，右手食指涂肥皂液润滑后，嘱咐老年人深呼吸以放松腹肌，待肛门松弛时，示指沿直肠一侧轻轻插入直肠内慢慢由浅入深地将粪便掏出，并放于便盆内	10	“我已经在手指上涂好肥皂液，有润滑的作用，请您放松，我协助您将粪便取出，如有不适请及时告诉我。”	动作粗鲁扣5分，未润滑开塞露前端扣3分，一处不符合要求扣1～3分
	8. 取便完毕后，脱去手套，用卫生纸擦净肛门。必要时给予热水坐浴，以促进血液循环，减轻疼痛	10	“爷爷，干硬的大便给您取出来了，你感觉好一点吗？给您擦干净屁股。”	一处不符合要求扣1～3分
	9. 撤下橡胶单或护理垫，整理老年人的衣服及床单位	10		不记录扣7分，一处不符合要求扣1～3分
	10. 开窗通风，清洗便盆，照护人员洗手，需要时记录排便时间、量、颜色	4	“爷爷，我先开窗通一下风，等会我再来关窗。”	不开窗通风扣3分，一处不符合要求扣1分
	11. 向老年人讲解引起便秘的原因及预防措施，鼓励老年人适当活动，多饮水，多食蔬菜、水果、粗粮等含膳食纤维丰富的食物，养成定时排便习惯。整理用物，照护人员撤去毛巾等用物，整理床单元，致谢	4	“爷爷，您平时要注意多喝水，多吃一点水果蔬菜、粗粮，促进排便，养成定时排便的习惯。您还有什么需要吗？谢谢您的配合。”	未指导促进排便的方法扣3分，一处不符合要求扣1分
操作后评价15分	1. 按消毒技术规范要求分类整理使用后物品	5		一处不符合要求扣1分
	2. 言语通俗易懂，态度和蔼，沟通有效	5		态度言语不符合要求各扣1分，沟通无效扣2分
	3. 全过程动作熟练、规范，符合操作原则	5		一处不符合要求酌情扣1～2分
注意事项5分	1. 向患者说明目的，消除紧张、恐惧心理，以取得合作 2. 老年人排便时注意保暖，注意保护隐私 3. 勿使用器械掏取粪便，以避免误伤肠黏膜而造成损伤 4. 动作轻柔，避免损伤肠黏膜或引起肛门周围水肿 5. 取便时，注意观察患者，如发现其面色	5		一项内容回答不全或回答错误扣1分

 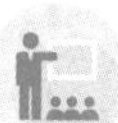

续　表

程序	规范项目	分值	说明要点	评分标准
	苍白、出冷汗、疲倦等反应，必须暂停，休息片刻后再操作			
总分：100				

任务评价

简易通便帮助任务学习检测见表4－5－3。

表4－5－3　简易通便帮助任务学习检测

姓名：	专业：	班级：	学号：
任务分析	老年人便秘的影响因素		
	老年人便秘的预防和简易通便		
任务实施	使用开塞露	操作程序 注意事项	
	人工取便	操作程序 注意事项	

巩固与复习

单选题（扫描二维码）

单选题

（周春来）

任务六　一次性尿袋协助更换

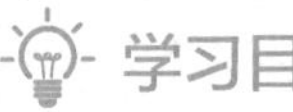

学习目标

1. 知识目标　能正确说出协助更换尿袋技术的评估和观察要点。
2. 能力目标　能按照协助更换一次性尿袋操作规程的要求规范工作。
3. 素质目标　在协助更换尿袋过程中注重人文关怀，具有高度责任感，具有良好的沟通能力。

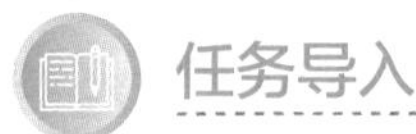

任务导入

任务描述：吴奶奶，79 岁，失能老年人，因股骨骨折长期卧床，遵医嘱予留置导尿管。吴奶奶因长期卧床，为防止尿路感染，护理人员需为奶奶每周更换一次性尿袋。

问题：按照护理计划，护理人员应该怎么协助吴奶奶更换尿袋？

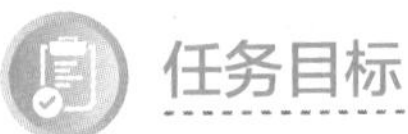

任务目标

1. 取得奶奶的信任，使之愿意更换。
2. 过程中未出现污染、尿液渗漏、患者不适等现象。

任务分析

对不能正常排尿而又无其他治疗方法的老年人需使用留置导尿管。长期留置导尿者，每个月需更换尿管，每周需更换一次性尿袋，防止发生尿路感染。

一、留置导尿术与更换尿袋

留置导尿术是在导尿后，将导尿管保留在尿道及膀胱内，持续引流尿液的方法。导尿管是以天然橡胶、硅橡胶或聚氯乙烯（PVC）制成的导管，经由尿道插入膀胱以便引流尿液，导尿管插入膀胱后，靠近导尿管头端有一个气囊固定导尿管于膀胱内，使其不易脱出，末端引流管连接尿袋收集尿液。尿袋是由塑料袋、引流导管和接头组成，规格一般为 1 000 mL。

二、老年人尿液评估

（一）老年人尿液颜色异常观察

正常尿液为淡黄色、清亮透明。

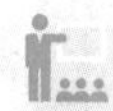

(1) 深黄色常提示老年人水分不足。

(2) 红色常提示有活动性出血,泌尿系感染或其他膀胱疾病。

(3) 咖啡色常提示有出血、泌尿系统疾病。

(4) 乳白色尿液呈米汤样,常提示丝虫病。

(5) 尿液内有絮状物尿液浑浊,出现絮状物,常提示泌尿系统感染。

(二) 老年人尿量异常的观察

尿量可通过读取尿袋上刻度评估老年人的尿量,当 24 小时尿量超过 2 500 mL 或少于 400 mL,即为尿量异常。

(1) 多尿是指 24 小时尿量超过 2 500 mL。常提示会出现糖尿病、尿崩症或肾功能衰竭等情况。

(2) 少尿是指 24 小时内尿量少于 400 mL 或每小时尿量少于 17 mL。常见于发热、液体摄入过少或休克等老年人。

(3) 无尿或尿闭是指 24 小时尿量少于 100 mL 或 12 小时内无尿。常提示会出现严重血液循环不足,严重休克、急性肾衰竭或药物中毒等情况。

(三) 尿液气味

正常尿液可有淡淡的尿素气味,久置后可出现氨臭味。如果新鲜尿液即有氨臭味,常提示慢性膀胱炎及尿潴留;糖尿病酮症酸中毒时,尿液有烂苹果气味;有机磷农药中毒时,尿液有蒜臭味;进食较多葱、蒜后,尿液也会有特殊气味。

二、留置导尿管患者的护理

(1) 保持导尿管通畅,避免受压、扭曲、反折、阻塞导致引流不畅。

(2) 妥善固定尿袋,随时观察尿管有无脱出、漏尿等情况,引流管末端高度要始终低于老年人会阴的高度,避免尿液逆流。

(3) 保持导尿管通畅,避免受压、扭曲、反折、阻塞导致引流不畅。

(4) 留置尿管期间,若病情允许应鼓励患者每日摄入 2 000 mL 以上水分(包括口服和静脉输液等),达到冲洗尿道的目的。

(5) 集尿袋的更换:注意观察并及时排空尿袋中的尿液,并记录尿量。需根据尿液的形状、颜色,及时更换尿袋,通常每周 1～2 次。

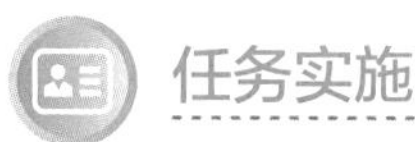

任务实施

一、老年人一次性尿袋协助更换工作指引

老年人一次性尿袋协助更换工作流程见图 4-6-1。

二、协助一次性尿袋更换操作流程及评分标准

协助一次性尿袋更换操作流程及评分标准见表 4-6-1。

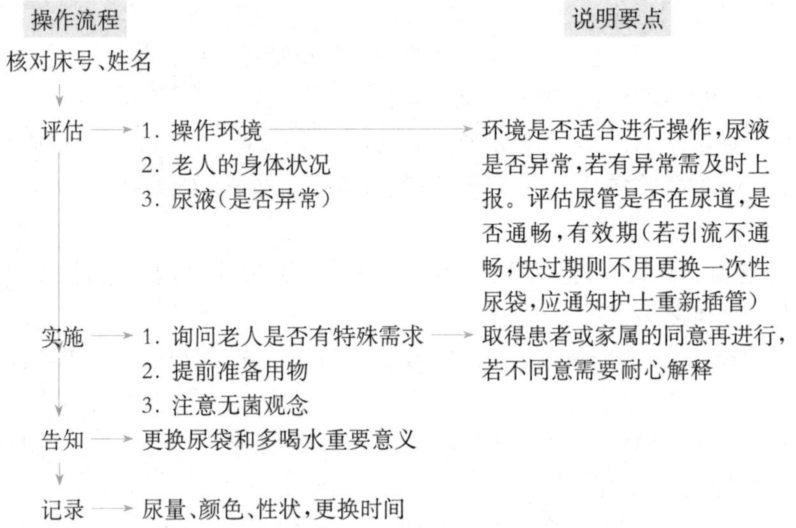

操作流程　　　　说明要点

核对床号、姓名
↓
评估 → 1. 操作环境 → 环境是否适合进行操作，尿液是否异常，若有异常需及时上报。评估尿管是否在尿道，是否通畅，有效期（若引流不通畅，快过期则不用更换一次性尿袋，应通知护士重新插管）
2. 老人的身体状况
3. 尿液（是否异常）
↓
实施 → 1. 询问老人是否有特殊需求 → 取得患者或家属的同意再进行，若不同意需要耐心解释
2. 提前准备用物
3. 注意无菌观念
↓
告知 → 更换尿袋和多喝水重要意义
↓
记录 → 尿量、颜色、性状，更换时间

图 4-6-1　老年人一次性尿袋协助更换工作流程

表 4-6-1　协助一次性尿袋更换操作流程及评分标准（标准分 100 分）

程序	规范项目	分值	说明要点	评分标准
操作前准备 30 分	1. 仪表端庄，着装整洁	2	着装整洁，指甲剪短，双手洁净，态度和蔼可亲	一处不符合要求扣 1 分
	2. 目的：预防尿路感染、尿盐沉积堵塞管腔	3		一项内容回答不全或回答错误扣 1 分
	3. 评估 (1) 护理人员应评估老年人的意识状态及心理需求，留置导尿管是否脱出，管路是否通畅，尿管有效期，水分摄入情况 (2) 评估老年人生活自理能力、活动情况 (3) 沟通：询问老年人床号、姓名，并向老年人解释操作目的，以取得老年人的配合，不能有效沟通的老年人，应核对床头卡 (4) 环境评估：环境清洁，空气清新 (5) 尿液评估：尿液气味、尿量、颜色是否异常	10	“奶奶您好！我是护士××。您现在的尿袋已经 1 周了，现在需要给您更换一个新的尿袋。您有什么需要我帮您的吗？好的，您稍等，我去准备一下用物。”	未评估扣 10 分，评估不全一项扣 2 分，未解释扣 2 分
	4. 洗手，戴口罩	2		不洗手扣 2 分
	5. 用物准备：碘伏、纸巾或卫生纸、护理盘、无菌棉球或棉签、消毒液、一次性集尿袋、一次性手套、尿盆、手消毒液、别针	10		少一项或一项不符合要求扣 2 分
	6. 将物品按使用顺序摆放在护理车上	3		不符合要求扣 3 分

续　表

程序	规范项目	分值	说明要点	评分标准
操作流程50分	1. 携用物至床旁,态度和蔼,向老年人解释操作要点,以取得配合	2	“奶奶您好！我将帮您换一下尿袋,您不用紧张,有什么需要您及时告诉我。”	不解释扣2分
	2. 洗手,检查一次性集尿袋有效期,有无破损。所使用的消毒液和棉签是否在有效期内(保证所有物品在有效期内,口述)	6		不洗手扣3分 没检查扣3分
	3. 戴手套,在导尿管和尿袋连接处下面垫纸巾或卫生纸,打开备好的尿袋置于纸巾或卫生纸上,用止血钳夹闭尿管,分离尿管与集尿袋	12	“奶奶,我在导尿管和尿袋连接处下面垫纸巾,以免弄脏床单。”	一处不符合要求扣3分
	4. 用碘伏消毒导尿管外口及周围(严格无菌操作),打开备好尿袋的引流管接头,将引流管插入导尿管中(手不触及导尿管口及周围)。松开止血钳,观察尿液引流情况。引流通畅后,用别针将尿袋固定在床单上	12	“现在消毒,然后换上新的尿袋,请您先不要动,谢谢!”	一项不符合要求扣4分
	5. 固定集尿袋的引流管,将集尿袋固定在低于耻骨联合的高度,避免逆流。观察尿袋里的尿液的量和性质,打开尿袋底部的阀门将尿液放入尿盆中,撤去原尿袋置于护理车下层医用医疗垃圾袋内	6	“奶奶,尿袋已经换好,并用别针固定在床单上,请您不要自行移动和抬高,避免尿液逆流发生感染,谢谢!”	一处不符合要求扣2分
	6. 协助患者取舒适卧位,整理床单位,交待注意事项	6	“奶奶,现在已经帮您换好尿袋,您平时需要多喝水,还有什么需要帮忙的吗?”	少一项扣2分
	7. 洗手,记录	6		少一项扣3分
操作后评价15分	1. 按消毒技术规范要求分类整理使用后物品	3		
	2. 言语通俗易懂,态度和蔼,沟通有效	3		
	3. 全过程动作熟练、规范,符合操作原则	3		
	4. 不污染患者衣裤及床单位(污染不得分)	3		
	5. 无菌观念强	3		
注意事项5分	1. 无菌集尿袋应低于耻骨联合,防止尿液倒流 2. 定时放出集尿袋中的尿液,每周更换一次连接管和尿袋,特殊情况根据患者病情和医嘱随时更换	5		一项内容回答不全或回答错误扣1分

续　表

程序	规范项目	分值	说明要点	评分标准
	3. 集尿袋固定要妥善，要留出一定的长度，便于患者活动；防止牵拉和滑脱、引流管打折、扭曲、受压 4. 根据留置尿管的目的，定时夹闭或开放引流，随时观察尿液的性质和量			
总分：100				

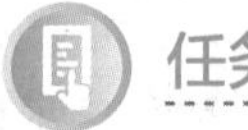

任务评价

一次性尿袋协助更换任务学习检测见表 4-6-2。

表 4-6-2　一次性尿袋协助更换任务学习检测

姓名：　专业：　班级：　学号：		
任务分析	掌握基本知识	
	老年人尿液观察	
	识别异常情况并及时报告	
任务实施	操作前：评估与准备	
	操作中：协助更换集尿袋	
	操作后安置、整理与记录	

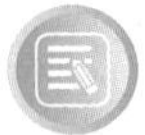

巩固与复习

单选题(扫描二维码)

单选题

(杨西宁)

任务七 造口袋更换

学习目标

1. 知识目标 能正确说出造口袋更换的评估和观察要点。
2. 能力目标 能按照造口袋更换操作规程的要求规范工作。
3. 素质目标 在造口袋更换过程中注重人文关怀，具有高度责任感，具有良好的沟通能力。

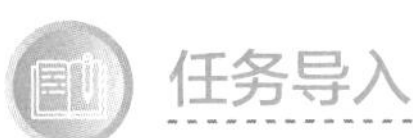

任务导入

任务描述：患者，周爷爷，74 岁，介护老年人，既往有直肠癌病史，2 年前进行直肠癌根治术，术后恢复尚可，外观左下腹有一永久性乙状结肠造口。护理人员需要定时观察周爷爷造口袋的情况，当袋内容物超过 1/3 时及时为其更换造口袋。

问题：按照护理计划，护理人员应该怎么为周爷爷进行造口袋更换？

任务目标

1. 周爷爷造口袋在盛装 1/3 内容物时能得到及时更换。
2. 造口袋更换过程顺利，周爷爷感觉舒适。
3. 周爷爷能保持造口清洁干燥，造口袋固定稳妥，周围皮肤无发红、肿痛等情况。

任务分析

因肠道严重损伤或直肠癌术后实施肠造口术的老年人，术后需一段时间或终生在腹壁上另造一个人工肛门，将粪便由此排出体外。为保持身体清洁无异味，可用造口袋套住人工肛门，便于收集粪便。

一、老年人造口袋更换的评估和观察要点

（一）肠造口和造口袋

1. 肠造口　是通过手术将病变的肠段切除，将一段肠管拉出，翻转缝于腹壁，用于排泄粪便。肠造口是红色的，与口腔黏膜一样，柔软光滑，一般为圆形。

2. 造口袋　主要用于收集粪便。根据造口袋的设计可分为一件式造口袋和二件式造口袋。一件式造口袋通常是一次性，可有剪定的开口，简单易使用。二件式造口袋的袋子与

底盘可分开,不用撕开底盘更换袋子,使用方便,可以更好地保护造口周围皮肤;底盘可按造口形状大小剪切。

(二) 肠造口的观察要点

(1) 观察造口有无回缩、出血及坏死。

(2) 观察造口周围皮肤有无发红、肿痛,甚至溃烂等情况。

(3) 观察老年人的排便情况,如发现排便困难、造口有狭窄等情况,及时报告医护人员。

(4) 观察粪袋内排泄物的颜色、性质和量。

(三) 饮食指导

(1) 宜进食易消化、质软、高热量、高蛋白、富含维生素的少渣食物。

(2) 食用过多膳食纤维食物,可能会引起大便干结和排便困难,甚至出现肠梗阻,故只能适量进食。

(3) 洋葱、大蒜等可产生刺激性气味或胀气,不宜过多食用。

(4) 少吃辛辣刺激食物,多次少量饮水。

二、造口袋更换的照护

(1) 老年人皮肤比较松弛,每日特别观察造口处血供及周围皮肤情况。

(2) 每日观察排出物的颜色、量、性状及气味。

(3) 根据选择更换造口底盘及造口袋。

1) 更换时保护患者隐私,注意保暖。

2) 一手固定造口底盘周围皮肤,一手由上向下移除造口袋,观察排泄物的性状。

3) 温开水清洁造口及周围皮肤,动作轻柔。

4) 测量造口大小。

5) 修剪造口袋底盘,剪裁启动开口与造口黏膜之间保持适当空隙(1～2 mm)。

6) 按照造口位置自下向上黏贴造口袋,必要时可涂搽皮肤保护剂、防漏膏等,用手按压底盘 1～3 min。

7) 夹闭造口袋下端开口。

(4) 饮食指导

1) 宜进食易消化、质软、高热量、高蛋白、富含维生素的少渣食物。

2) 食用过多膳食纤维食物,可能会引起粪便干结和排便困难,甚至出现肠梗阻,故只能适量进食。

3) 洋葱、大蒜等可产生刺激性气味或胀气,不宜过多食用。

4) 少吃辛辣刺激食物,多次少量饮水。

三、识别异常情况并及时报告

1. 造口狭窄　由于造口周围癌痕挛缩,可引起造口狭窄。观察老人是否出现腹痛、腹胀、恶心、呕吐、停止排气、排便等肠梗阻症状,护理人员也可将食指缓慢插入造口进行探查。如严重狭窄,应指导老人前往医疗机构定期进行扩肛。

2. 造口回缩　可能是造口肠段系膜牵拉回缩、造口感染等因素所致。轻度回缩时,可

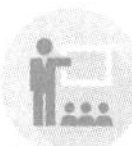

用凸面底盘的造口袋；严重者需手术重建造口。

3．造口脱垂 大多由于肠段保留过长或固定欠牢固、腹壁肌层开口过大、术后腹内压增高等因素引起。轻度脱垂时，无须特殊处理；中度以上脱垂老人需前往医疗机构进行处理。

4．粪水性皮炎 多由于造口位置差难贴造口袋、底盘开口裁剪过大等导致粪便长时间刺激皮肤所致。出现此类情况，护理人员应选择合适的造口护理用品并正确护理造口。

5．造口旁疝 主要因造口位于腹直肌外或腹部肌肉力量薄弱及持续腹内压增高等所致。护理人员应指导患者避免增加腹内压，如避免提举重物、治疗慢性咳嗽和排尿困难、预防便秘，可佩戴特制的疝气带；严重者需前往医疗机构行手术修补。

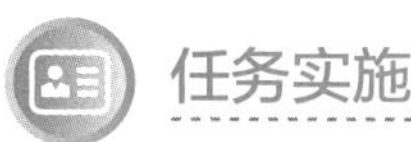

任务实施

一、老年人造口袋更换工作指引

老年人造口袋更换工作流程见图4－7－1。

操作流程		说明要点
核对床号、姓名		
评估	1．老年人的病情	事先了解老年患者情况
	2．老年人的意识、自理能力	
	3．辨别造口类型、功能状况	
	4．评估造口周围皮肤	
实施	护士准备	用物备齐，方便操作
	1．准备用物：治疗巾、清水棉球、干纸巾、造口袋、造口测量尺等	
	2．2人核对患者	
	3．遮挡屏风、调节室温	
	4．治疗巾垫患者臀下	
	5．清水棉球擦拭造口周围皮肤，待干	
	6．测量造口大小	
	7．根据造口大小裁剪造口底盘	
	8．将底盘对准造口由下而上黏贴，轻轻按压	
	9．更换完毕，协助患者取舒适卧位	
	10．整理床单位、取治疗单查对床头卡，询问患者需要	
告知	告知造口袋更换的重要意义	
记录	准确记录操作时间，病情情况	

图4－7－1 老年人造口袋更换工作流程

二、协助老年患者造口袋更换操作流程及评分标准

协助老年患者造口袋更换操作流程及评分标准见表4-7-1。

表4-7-1 协助老年患者造口袋更换操作流程及评分标准(标准分100分)

程序	规范项目	分值	说明要点	评分标准
操作前准备20分	1. 仪表端庄,着装整洁。洗手,戴口罩	2	着装整洁,指甲剪短,双手洁净,态度和蔼可亲	一处不符合要求扣1分
	2. 目的 (1) 减少粪便肠液对造口周围皮肤的刺激 (2) 提高生活质量	3		一项内容回答不全或回答错误扣1.5分
	3. 评估 (1) 评估环境:清洁、安静、舒适、安全、光线适中 (2) 评估老年人:照护人员应评估造口袋情况,内容物超过1/3时应将造口袋取下更换 (3) 沟通:询问老年人床号、姓名,并向老年人解释操作目的,以取得老年人的配合	5	"爷爷您好!我是护士××。您的造口袋内容物已经超过1/3,我将准备为您更换造口袋,有没有什么不舒服呀?"	未评估扣10分,评估不全一项扣3分,未解释扣3分
	4. 洗手、戴口罩	2		不洗手、未戴口罩各扣1分
	5. 老年人准备:询问老年人目前是否方便配合	3		不符合要求扣2分
	6. 用物准备:清洁、干燥粪袋1个,温水(35～37℃),脸盆,毛巾,卫生纸,便盆、造口尺、剪刀	5		少一件或一件不符合要求扣1分
操作流程60分	1. 携用物至床旁,询问老年人进食时间,态度和蔼,向老年人解释操作要点,尊重老年人,以取得配合	2	"爷爷您好!我将为您更换造口袋,请问您是几点钟吃完饭,在更换过程中,您如感觉不适,请您及时告诉我。"	不解释扣3分
	2. 关闭门窗,遮挡屏风,调节室温	3	"室温已经调节好,我帮您把门窗关上。"	不遮挡屏风扣2分,一处不符合要求扣2分
	3. 检查造口袋在有效期内,无破损	5		一处不符合要求扣3分
	4. 协助老年人取舒适体位,暴露造口的部位,将纸巾垫于人工肛门处的身下	10	"爷爷,我来协助您躺好,纸巾垫在您人工肛门处的身下。"	一处不符合要求扣3分

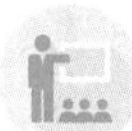

续 表

程序	规范项目	分值	说明要点	评分标准
	5. 打开造口袋与造口连接处的底盘扣环,取下造口袋放于便盆上 (更换一件式造口袋时,可一手固定皮肤,一手自上而下轻柔揭除造口袋;二件式造口袋更换底盘时,应先用造口尺测量造口大小并在底盘标注,然后用造口剪刀进行裁剪)	10	"现在已取下造口袋。"	一处不符合要求扣 3 分
	6. 查看造口及周围的皮肤,如无异常可用柔软的卫生纸擦拭干净,再用温热毛巾清洗净造口及局部皮肤并擦干	15	"爷爷,先用卫生纸擦干净造口及周围的皮肤,我动作会轻些,请您不用紧张,如有不舒服及时告诉我。好了,再用温热毛巾给您清洗干净。"	一处不符合要求扣 3 分
	7. 将清洁的造口袋与腹部造口底盘扣环连接,扣紧扣环后用手向下牵拉造口袋,确认造口袋固定牢固,将造口袋下口封闭	15	"现在开始将清洁的造口袋与腹部造口底盘扣环连接了,请您放松。" "造口袋已为您更换好,请问您还有别的需要吗? 我是今天的值班护士,我姓×,如果您有什么需要,请及时与我联系,谢谢您的配合!"	一处不符合要求扣 3 分
操作后评价15分	1. 按消毒技术规范要求分类整理使用后物品	5		一处不符合要求扣 1 分
	2. 言语通俗易懂,态度和蔼,沟通有效	5		态度言语不符合要求各扣 1 分,沟通无效扣 2 分
	3. 全过程动作熟练、规范,符合操作原则	5		一处不符合要求酌情扣 2～3 分
注意事项5分	1. 使用造口辅助用品前阅读产品说明书或咨询造口治疗师 2. 移除造口袋时注意保护皮肤;黏贴造口袋前保证造口周围皮肤清洁干燥 3. 保证造口底盘与造口之间的空隙在合适的范围 4. 避免做增加腹压的运动,以免形成造口旁疝	5		一项内容回答不全或回答错误扣 1 分
总分:100				

任务评价

造口袋更换任务学习检测见表 4－7－2。

表 4-7-2　造口袋更换任务学习检测

姓名：	专业：	班级： 学号：
任务分析	老年人造口的评估和观察，及时发现并发症	
	老年人心理状况分析	
	识别异常情况并及时报告	
任务实施	操作前：评估与准备	
	操作中：协助更换造口袋	
	操作后安置、整理与记录	

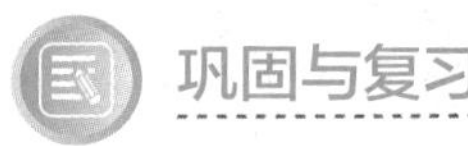

单选题

单选题（扫描二维码）

（杨西宁）

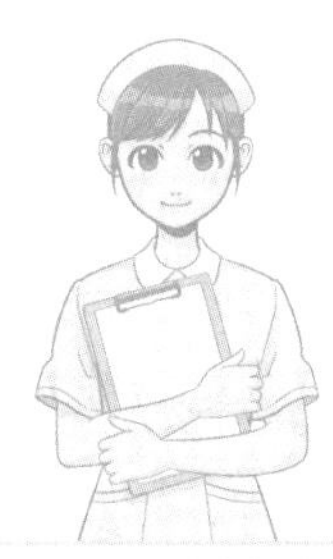

项目五
睡眠照护

任务一　睡眠环境布置

学习目标

1. 知识目标　能熟知老年人的睡眠特点、老年人对睡眠环境的要求。
2. 能力目标　能正确为老年人布置睡眠环境。
3. 素质目标　能耐心倾听老年人关于睡眠要求的诉求并及时给予合适的处理，体现共情和爱老精神。

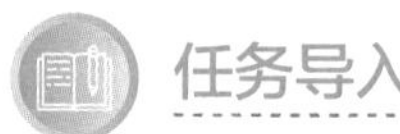

任务导入

任务描述：张奶奶，65 岁，能自理，入院记录显示，老人身体健康，精神状态良好。今日查房，见张奶奶正在卧床休息，但神情疲惫，情绪低落。张奶奶反映对养老院的睡眠环境不适应。照护人员需了解张奶奶的睡眠习惯，并为张奶奶创造良好的睡眠环境。

问题：按照照护计划，照护人员应该怎么为张奶奶布置良好的睡眠环境？

任务目标

1. 张奶奶对睡眠环境布置满意。
2. 张奶奶睡眠较好，神情疲惫、情绪低落的情况逐渐好转。

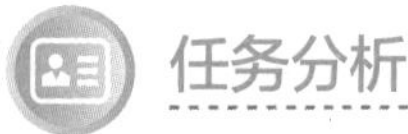

任务分析

老年人是否能够获得良好睡眠受多种因素影响，重点是环境因素的影响和老年人良好睡眠习惯的养成。改善睡眠环境，帮助老年人养成良好睡眠习惯，可提高老年人的睡眠质量，促进老年人身心健康。

一、老年人睡眠特点

正常睡眠是指在最佳睡眠时间，达到足够睡眠量，并且半小时内入睡，基本不醒或醒后能够很快再次入睡。醒后感觉精力充沛，情绪愉悦。最佳睡眠时间一般为 22 点至次晨 6 点，老年人可稍提前，为 21 点至次晨 5 点。成年人对睡眠的要求一般需要 7～9 小时。老年人由于新陈代谢减慢，减少 1～3 小时，达到 6～7 小时。睡眠的好与坏，不应简单地以睡眠时间的长短衡量，而应以睡眠后是否消除了疲劳，精力是否充沛来评判。

随着年龄的增长，老年人的机体结构和功能会不断发生退化，睡眠功能也会退化，老年人睡眠特点表现为以下几点。

1．睡眠时间缩短　60～80岁的健康老年人就寝时间平均为7～8小时，但睡眠时间平均为6～7小时。

2．容易觉醒　老年人睡眠容易受到声、光、温度等外界因素以及自身疾病干扰，尤以夜间明显，使睡眠变得断断续续。

3．浅睡眠多　即大脑未充分休息。老年人浅睡眠期增多，深睡眠期减少，老年人年龄越大，睡眠越浅。

4．早睡早起　老年人容易早醒，睡眠趋向早睡早起。

二、老年人对睡眠条件的要求

（一）环境适宜

1．室内环境温度及湿度　老年人的体温调节能力差，对温度的敏感性变差，老年人睡眠环境的温、湿度要求为：夏季室内温度保持在22～25℃，冬季室温可在18～22℃，相对湿度夏季60%～70%、冬季55%～65%为宜。

2．声、光及色彩　老年人睡眠易受声、光的影响，居住环境要保持安静，光线要暗。照护人员夜间操作及巡视要做到走路轻、操作轻、关门轻、说话轻。睡眠环境中的窗户选用遮光性较好的深色窗帘以遮挡室外光线射入，在老年人睡前关闭大灯，根据老年人需要可适当开启壁灯或地灯。墙壁颜色淡雅，可避免老年人过度兴奋或焦虑。

3．通风换气　在老年人入睡前进行居室的通风换气，清除室内异味及污浊空气，使老年人感觉呼吸顺畅。

4．老年人居室设备　室内设备应简单实用，靠墙摆放，应尽量选择弧形转角的家具，以免夜间碰伤起夜的老年人。

5．卫生间　应靠近卧室，卫生间内设置坐便器并有扶手，地面铺防滑砖。叮嘱老年人上床前排空大小便，避免和减少起夜对睡眠造成的影响。对于行动不便的老年人，在睡前将所需物品，如水杯、痰桶、便器等放置于适宜位置。

（二）床铺、被服舒适

1．床铺　调整床铺高矮40～50 cm，适合老年人上下床为宜。根据老年人身高适度调整。床铺硬度适中。

2．被褥　选用保温性能较好的棉芯被褥，薄厚随季节调整，松软适中。褥垫平整舒适，无渣屑。

3．枕芯　荞麦皮的芯枕较好，软硬适中并且透气。枕芯太软或太硬都不舒适。调整枕头舒适的高度为6～9 cm。高度随老年人习惯适当调整，但不宜太高。

任务实施

一、老年人睡眠环境布置工作指引

老年人睡眠环境布置工作流程见图5－1－1。

操作流程		说明要点
核对床号、姓名		
评估	1. 评估环境 2. 评估老年人	1. 环境清洁、安静、舒适、安全、光线充足、适合操作 2. 评估老年人的意识状态、自理能力及身体状况、睡眠环境情况等
实施	1. 通风 2. 调节温度、湿度 3. 拉好窗帘,关闭电视 4. 协助老年人上床就寝,盖好盖被 5. 调节光线 6. 询问需求,退出房间	1. 睡前将老年人卧室窗户打开,通风10分钟,然后关闭 2. 调节室内空调或暖气开关,调整温湿度 3. 拉好窗帘,避免光线射入,以免影响老年人的睡眠 4. 关闭电视,减少声音刺激,以免影响老年人的睡眠 5. 协助老年人上床:照护人员扶着老年人坐在床上,协助老年人脱掉鞋子及相关衣物,协助老年人在床上躺好 6. 帮老年人盖好被子。根据季节、温度及老年人的需求盖好厚薄适宜的被子 7. 打开夜间地灯,关闭房间大灯 8. 呼叫器放置于老年人枕边,依据老年人需要,床旁放置便器,询问老年人需求,及时满足,问候晚安。退出房间时,轻轻关门
告知	睡眠环境布置的重要意义	
记录	老年人睡眠时间及情况	

图5-1-1 老年人睡眠环境布置工作流程

二、老年人睡眠环境布置操作流程及评分标准

老年人睡眠环境布置操作流程及评分标准见表5-1-1。

表5-1-1 老年人睡眠环境布置操作流程及评分标准(标准分100分)

程序	规范项目	分值	说明要点	评分标准
操作前准备20分	1. 仪表端庄,着装整洁	2	着装整洁,指甲剪短,双手洁净,态度和蔼可亲	一处不符合要求扣1分
	2. 目的:为老年人提供良好的睡眠环境,提高睡眠质量,增强机体免疫力,促进健康	3		一项内容回答不全或回答错误扣1分

续 表

程序	规范项目	分值	说明要点	评分标准
	3. 评估 (1) 对于能够有效沟通的老年人,照护人员应询问老年人床号、姓名,了解老年人以往睡眠习惯及睡眠环境要求,并向老年人讲解即将准备的睡眠环境的情况,以取得老年人的同意及配合。对于不能进行有效沟通的老年人,应核对老年人的房间号、床号、床头卡、姓名 (2) 评估环境:清洁、安静、舒适、安全、光线充足、适合操作 (3) 评估老年人:照护人员应评估老年人的意识状态、自理能力及身体状况、睡眠环境情况等	5	"爷爷您好！我是护士××。请您说一下您的姓名和床号可以吗？现在到了休息时间,您现在困了吗？平时几点睡觉呀？睡眠情况怎么样？我一会帮您布置一下房间的环境来促进睡眠,请您稍等,我去准备用物,谢谢!"	未评估扣5分,评估不全一项扣2分,未解释扣2分
	4. 洗手	2		不洗手扣2分
	5. 老年人准备:洗漱、排便	3	"请问您现在需要协助洗漱和大小便吗?"	一处不符合要求扣1分
	6. 用物准备:手消毒液、记录单、笔,必要时备毛毯、睡眠药物	5		少一件或一件不符合要求扣1分
操作流程60分	1. 携用物至床旁,向老年人解释	5	"爷爷您好！我是护士××,我将为您布置室内环境,如果您觉得哪里布置不当,请告诉我。"	不解释扣3分
	2. 通风	5	"爷爷,现在我们打开窗户通风10分钟,改善空气质量,一会儿我会关上。"	一处不符合要求扣3分
	3. 调节温、湿度	10	"现在我给您调节房间的温湿度,您觉得这样合适吗?"	一处不符合要求扣5分
	4. 拉好窗帘,关闭电视	10	"为了防止声音和光打扰您休息,现在我帮您把电视关掉,把窗帘拉好。"	一处不符合要求扣5分
	5. 协助老年人上床就寝,盖好盖被	10	"爷爷,这样躺舒服吗？被子厚度和枕头高度和软硬度合适吗?"	体位不舒适扣3分,一处不符合要求扣1分
	6. 调节光线	10	"为了防止灯光刺激,我将把大灯关掉,不过会打开房间的地灯,方便您起夜。"	一处不符合要求扣1~3分
	7. 询问需求,退出房间	5	"爷爷,呼叫器给您放在枕边了,便器放在床旁,请问您还有什么需要帮助的吗？晚安。"	一处不符合要求扣1~3分

续 表

程序	规范项目	分值	说明要点	评分标准
	8. 记录	5	记录老年人睡眠时间及情况。根据晚上巡视情况及时记录老年人睡眠时间及情况。晚上巡视期间发现老年人有任何异常情况及时处理	不记录扣5分，记录不全扣2分
操作后评价15分	1. 按消毒技术规范要求分类整理使用后物品	5		一处不符合要求扣1分
	2. 言语通俗易懂，态度和蔼，沟通有效	5		态度言语不符合要求各扣1分，沟通无效扣2分
	3. 全过程动作熟练、规范，符合操作原则	5		一处不符合要求酌情扣1～2分
注意事项5分	1. 了解老年人的作息习惯，按时休息。养成良好睡眠习惯 2. 老年人睡前，卧室适当通风换气，避免空气污浊或异味影响老年人睡眠 3. 床铺高矮适合老年人上下床为宜 4. 枕头不宜太高或太低，软硬度适中 5. 记录内容详细，字迹清楚	5		一项内容回答不全或回答错误扣1分
总分：100				

任务评价

睡眠环境布置任务学习检测见表5-1-2。

表5-1-2 睡眠环境布置任务学习自我检测

姓名：	专业：	班级：	学号：
任务分析	老年人睡眠特点		
	老年人对睡眠条件的要求		
任务实施	操作前：评估与准备		
	操作中：睡眠房间布置		
	操作后：整理、安置与记录		

巩固与复习

单选题

一、单选题（扫描二维码）

二、案例题

王奶奶，66岁，丧偶，生活能完全自理，儿女均在外地工作，自己又不愿意去儿女家居

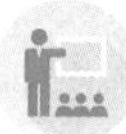

住，一个人在家感觉孤单，于是决定入住养老机构。在王奶奶入睡前，照护人员小罗将为其进行睡眠环境的布置。

（1）照护人员在进行睡眠环境的布置中，以下描述错误的是（　　）。

A. 照护人员应了解王奶奶以往的睡眠习惯及睡眠环境的要求

B. 卧室应适当通风换气，避免空气污浊或异味，以免影响老年人的睡眠

C. 关闭电视，减少声音刺激，以免影响老年人的睡眠

D. 因为天已经变黑，故可以不用拉窗帘，以保持室内空气清新

E. 根据季节、温度和老年人的需求盖好厚薄适宜的被子

（2）照护人员小罗在进行评估与沟通时，以下描述错误的是（　　）。

A. 向王奶奶讲解即将准备的睡眠环境情况

B. 评估环境是否清洁、安静、舒适、安全，光线是否充足

C. 应评估王奶奶的意识状态、自理能力及身体状况

D. 了解王奶奶以往的睡眠习惯及睡眠环境要求

E. 应认真核对王奶奶的房间号、床号和床头卡

（3）王奶奶睡眠时间平均为（　　）。

A. 7～8 小时

B. 6～7 小时

C. 6～8 小时

D. 8～9 小时

E. 7～9 小时

（卢小菊　滕兰轩）

任务二 睡眠障碍照护

学习目标

1. 知识目标 掌握老年人常见睡眠障碍的原因及表现，学会观察老年人睡眠障碍的情况并能正确记录。
2. 能力目标 能对睡眠障碍的老年人进行恰当的睡眠照护。
3. 素质目标 理解老年人睡眠时间减少的现象并提供贴心的照护，体现照护人员应具备的细心、耐心和责任心。

任务导入

任务描述：周爷爷，74岁，介护老年人，既往有肺癌病史，1个月前诉胸部隐隐作痛，在医生的指导下做了相关的治疗。周爷爷近期睡眠质量差，入睡困难，夜间经常做梦，常被惊醒，醒后无法入睡，直到天亮。白天周爷爷出现了头晕、体乏、易躁易怒的症状，晚上不愿意上床就寝。照护人员需要采取相关措施改善周爷爷的睡眠障碍。

问题：按照照护计划，照护人员应该怎么帮助改善周爷爷的睡眠状况？

任务目标

1. 周爷爷理解并愿意接受照护人员对他睡眠的照护，按时上床就寝。
2. 周爷爷的睡眠质量逐渐好转，头晕、体乏、易躁易怒症状好转。

任务分析

老年人睡眠障碍较为常见，睡眠障碍使老年人的精神状况及生活质量下降。照护人员应细心观察老年人的睡眠情况并予以记录，协助找出影响老年人睡眠障碍的原因，努力及时协助解决，提高老年人的睡眠质量。对严重睡眠障碍的老年人应通知医护人员，给予相应的医疗干预，提升睡眠质量。

一、老年人睡眠障碍的原因及表现

（一）老年人睡眠障碍的原因

睡眠障碍是指睡眠量不正常以及睡眠中出现异常行为的表现，也是睡眠和觉醒正常节律性交替紊乱的表现。它可由多种因素引起，包括睡眠失调和异常睡眠。睡眠障碍会导致

大脑功能紊乱，对身体造成多种危害，严重影响身心健康，容易出现头晕、头痛、心慌、烦躁等现象，还可能导致反应迟缓、记忆力减退、免疫力下降、易衰老，诱发多种疾病，如心血管疾病、糖尿病、肿瘤等。老年人睡眠障碍的常见原因有以下几种。

(1) 老年人生活环境的改变，如老年人的卧室、卧具发生变化，造成老年人睡眠障碍。

(2) 老年人爱操心，如操心子女生活等，容易导致紧张焦虑、难以入睡、睡眠中多梦、睡眠质量差，特别是遇重大压力使精神负荷增大，老年人更难以安睡。

(3) 老年人因患病致被动体位，不能自理的老年人未按时翻身，使老年人长时间处于一种卧姿易造成肌肉疲劳，难以入眠。

(4) 有些老年人长期饮用咖啡、浓茶等饮品，会使老年人暂时性兴奋，扰乱正常睡眠，久了就会导致睡眠障碍。

(5) 老年人因长期服用安眠药，养成习惯性、依赖性，发展成抗药性，使治疗睡眠障碍的药物失效，使老年人陷入长期睡眠障碍的境地。

(6) 老年人患病时，留置输液导管、各种引流管造成牵拉不适。

(7) 疼痛是最不愉快的感受，尤其影响睡眠。老年人出现诊断明确的疾病性疼痛时，应遵医嘱给予止痛药。

(8) 居室环境以及床具舒适度，床单是否干燥平整无渣屑，也可影响老年人睡眠。

(9) 入住养老机构的老年人，2 人或多人同居室互相干扰，也是造成老年人睡眠障碍的原因。

(10) 老年人随年龄增长，脑缺血、缺氧、葡萄糖供给不足、酶代谢异常等因素均易引起脑细胞代谢紊乱，也会引起睡眠障碍。

(11) 患精神疾病的老年人常伴有睡眠障碍症状。

(二) 老年人睡眠障碍的常见表现

老年人睡眠障碍属于睡眠失调(睡眠形态紊乱)中的一种，其表现形式主要有以下几种。

1. 入睡困难　上床后持续 30 分钟以上不能入睡，或想睡却很清醒，而且持续数天或更久。

2. 睡眠中断　即睡眠中途觉醒。睡眠过程中一夜醒多次，没有熟睡的感觉。

3. 多梦　夜间经常做梦，一般不留记忆或对梦境有断断续续不完整的记忆。

4. 早醒　天没亮就醒或入睡后没多久就醒，醒来以后再也无法入睡。

5. 彻夜不眠　夜间卧床睡眠，但外界声响都能听到，虽躺在床上却意识清醒，感觉整夜迷迷糊糊。

老年人睡眠障碍的表现形式并不单一，可一种或几种形式同时存在。

二、老年人睡眠障碍的观察

一般睡眠情况：入睡时间、觉醒时间与次数、总睡眠时间、睡眠质量等。

异常睡眠情况：入睡困难、不能维持睡眠、昼夜颠倒现象、睡眠呼吸暂停、夜间阵发性呼吸困难、嗜睡等。

异常睡眠记录内容：包括床号、姓名、一般睡眠情况、老年人主诉、异常睡眠的表现、有无采取助眠措施等。

三、识别异常情况并及时报告

主动倾听老年人的主诉，设法解除和控制老年人身体不适，但出现如头晕、头痛、呼吸困难、胸闷、剧烈疼痛等无法解决的情况时，应及时报告医生或护士，并做好记录。记录内容包括时间、老年人睡眠障碍的表现、处理措施、处理结果等。

四、睡眠障碍的照护

睡眠障碍会对老年人造成生活困扰，使生活质量下降，除疾病原因需积极医治原发病外，还应做好老年人睡眠方面的指导，使老年人养成良好的睡眠习惯，改善睡眠状况。

（一）指导老年人养成良好睡眠习惯

（1）睡眠规律，每天按时起床、就寝(包括节假日)。午睡30～60分钟，不宜多睡。入睡前避免阅读有刺激性的书报、杂志。避免看情节刺激、激烈的电视节目，不要在床上读书、看报、看电视。睡前安排老年人做一些放松活动，如按摩、推拿、静坐等。

（2）按时进食，晚餐少吃，不宜过饱。晚餐后或睡前不食用和饮用对中枢神经系统有兴奋作用的食物、饮料，减少饮水量。

（二）安排舒适的睡眠环境

保持老年人卧室清洁、安静，远离噪声，避开光线刺激等。

（三）促进老年人身体的舒适，诱导睡眠

（1）睡前洗漱，排空大小便，穿着宽松睡衣。

（2）协助老年人创造有利于睡眠的条件反射机制，如睡前半小时洗热水澡、泡脚、听节奏缓慢的音乐、喝杯牛奶等。只要长期坚持，就会建立起“入睡条件反射”。

（3）为老年人选择合适的寝具，如床要软硬合适，枕头应高低合适、软硬适中，枕头的高度多以自己的一个拳头的竖高为宜。成人的枕高通常为6～9 cm，枕头的高度可随老年人习惯适当调整，但不宜太高。侧卧时枕高应与肩宽相同，防止头颈上下偏移，影响睡眠。

（4）根据老年人情况采取适宜的睡眠姿势，如患心力衰竭的老年人睡眠要取半卧位，减少回心血量，从而减轻肺淤血和心脏的负担，改善呼吸困难症状；肺部及胸腔疾病应采取患侧卧位睡眠，可以减少因呼吸运动造成的胸痛，也可使健侧肺的呼吸运动不受影响。

（四）心理慰藉

老年人在睡觉前有未完成的事情或不愉快的事情，照护人员应耐心倾听并尽量协助老年人解决，如果暂时无法解决，可以帮助老年人记录下来，减少就寝后的惦念。

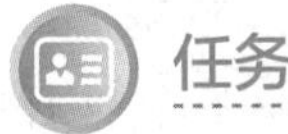

任务实施

一、老年人睡眠障碍照护工作指引

老年人睡眠障碍照护工作流程见图5-2-1。

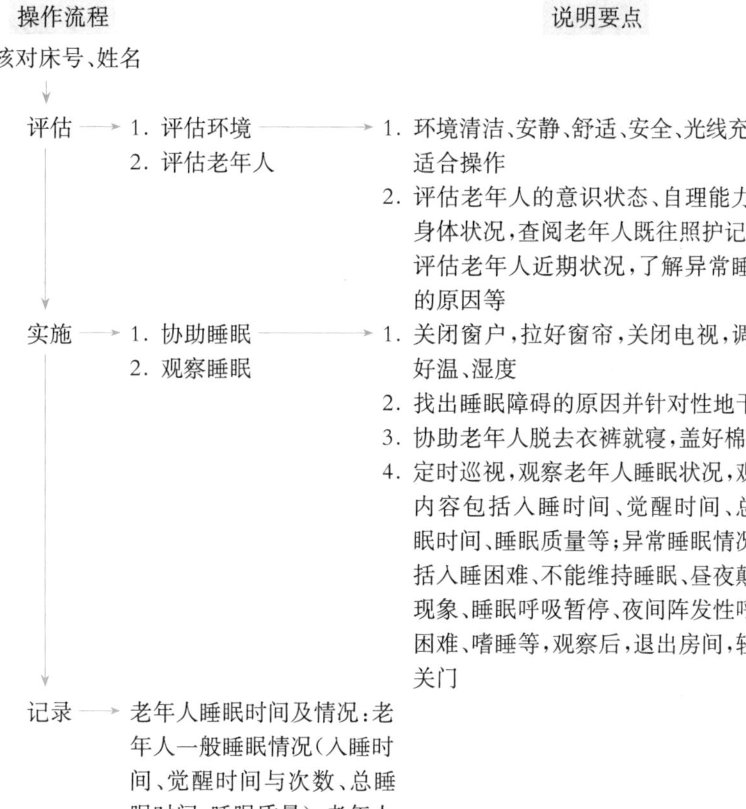

图 5-2-1　老年人睡眠障碍照护工作流程

二、睡眠障碍照护操作流程及评分标准

睡眠障碍照护操作流程及评分标准见表 5-2-1。

表 5-2-1　睡眠障碍照护操作流程及评分标准（标准分 100 分）

程序	规范项目	分值	说明要点	评分标准
操作前准备20分	1. 仪表端庄，着装整洁	2	着装整洁，指甲剪短，双手洁净，态度和蔼可亲	一处不符合要求扣 1 分
	2. 目的：寻找睡眠障碍的原因，解决睡眠障碍的困难，提高老年人的睡眠质量、预防疾病、提升生活质量	3		一项内容回答不全或回答错误扣 1 分
	3. 评估 (1) 对于能够有效沟通的老年人，照护人员应询问老年人床号、姓名，了解老年人以往睡眠习惯及睡眠环境要求，并向老年人讲解即将准备的睡眠环境的情况，	5	“爷爷您好！我是护士××。请您说一下您的姓名和床号可以吗？现在到了休息时间啦，您平时的睡眠习惯是怎么样的呢？睡眠时对环境有	未评估扣 5 分，评估不全一项扣 2 分，未解释扣 2 分

续 表

程序	规范项目	分值	说明要点	评分标准
	以取得老年人的同意及配合；对于不能进行有效沟通的老年人，应核对老年人的房间号、床号、床头卡、姓名 (2) 评估环境：清洁、安静、舒适、安全、光线充足、适合操作 (3) 评估老年人：照护人员应评估老年人的意识状态、自理能力及身体状况、睡眠环境情况等		什么要求吗？好，接下来我会给您做有关睡眠的护理，提高睡眠质量，我去准备用物，谢谢！”	
	4. 洗手	2		不洗手扣2分
	5. 老年人准备：洗漱、排便	3	“请问您现在需要协助洗漱和大小便吗？”	一处不符合要求扣1分
	6. 用物准备：手消毒液、记录单、笔，必要时备毛毯、睡眠药物	5		少一件或一件不符合要求扣1分
操作流程60分	1. 携用物至床旁，向老年人解释	10	“爷爷您好！我现在协助您进入睡眠，如果您觉得哪里不当或与您平时习惯不符，请告诉我。”	不解释扣5分
	2. 协助睡眠 (1) 关闭窗户，拉好窗帘，关闭电视，调节好温、湿度 (2) 找出睡眠障碍的原因并针对性地干预 (3) 协助老年人脱去衣裤就寝，盖好棉被	20	“爷爷，您觉得这个温度和湿度合适吗？您能告诉我最近是因为什么引起睡眠不好吗？这个睡姿舒服吗？枕头和棉被合适吗？”	一处不符合要求扣2分
	3. 观察睡眠 (1) 定时巡视，观察老年人睡眠状况 (2) 观察结束后轻步退出房间，轻手关门	20	观察内容：一般睡眠情况包括入睡时间、觉醒时间、总睡眠时间、睡眠质量等；异常睡眠情况包括入睡困难、不能维持睡眠、昼夜颠倒现象、睡眠呼吸暂停、夜间阵发性呼吸困难、嗜睡等	一处不符合要求扣2分
	4. 记录	10	记录老年人睡眠时间及情况：根据晚上巡视情况做好记录。记录内容包括老年人一般睡眠情况（入睡时间、觉醒时间与次数、总睡眠时间、睡眠质量）、老年人主诉、异常睡眠的表现、有无采取助眠措施等	不记录扣10分，记录不全扣2分

续 表

程序	规范项目	分值	说明要点	评分标准
操作后评价15分	1. 按消毒技术规范要求分类整理使用后物品	5		一处不符合要求扣1分
	2. 言语通俗易懂，态度和蔼，沟通有效	5		态度言语不符合要求各扣1分，沟通无效扣2分
	3. 全过程动作熟练、规范，符合操作原则	5		一处不符合要求酌情扣1～2分
注意事项5分	1. 对于不能进行有效沟通的老年人，应核对老年人的房间号、床号、床头卡、姓名 2. 夜间温度下降，老年人觉醒时，为老年人增盖毛毯 3. 夜间查房注意走路轻、关门轻及查房次数，避免惊醒老年人 4. 对于身体状况不佳的老年人，加强观察、巡视 5. 记录内容详细，字迹清楚	5		一项内容回答不全或回答错误扣1分
总分：100				

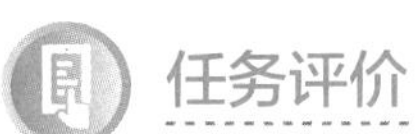

任务评价

睡眠障碍照护任务学习检测见表5-2-2。

表5-2-2 睡眠障碍照护任务学习检测

姓名： 专业： 班级： 学号：		
任务分析	老年人睡眠障碍的原因及表现	
	老年人睡眠障碍的观察	
	识别异常情况并报告	
	睡眠障碍的照护	
任务实施	操作前：评估与准备	
	操作中：睡眠帮助	协助睡眠 观察睡眠
	操作后：整理、安置与记录	

巩固与复习

单选题

一、单选题(扫描二维码)

二、案例题

王爷爷，74岁，既往有肺癌病史，1个月前诉胸部隐隐作痛，医生检查后进行了相关治疗。最近其睡眠质量差，夜间经常做梦，常被惊醒，入睡后一夜醒多次，没有熟睡的感觉。照护人员小王需要采取相应的措施改善王爷爷的睡眠问题。

(1) 照护人员从以下方面来对王爷爷实施照护，其中错误的是(　　)。

A. 保持王爷爷卧室的清洁、安静、远离噪声

B. 睡前可以协助王爷爷做推拿、按摩等使身体放松的活动

C. 协助王爷爷做好睡前洗漱、排空大小便等

D. 可以让爷爷躺在床上看一会电视

E. 枕头的高度可随老年人习惯适当调整，但不宜太高

(2) 照护人员应从以下哪些方面进行异常睡眠情况的观察？(　　)。

A. 入睡时间、觉醒时间与次数、总睡眠时间等

B. 入睡困难、觉醒时间与次数、昼夜颠倒现象等

C. 入睡困难、不能维持睡眠、昼夜颠倒现象等

D. 入睡时间、总睡眠时间、睡眠质量等

E. 总睡眠时间、昼夜颠倒现象、觉醒时间与次数

(3) 请判断王爷爷的睡眠障碍属于(　　)。

A. 入睡困难

B. 睡眠中断

C. 多梦

D. 彻夜不眠

E. 早醒

(卢小菊　滕兰轩)

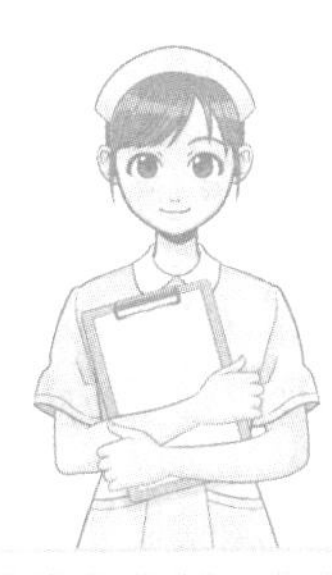

项目六
清 洁 照 护

任务一 床上用品更换

学习目标

1. 知识目标　能正确说出床上用品更换的目的及注意事项。
2. 能力目标　能按照操作规范，遵循节力原则正确实施床上用品更换。
3. 素质目标　培养严谨求实的工作态度，保护患者安全，具有良好的沟通能力。

任务导入

任务描述：李爷爷，88 岁，失能老年人，6 年前诊断为高血压病，既往血压在 140～180/90～110 mmHg 波动。既往因脑出血导致偏瘫，一侧肢体不能自主运动，长期卧床。今日查房发现李爷爷床单潮湿有皮屑，为了给老人创造干净整洁的环境，让老人感觉舒适，照护人员需要为李爷爷更换床上用品。

问题：按照照护计划，照护人员应该怎么为李爷爷更换床单、被套、枕套？

任务目标

1. 照护人员为李爷爷及时换上了干净的床单、被套、枕套，愿意配合操作，过程顺利。
2. 李爷爷的床单元干净整洁，房间无异味。
3. 在为李爷爷更换床上用品过程中未出现不适，没有发生坠床等安全事故。

任务分析

居室环境整洁，可以降低老年人患病的概率。床单位是老年人生活休息的必备生活单位，为老年人整理更换床单位，创造清洁、舒适的居室环境是老年照护人员的职责之一。

一、清扫整理床单位的重要性

一个整洁舒适的床单位可以让老年人更好地休息生活，同时保证居室环境的干净整洁，对于长期卧床的老年人而言更可以避免并发症的发生。

二、清扫整理床单位的要求

老年人每日晨起、午睡后，照护人员要进行床单位的清扫整理。床铺表面要求做到平整、干燥、无渣屑。扫床时，床刷要套上刷套（一次性使用床刷套）进行清扫。一床一套，不可

混用。对于卧床的老年人，照护人员还应注意在三餐后、睡前进行床单位的清扫整理，避免食物的残渣掉落床上，造成老年人卧位不适甚至引发压疮。

三、更换被服的重要性

定期为老年人更换被服，可以使床单位保持平整、干净、无褶皱，使老年人睡卧舒适，居室整洁美观，便于对卧床老年人的病情观察，协助老年人变换卧位，同时预防压疮等并发症。

四、更换被服的要求

一般情况下，每周应为老年人更换被服（包括被罩、床单、枕套）；当被服被尿、便、呕吐物、汗液等污染、打湿时应立即更换；老年人的被褥应经常拿到室外晾晒。

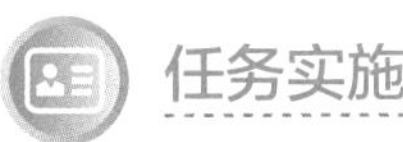

任务实施

一、老年人整理床单位工作指引

老年人整理床单位工作流程见图 6－1－1。

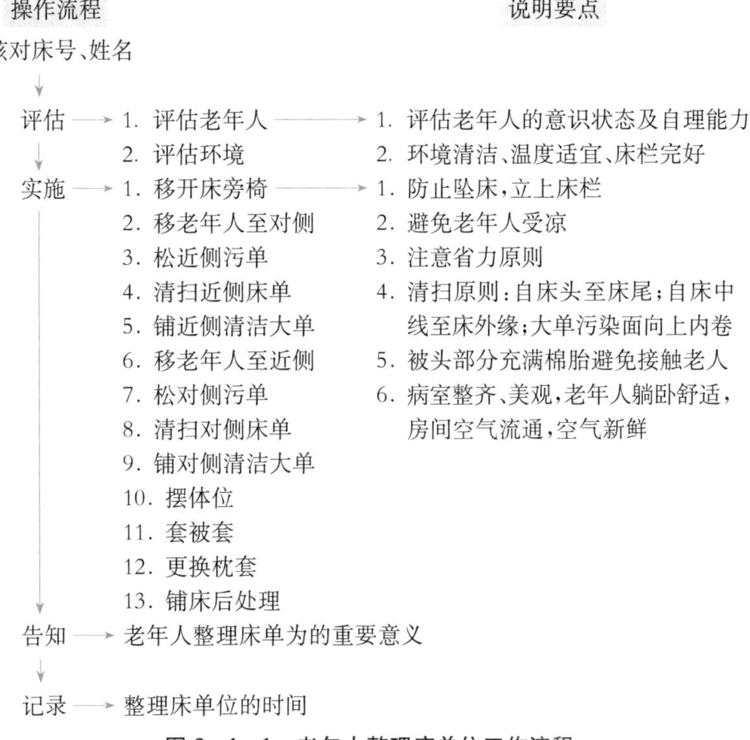

图 6－1－1 老年人整理床单位工作流程

二、为老年人整理床单位操作流程及评分标准（标准分 100 分）

为老年人整理床单位操作流程及评分标准见表 6－1－1。

表 6-1-1 为老年人整理床单位操作流程及评分标准(标准分 100 分)

程序	规范项目	分值	说明要点	评分标准
操作前准备30分	1. 仪表端庄,着装整洁	5	着装整洁,指甲剪短,双手洁净,戴好口罩,态度和蔼可亲	未戴口罩扣 2 分,一处不符合要求扣 1 分
	2. 目的:为老年人整理床单,使其舒适并保持房间的整洁,便于观察老年人,预防压疮	5		一项内容回答不全或回答错误扣 2 分
	3. 评估:评估老年人的意识状态及自理能力	10	“爷爷您好! 我是护士××。现在为您整理床单元,请您配合!”	未评估扣 5 分,评估不全一项扣 2 分,未解释扣 2 分
	4. 准备 (1) 环境准备:室内安静 (2) 物品准备:护理车 1 辆、床单、床刷 1 把、一次性床刷套	10		少一件或一件不符合要求扣 2 分
操作流程50分	1. 折叠棉被	10	将棉被折叠成方块状,枕头放于棉被上,一同置于床旁椅上	一处不符合要求扣 2 分
	2. 整理床单	10	按先床头后床尾的顺序,先将床头部位床单反折于床褥下压紧,再将床尾部床单抻平反折于床褥下	一处不符合要求扣 2 分
	3. 准备床刷	10	将床刷套套在床刷外面	一处不符合要求扣 2 分
	4. 清扫床单	20	从床头纵向扫床至床尾,每一刷要重叠上一刷的 1/3,避免遗漏,扫床套在使用时每床一个,不可重复使用	一处不符合要求扣 2 分
操作后20分	1. 整理用物	10	撤下床刷套,将枕头放于床头,棉被放于床尾	
	2. 洗手	5		
	3. 记录	5		
总分:100				

三、老年人床上用品更换操作流程及评分标准(标准分 100 分)

老年人床上用品更换操作流程及评分标准见表 6-1-2。

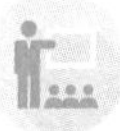

表 6-1-2 老年人床上用品更换操作流程及评分标准(标准分 100 分)

程序	规范项目	分值	说明要点	评分标准
操作前准备20分	1. 仪表端庄,着装整洁	2	着装整洁,指甲剪短,双手洁净,态度和蔼可亲	一处不符合要求扣 1 分
	2. 目的:为老年人更换床单、枕套,使其舒适并保持房间的整洁,便于观察老年人,预防压疮	3		一项内容回答不全或回答错误扣 1 分
	3. 评估 (1) 了解老年人病情,评估意识状态,肢体活动情况及自理能力 (2) 环境评估:环境清洁,温度适宜,床栏完好 (3) 沟通:向老年人解释操作的目的,取得老年人的配合	3	“爷爷您好!我是护士××。刚刚查房发现您的床单脏了,我一会帮您更换床单被套,需要您的配合,现在我去把床上用品拿来请您稍等,谢谢!”	未评估扣 3 分,评估不全一项扣 1 分,未解释扣 2 分
	4. 准备 (1) 老年人准备:询问老年人更换床单前是否需要大小便,根据需要协助排便,并予平卧床上,盖好被子 (2) 环境准备:关好门窗,调节室温,调节室温至 24～26℃	4	“请问您要大小便吗?”	一处不符合要求扣 1 分
	5. 洗手	2		不洗手扣 2 分
	6. 用物准备:护理车 1 辆、床刷 1 把、一次性床刷套、清洁床单、被罩、枕套,必要时备清洁衣裤	6		少一件或一件不符合要求扣 1 分
操作流程60分	1. 携用物至床旁,向老年人解释	5	“爷爷您好!我将为您更换床上用品,在更换过程中,您如感觉不适,请您及时告诉我。”	不解释扣 5 分
	2. 更换床单 (1) 物品按使用顺序放在床尾椅上(上层床单,中层被罩,下层枕套) (2) 立起对侧床挡,照护人员站在床右侧,一手托起老年人头部,一手将枕头平移到床左侧,协助老年人翻身侧卧于床左侧(背向照护人员)盖好盖被。从床头至床尾松开近侧床单,将床单向上卷起至老年人身下 (3) 床刷套套在床刷外面,从床中线开始清扫床褥,从床头扫至床尾,每扫一刷要重叠上一刷的 1/3,避免遗漏	10	协助老年人翻身侧卧时,注意老年人安全,防止发生坠床。必要时使用床挡。一床一刷套,不可重复使用	一处不符扣 2 分
	3. 铺清洁床单 (1) 将清洁床单的中线对齐床中线,展开近侧床单平整铺于床褥上,对侧床单向	20	床单拉平,对齐中线,床单向上卷起塞于老年人身下,注意盖好被子,立起近侧床挡	大单不拉平、塞紧各扣 2 分,中线偏离扣 2 分,一处不

续 表

程序	规范项目	分值	说明要点	评分标准
	上卷起塞于老年人身下，分别将近侧床单的床头、床尾部分反折于床褥下绷紧床单，将近侧下垂部分的床单平整塞于床褥下 (2) 将枕头移至近侧，协助老年人翻转身体，侧卧于清洁床单上（面向护理人员），盖好被子，立起近侧床挡 (3) 照护人员转至床对侧，放下床挡，从床头至床尾松开床单，将原床单从床头、床尾向中间卷起放在污衣袋内，清扫褥垫上的渣屑（方法同上），撤下床刷套 (4) 拉平老年人身下的清洁床单，平整铺于床褥上（方法同上）。协助老年人平卧于床中线上，盖好被子			符合要求扣 2 分，不立床档扣 5 分，未将污物放入污物袋扣 5 分，一处不符扣 2 分。
	4. 更换被套 (1) 照护人员站在床左侧，将棉被展开，打开被尾开口，一手揪住被罩边缘，一手伸入被罩中分别将两侧棉胎向中间对折；一手抓住被罩被头部分，一手抓住棉胎被头部分，将棉胎呈 S 形从被罩中撤出，折叠置于床尾。被罩仍覆盖在老年人身上 (2) 取清洁被罩平铺于原被罩上，被罩中线对准床中线。床罩的被头置于老年人颈肩部。打开清洁被罩被尾开口端，将棉胎装入清洁被罩内，并将棉胎向两侧展开。将原被罩从床头向床尾方向翻卷撤出，放于污衣袋内 (3) 棉被两侧分别向内折叠，被尾塞于床垫下	15	更换被罩时，避免遮住老年人口鼻。棉胎装入被罩内，被头部分应充满，不可有虚沿。操作动作轻稳，不要过多暴露老年人身体并注意保暖	体位不舒适扣 2 分，一处不符合要求扣 2 分
	5. 更换枕套 (1) 护理人员一手托起老年人头部，另一手撤出枕头 (2) 在床尾部，取清洁枕套反转内面朝外，双手伸进枕套内撑开揪住两内角 (3) 抓住枕芯两角，反转枕套套好 (4) 将枕头从老年人胸前放至左侧头部旁边，护理人员右手托起老年人头部，左手将枕头拉至老年人头下适宜位置	10	套好的枕头四角充实，枕套开口背门，必要时，为老年人更换衣裤，注意避免污染清洁床单、被套、枕套等，如原被服已明显被污染，应予整体更换	一处不符合要求扣 2 分
操作后评价 15 分	1. 按消毒技术规范要求分类整理使用后物品，洗手	5		一处不符合要求扣 1 分，不洗手扣 2 分
	2. 言语通俗易懂，态度和蔼，沟通有效	5		态度言语不符合要求各扣 1 分，沟通无效扣 2 分
	3. 全过程动作熟练、规范，符合操作原则	5		一处不符合要求酌情扣 1～2 分

续 表

程序	规范项目	分值	说明要点	评分标准
注意事项 5分	1. 保证患者安全 2. 体位舒适 3. 注意节力 4. 注意观察病情变化 5. 动作轻稳,注意保暖	5		一项内容回答不全或回答错误扣1分
总分:100				

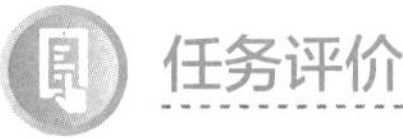

任务评价

床上用品更换任务学习检测见表6-1-3。

表6-1-3 床上用品更换任务学习检测

姓名: 专业: 班级: 学号:		
任务分析	清扫整理床单位的重要性	
	清扫整理床单位的要求	
	更换被服的重要性	
	更换被服的要求	
任务实施	操作前:评估与准备	
	操作中:整理床单位	
	操作后更换被服与记录	

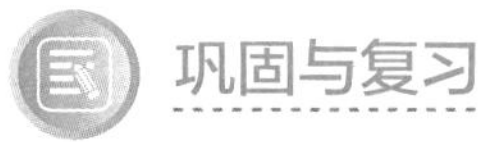

巩固与复习

单选题

一、单选题(扫描二维码)

二、案例题

李爷爷,78岁,脑梗死后遗症,遗留右侧肢体瘫痪,长期卧床。今日为李爷爷做晨间护理,发现床单潮湿,立即更换床单。

(1) 卧床老年人最易出现的皮肤问题是(　　)。

A. 瘙痒

B. 感染

C. 水肿

D. 皮疹

E. 压疮

(2) 卧床老年人更换床单时错误的做法是(　　)。

A. 移开床旁桌距床20 cm,床旁椅置于床尾正中距床15 cm

B. 移枕的同时协助老人翻身，背向护理员侧卧

C. 铺清洁大单中线对齐，1/2 卷入老人身下，先铺近侧床头再铺床尾

D. 将撤下的各单放在地上

E. 一床一刷套

(3) 长期卧床的老年人，为防止压疮，于身体空隙处垫软枕原因是(　　)。

A. 减少压力，减少压强

B. 架空受压部位

C. 减少受力面积，减少压强

D. 减少对皮肤的摩擦刺激

E. 扩大受力面积，减少压强

(杨甜甜)

任务二 口腔清洁

学习目标

1. 知识目标 能正确说出协助口腔清洁技术的评估和观察要点。
2. 能力目标 能按照口腔清洁操作规程的要求规范工作。
3. 素质目标 在口腔清洁过程中注重人文关怀，具有高度责任感，具有良好的沟通能力。

任务导入

任务描述：刘奶奶，80 岁，失能老年人，脑中风瘫痪导致长期卧床，吞咽困难，言语不清，可在床上自行翻身活动，不能正常沟通，无法正常进食，只能吃流质饮食。今日查房，老人告知照护人员自己嘴巴很苦，舌头疼，不能吃饭，于是照护人员上报给护士，护士查看时发现老人口腔里有多处白色斑点和溃疡，并且有异味，照护人员需要采取措施解决老人口腔问题。

问题：按照照护计划，照护人员应该怎么协助刘奶奶进行口腔清洁？

任务目标

1. 刘奶奶愿意并配合清洁口腔，过程顺利，口腔无异味。
2. 刘奶奶在清洁口腔过程中未出现呛咳、误吸等不适。
3. 刘奶奶口腔疼痛缓解，恢复流质饮食。

任务分析

口腔由两唇、两颊、硬腭、软腭等构成，口腔内有牙齿、舌、唾液腺等器官。口腔内的环境非常利于细菌生长繁殖，正常人每天通过饮水、进食、刷牙、漱口和说话等活动可以减少和抑制细菌的生长。因此，为老年人进行口腔清洁不仅能够减少口腔感染的机会，还能清除口腔异味、促进食欲、预防疾病。

一、老年人口腔健康的标准

世界卫生组织认为老年人口腔里应保证有 20 颗以上牙齿，才能够维持口腔健康功能的需要。世界卫生组织制定的牙齿健康标准是：牙齿清洁、没有龋齿、没有疼痛感、牙龈的颜色呈正常的粉红色、没有出血的现象。

二、口腔清洁的重要性

正常人口腔内存在一定数量的细菌，当身体状况良好时，饮水、漱口、刷牙等活动会对细菌起到一定的清除作用。老年人尤其是在患病时，机体抵抗力下降，饮水少，进食少，消化液分泌减少，对口腔内细菌清除能力下降；进食后食物残渣滞留，口腔内适宜的温度、湿度使细菌易于在口腔内大量繁殖，易引起口腔炎症、口臭及其他并发症。

三、保持口腔健康的方法

（1）每天坚持早晚刷牙，饭后漱口。

（2）选择软毛牙刷，每3个月更换牙刷，使用正确刷牙方法。

（3）按摩牙龈，漱口后将干净的右手食指置于牙龈黏膜上，由牙根向牙冠做上下方向和沿牙龈水平面做前后方向的揉按，依次按摩上下、左右的内外侧牙龈数分钟。

（4）轻微闭口，上下牙齿相互轻轻叩击数十次，所有的牙都要接触，用力不可过大，防止咬舌。叩齿能够促进下颌关节、面部肌肉、牙龈和牙周的血液循环，坚固牙齿，加强咀嚼力，促进消化功能。

（5）定期到医院进行口腔检查，牙痛要请医生帮助查明原因，对症治疗。

（6）有义齿的老年人在进食后、晚上睡觉前将义齿清洁干净。睡前可将义齿摘下，放入清水中浸泡，定期用专用清洁剂进行清洗。

（7）改掉不良嗜好，如吸烟、用牙齿拽东西、咬硬物等。合理营养，少吃含糖食品，多吃新鲜蔬菜，增加牛奶和豆制品的摄入量。全身健康也可促进牙齿健康。

四、老年人口腔清洁的方法

自理老年人及上肢功能良好的半自理老年人可以通过漱口、刷牙的方法清洁口腔。不能自理的老年人需要照护人员协助做好口腔清洁，可采用棉棒擦拭法。对于体弱、卧床、牙齿脱落，但意识清楚的老年人，也可通过漱口达到清洁口腔的目的。

五、老年人口腔清洁的观察要点

（1）口唇的色泽、湿润度、有无干裂、出血及疱疹等。

（2）口腔黏膜的颜色、完整性，是否有溃疡、疱疹，是否有不正常的渗出液，如血液、脓液等。

（3）牙齿的数量是否齐全，有无义齿、龋齿、牙结石、牙垢等。

（4）牙龈的颜色，是否有溃疡、肿胀、萎缩或出血等。

（5）舌的颜色、湿润度，有无溃疡、肿胀及舌面积垢等。腭部、悬雍垂、扁桃体等的颜色，是否肿胀，有无不正常的分泌物等。

（6）口腔气味有无异常，如氨臭味、烂苹果味等。

（7）刷牙的方法、次数，口腔清洁的程度。

（8）口腔清洁的能力，需要完全协助还是部分协助。

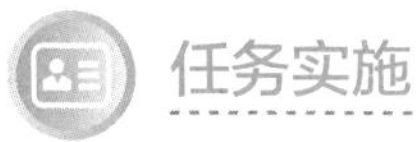

一、老年人口腔清洁护理工作指引

老年人口腔清洁护理工作流程见图 6-2-1。

操作流程		说明要点
核对床号、姓名		
评估 →	1. 老年人的吞咽功能 →	通过洼田饮水实验评估是否有吞咽功能障碍
	2. 老年人自理能力及配合程度	
	3. 老年人的口腔情况 →	检查是否有活动性义齿
实施 →	1. 根据老人的自理能力及吞咽功能,选择合适的清洁口腔的方式 →	1. 自理老年人及上肢功能良好的自理老年人可以通过漱口、刷牙方法清洁口腔
	2. 清洁口腔前做好准备,协助有需要的老人进行清洁口腔	2. 不能自理的老年人需要照护人员协助做好口腔清洁,可采用棉棒擦拭法
告知 →	保持口腔清洁的重要意义	
记录 →	口腔情况	

图 6-2-1 老年人口腔清洁护理工作流程

二、协助口腔清洁操作流程及评分标准

协助口腔清洁操作流程及评分标准见表 6-2-1。

表 6-2-1 协助口腔清洁操作流程及评分标准(标准分 100 分)

程序	规范项目	分值	说明要点	评分标准
操作前准备20分	1. 仪表端庄,着装整洁	2	着装整洁,指甲剪短,双手洁净,态度和蔼可亲	一处不符合要求扣 1 分
	2. 目的:保持口腔清洁,避免口腔炎症、口臭及其他并发症	3		一项内容回答不全或回答错误扣 1 分
	3. 核对床号、名字	2	"奶奶您好!我是护士××。请问您是哪一床,叫什么名字?"	未核对扣 3 分
	4. 评估 (1) 询问身体状况 ,评估吞咽功能 (2) 评估老年人口腔黏膜及牙齿情况 (3) 环境评估:环境清洁,空气清新 (4) 沟通:向老年人说明口腔清洁的重要性及方法,询问有无特殊要求	5	"奶奶您好!我是护士××。现在是洗漱时间,请问您吃过饭了吗?平时喝水有呛咳吗?我给您喝点水看看您的吞咽情况可以吗?我一会帮您清洗口腔,您漱口时能把水吐出来吗?请您稍等,我去准备物品。谢谢!"	未评估扣 4 分,评估不全一项扣 2 分,未解释扣 2 分

续　表

程序	规范项目	分值	说明要点	评分标准
	5. 洗手	2		不洗手扣 2 分
	6. 老年人准备:询问老年人清洗口腔前是否需要大小便,根据需要协助排便	2	"请问您现在需要大小便吗?"	一处不符合要求扣 1 分
	7. 用物准备:根据老年人的情况准备牙刷 1 把、牙膏 1 支或大棉棒 1 包、漱口杯 1 个、吸管 1 根、弯盘或小碗 1 个、毛巾 1 条、治疗巾 1 张、脸盆 1 个,必要时备润唇膏 1 支,根据需要准备轮椅或床上支架、靠垫、枕头等	4		少一件或一件不符合要求扣 1 分
操作流程 60 分	1. 携用物至床旁,向老年人解释	4	"奶奶您好!我将协助您清洁口腔,在清洗过程中,您如感觉不适,请及时告诉我。"	不解释扣 4 分
	2. 根据老年人自理程度及病情采取协助老年人取舒适体位(如轮椅坐位、床上坐位、半卧位、侧卧位,抬高头胸部等),面向照护人员	5	"奶奶,我扶您慢慢坐起来或躺下,您这样舒服吗?"	体位不舒适扣 5 分
	3. 将毛巾铺在老年人颌下及胸前部位,弯盘置于口角旁;协助刷牙时放置脸盆于餐桌上	5	"帮您把毛巾垫好,以免弄湿衣服,弯盘放在您嘴角处或脸盆放在餐桌上。"	一处不符合要求扣 1 分
	4. 根据老年人自理程度及病情选择口腔清洁的方法 (1) 协助漱口:告知老年人配合方法,水杯内盛 2/3 满漱口液,递到老年人口角旁,直接含饮或用吸管吸漱口水至口腔后闭紧双唇,用一定力量鼓动颊部,使漱口液在牙缝内外来回流动冲刷。吐漱口水至口角边的弯盘或小碗中,反复多次直至口腔清洁 (2) 协助刷牙:在牙刷上挤好牙膏,水杯中盛 2/3 满漱口水。递给老年人水杯及牙刷,嘱老年人身体前倾,先漱口,刷牙齿的内、外面时,上牙应从上向下刷,下牙应从下向上刷;咬合面应从里向外旋转着刷。刷牙时间不少于 3 分钟 (3) 棉棒擦拭清洁口腔:协助老年人漱口,将漱口水吐到弯盘内,用毛巾擦净口角水痕。将棉棒用漱口液浸湿,一根棉棒擦拭口腔一个部位。擦拭顺序:湿润口唇;嘱老年人牙齿咬合,擦拭牙齿外面(由内而外纵向擦拭至门齿);嘱老年人张口,依次擦拭牙齿内面、咬合面、两侧颊部、上腭、舌面、舌下。嘱老年人张口,检查是否擦拭干净(适用于完全不能自理的老年人)	20	"您这样方便吗?"	一处不符合要求扣 1 分

续 表

程序	规范项目	分值	说明要点	评分标准
	5. 协助老年人漱口，并用毛巾擦净老年人口角水痕	5	“我帮您漱口，请您吸一口水漱口，请您将漱口水吐到弯盘或脸盆内，不要吞下去；给您擦一下口角的水。”	一处不符合要求扣1分
	6. 检查口腔黏膜及牙齿情况	5	“请您张开嘴巴，我给您看看是否清洗干净。”	未检查扣5分
	7. 必要时涂唇膏	5	“奶奶，您的嘴唇有点干，给您涂点唇膏好吗？”	一处不符合要求扣1分
	8. 询问老年人的感受	5	“您感觉舒服了吗？”	未询问感受扣2分
	9. 整理用物，照护人员撤去毛巾等用物，整理床单元，致谢	6	“您是想坐一会还是躺着呢？您还有什么需要吗？谢谢您的配合！”	体位不舒适扣3分，一处不符合要求扣1分
操作后评价15分	1. 按消毒技术规范要求分类整理使用后物品	5		一处不符合要求扣1分
	2. 言语通俗易懂，态度和蔼，沟通有效	5		态度言语不符合要求各扣1分，沟通无效扣2分
	3. 全过程动作熟练、规范，符合操作原则	5		一处不符合要求酌情扣1～2分
注意事项5分	1. 尽量鼓励老年人自己清洁口腔，选用合适的牙刷，避免损伤牙龈 2. 牙齿有松动的老年人，刷牙时动作要轻；有活动义齿的老年人，先取下义齿清洗干净后放冷开水浸泡 3. 每次含漱口水的量不可过多，避免发生呛咳或误吸 4. 吞咽困难的老年人，棉签不宜过湿，以免引起误吸 5. 老年人清洗口腔过程中如发生呛咳等现象，立即停止操作，必要时急救处理并通知医护人员及家属 6. 加强沟通，如果老年人有不适，应立即处理	5		一项内容回答不全或回答错误扣1分
总分：100				

任务评价

口腔清洁任务学习检测见表6-2-2。

表 6-2-2　口腔清洁任务学习检测

姓名：	专业：	班级：	学号：
任务分析	老年人口腔健康标准		
	口腔清洁的重要性		
	保持口腔健康的方法		
	老年人口腔清洁的方法		
	老年人口腔清洁的观察要点		
任务实施	协助老年人漱口		
	协助老年人刷牙		
	棉棒擦拭清洁口腔		

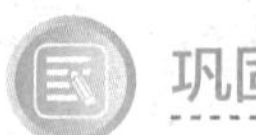

巩固与复习

单选题

一、单选题(扫描二维码)

二、案例题

刘大爷,男,80 岁,生活不能自理。照护人员协助其口腔清洁。

(1) 为老人进行口腔清洁的目的不包括(　　)。

A. 减少口腔感染

B. 清除口腔异味

C. 促进食欲

D. 预防疾病

E. 清除口腔内一切细菌

(2) 协助刘大爷口腔清洁时,错误的方法是(　　)。

A. 取侧卧位或平卧位,头偏向一侧

B. 棉棒用漱口液浸湿

C. 一根棉棒擦拭口腔一个部位

D. 先擦拭牙齿内面,再擦拭外面

E. 牙齿外面由内而外纵向擦拭至门齿

(3) 老人取下的义齿应浸泡在(　　)。

A. 清水

B. 热开水

C. 75%乙醇

D. 0.2%苯扎溴铵

E. 以上均可

(范葵钰)

任务三 头发清洁与梳理

学习目标

1. 知识目标　能正确说出头发清洁与梳理的评估和观察要点。
2. 能力目标　能按照清洁与梳理操作规程的要求规范工作。
3. 素质目标　在清洁与梳理过程中注重人文关怀，具有高度责任感和良好的沟通能力。

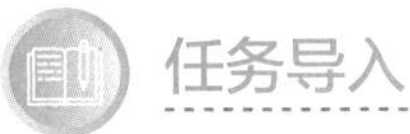

任务导入

任务描述：王奶奶，72 岁，介护老年人，既往高血压、脑梗死后遗症导致右侧肢体偏瘫而卧床多年，自己能够在床上翻身，精神不佳。今日查房，老人口述头皮发痒、头发油。照护人员需要改善老年人的头发清洁情况，去除头发污垢和异味，促进头部血液循环，预防感染，于是采取措施为老人床上洗头。

问题：按照照护计划，照护人员应该怎么协助王奶奶进行头发清洁？

任务目标

1. 王奶奶精神好转，愿意并配合床上洗头。
2. 王奶奶床上洗头过程顺利，头发清洁、无异味。
3. 王奶奶床上洗头过程中未出现不适和疲劳。

任务分析

保持头发整洁美观是人们日常卫生的一项重要内容。定期清洗头发和经常梳理头发，可以有效地清除头皮屑及污垢，保持良好个人形象，使心情愉悦；同时经常梳理按摩头皮还可以促进头部血液循环，增加上皮细胞营养，促进头发生长，预防感染。

一、正确的梳头方法

根据头发的长短、卷曲、受损程度透择适宜的梳发方法和梳发工具。动作轻柔，顺着头发生长方向分别从头顶和两侧开始，自额头发际至后发根处，力度要适中，梳发时可边梳边做按摩，以促进头皮的血液循环。

二、正确的按摩头皮方法

头部有很多穴位，经常按摩头皮可以疏经活络、松弛神经、消除疲劳、延年益寿。按摩时分开五指，用指腹对头皮进行按揉，顺序从前额到头顶，再到枕部，反复按揉，直至头皮发热。

三、头发清洁的重要性

（一）晨间梳洗

晨间梳洗可以去除头皮屑，使头发整齐、清洁，减少感染机会。同时边梳理头发边按摩头皮，刺激头部血液循环，促进头发的生长和代谢，还可以醒脑提神，减缓大脑衰退，增强记忆力。良好的发型及形象可以维护老年人的自尊，增强其自信。

（二）坐位及床上洗发

定期为老年人洗发，可以保证老年人头发的整洁美观，减少感染，消除头部痒感，提高舒适度；提高老年人的自尊和自信，促进身心健康；预防和灭除虱虮，还可以建立良好的照护关系。

四、头发清洁的要求

（一）晨间梳洗

老年人可以在每天早晨起床和晚上睡觉前各梳发一次，每次 5～10 分钟。其顺序是从额头往脑后梳 2～3 分钟，从左往右梳 1～2 分钟，从右往左梳 1～2 分钟，最后低下头从枕部发根处往前梳 1～2 分钟，以头皮有热胀感为止。

（二）坐位及床上洗发

油性发质的老年人春秋季可以 2～3 天洗发一次，夏季 1～2 天洗发一次，冬季可以每周洗发一次，干性发质的老年人在夏季可以 4～5 天洗发一次，秋冬季可以 7～10 天洗发一次，注意将水温控制在 40～45℃。

五、头发清洁的观察要点

为老年人洗发时应注意观察老年人头发的分布、浓密程度、长度、脆性及韧性、干湿度、卫生情况、光泽度、颜色、有无虱子等，周围皮肤是否干燥、有无鳞片、伤口或皮疹、皮肤擦伤和表皮脱落等。

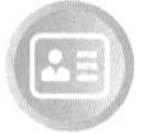

任务实施

一、老年人头发清洁与梳理工作指引

老年人头发清洁与梳理工作流程见图 6－3－1。

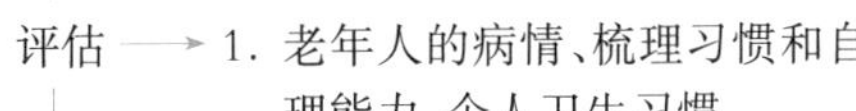

操作流程　　　　　　　　　　　　　　　　说明要点

核对床号、姓名并解释

↓

评估 → 1. 老年人的病情、梳理习惯和自理能力、个人卫生习惯
2. 老年人的心理反应、合作程度
3. 老年人的头发状况 → 头发的分布、长度、光泽度、清洁情况；头皮是否有抓痕、皮疹情况，有无头屑等

↓

实施 → 1. 梳洗前准备 → 1. 协助老年人取舒适体位
2. 根据老年人情况准备用物
3. 环境准备：调节室温为22～26℃
2. 根据老人的病情、体力、年龄及头发情况，选合适的梳理方法 → 1. 每天早晨起床和晚上睡前梳头
2. 坐位洗头：病情稳定，能配合
3. 卧位洗头：长期卧床、体力不足

↓

告知 → 保持头发整洁美观，减少感染

↓

记录 → 执行时间和患者的反应

图6-3-1　老年人头发清洁与梳理工作流程

二、头发梳理操作流程及评分标准

头发梳理操作流程及评分标准见表6-3-1。

表6-3-1　头发梳理操作流程及评分标准(标准分100分)

程序	规范项目	分值	说明要点	评分标准
操作前准备20分	1. 仪表端庄，着装整洁	2	着装整洁，指甲剪短，双手洁净，态度和蔼可亲	一处不符合要求扣1分
	2. 目的：去除头皮屑，使头发整齐、清洁，减少感染机会；按摩头皮促进头部血液循环，促进头发的生长和代谢；维护老年人良好的发型及形象可以维护老年人的自尊和自信	3		一项内容回答不全或回答错误扣1分
	3. 评估 (1) 询问身体状况，病情 (2) 评估老年人生活自理能力、个人卫生习惯 (3) 环境评估：环境清洁，空气清新 (4) 头发状况评估：头发分布、长度、颜色、头发有无光泽及清洁情况，头皮有无抓痕、皮疹情况，有无皮屑等 (5) 沟通：向老年人说明保持头发清洁的重要性。询问有无特殊要求	7	“奶奶您好！我是护士××。您的肢体活动都方便吗？平时对头发的梳理有什么要求吗？我一会帮您梳洗，您在床上还是坐凳子呢？请您稍等，我去准备物品。谢谢！”	未评估扣10分，评估不全一项扣2分，未解释扣2分
	4. 洗手	2		不洗手扣2分

续 表

程序	规范项目	分值	说明要点	评分标准
	5. 老年人准备:询问老年人洗漱前是否需要大小便,根据需要协助排便	3	“请问您现在需要大小便吗?”	一处不符合要求扣1分
	6. 用物准备:脸盆1个(内盛水1/2满,温度40~45℃)、毛巾1条、香皂1块、润肤霜1盒、梳子1把,根据需要准备轮椅或床上支架(或过床桌)、靠垫等	3		少一件或一件不符合要求扣1分
操作流程60分	1. 携用物至床旁,核对,向老年人解释操作目的及注意事项,取得老年人配合	4	“奶奶您好!请您告诉我您的名字,我将协助您梳洗,在梳洗过程中,您如感觉不适,请您及时告诉我。”	不解释扣3分
	2. 调节室温,必要时备屏风	4	关闭门窗,冬季调节室温22~26℃	环境不适合扣2分
	3. 协助老年人取坐位或仰卧位	4	“奶奶,您这样坐着舒服吗?”	不取舒适体位扣2分
	4. 协助老年人将毛巾或治疗巾披于老年人颈肩上或枕头上	5	“奶奶,现在给您垫好毛巾。”	未垫毛巾或治疗巾扣2分
	5. 用物摆放:将脸盆置于床旁椅上,告知老年人配合方法	5		不告知注意事项扣3分
	6. 协助洗脸:协助老年人用香皂洗脸,再用清水洗净面部,用毛巾擦干	5	“奶奶,现在先给您洗脸。您看这水温合适吗?”	未清洗干净扣2分,未擦干扣2分
	7. 协助洗手:协助老年人浸湿双手,涂擦香皂,再用清水洗净,擦干,撤去用物。面部及双手涂擦润肤霜	5	“奶奶,现在给您洗手。给您擦润肤露。”	未清洗干净扣2分,未擦干扣2分
	8. 协助梳头 (1) 协助患者头转向一侧,先将头发从中间梳向两边 (2) 左手握住一股头发,由发根梳到发梢 (3) 长发或遇有打结时不易梳理时,可用30%乙醇浸湿并沿着发梢梳到发根 (4) 同法梳另一边 (5) 梳发完毕后卷起毛巾或治疗巾撤下	10	1. 动作轻柔,不可强拽 2. 头发较长者可分段梳理,先靠近发梢的一段,梳通后,再由发根部分梳理至发梢 3. 卧床老年人可先梳理一侧头发,再梳理另一侧头发	一处不符合要求扣1分
	9. 询向老年人的感受,整理床单位,协助老年人采取舒适卧位,致谢	5	“奶奶,您现在感觉舒服吗?有什么不舒服吗?”	体位不舒适扣3分,一处不符合要求扣1分
	10. 清洗脸盆,处理毛巾上的头屑及脱落头发并清洗	5		一处不符合要求扣2分
	11. 洗手	4		未洗手扣4分
	12. 记录	4		不记录扣4分

续 表

程序	规范项目	分值	说明要点	评分标准
操作后评价15分	1. 按消毒技术规范要求分类整理使用后物品	5		一处不符合要求扣1分
	2. 言语通俗易懂，态度和蔼，沟通有效	5		态度言语不符合要求各扣1分沟通无效扣2分
	3. 全过程动作熟练、规范，符合操作原则	5		一处不符合要求酌情扣1～2分
注意事项5分	1. 梳发时避免强行梳拉头发 2. 加强沟通，询问老年人的感受及观察其反应，如果老年人有不适，应立即处理 3. 如发现患者有头虱应立即进行灭虱处理，以防传播	5		一项内容回答不全或回答错误扣1分
总分：100				

三、洗头操作流程及评分标准

洗头操作流程及评分标准见表6-3-2。

表6-3-2 洗头操作流程及评分标准（标准分100分）

程序	规范项目	分值	说明要点	评分标准
操作前准备20分	1. 仪表端庄，着装整洁	2	着装整洁，指甲剪短，双手洁净，态度和蔼可亲	一处不符合要求扣1分
	2. 目的：定期为老年人洗发，可以保证老年人头发的整洁美观，减少感染，消除头部痒感，提高舒适度；提高老年人的自尊和自信，促进身心健康；预防和灭除虱虮，还可以建立良好的照护关系	3		一项内容回答不全或回答错误扣1分
	3. 评估 (1) 询问身体状况，病情 (2) 评估老年人生活自理能力、个人卫生习惯 (3) 环境评估：关闭门窗，冬季调节室温22～26℃ (4) 头发状况评估：头发的分布、长度、颜色、头发有无光泽及清洁情况，头皮有无抓痕、皮疹情况，有无皮屑等 (5) 沟通：向老年人说明保持头发清洁的重要性。询问有无特殊要求	6	"奶奶您好！我是护士××。您的肢体活动都方便吗？平时对头发的梳理有什么要求吗？我一会帮您梳洗，您在床上还是坐凳子呢？请您稍等，我去准备物品。谢谢！"	未评估扣10分，评估不全一项扣2分，未解释扣2分
	4. 洗手	2		不洗手扣2分

续 表

程序	规范项目	分值	说明要点	评分标准
	5. 老年人准备:询问老年人洗头前是否需要大小便,根据需要协助排便	3	“请问您现在需要大小便吗?”	一处不符合要求扣1分
	6. 用物准备:毛巾1条、洗发液1瓶、梳子1把、脸盆1个、暖瓶1个、水壶1个(盛装40~45℃温水)、方凳1个,必要时备吹风机1个根据需要准备轮椅或床上支架(或过床桌)、靠垫等	4		少一件或一件不符合要求扣1分
操作流程60分	1. 携用物至床旁,核对,向老年人解释操作目的及注意事项,取得老年人配合	5	“奶奶您好!请您告诉我您的名字,我将协助您梳洗,在梳洗过程中,您如感觉不适,请您及时告诉我。”	不解释扣3分
	2. 调节室温,必要时备屏风	5		环境不适合扣4分
	3. 评估老年人身体状况、疾病情况,选择合适的洗头方法 (1) 坐位洗头 1) 协助老年人取坐位,毛巾围于颈肩上,在老年人面前摆上方凳,方凳上放置脸盆,并叮嘱老年人双手扶稳盆沿,低头闭眼,头部位于脸盆上方 2) 照护人员用水壶缓慢倾倒温水浸湿老年人头发。将洗发液倒在掌心揉搓至有泡沫后,涂于老年人头发上,用双手十指指腹揉搓头发、按摩头皮(力量适中,由发际向头顶部揉搓)。注意观察并询问老年人有无不适 (2) 床上洗头 1) 撤去枕头,在老年人颈肩部围上毛巾,头下放置简易洗头器。洗头器排水管置于污水桶中 2) 将棉球塞于老年人耳朵里,防止洗发过程中水流入耳内;用纱布盖于老年人眼睛上,防止水溅入眼内;用水壶缓慢倾倒温水润湿老年人头发,将洗发液倒于手中揉搓至有泡沫后,涂于老年人头发上,用双手十指指腹揉搓头发、按摩头皮(力量适中,由发际向头顶部揉搓)	20	“奶奶,您这样坐着舒服吗?请双手扶住脸盆边沿,低头闭眼。” “给您浸湿头发,涂上洗发液,您觉得我这个力度合适吗?有什么不舒服及时跟我说。” “奶奶,给您撤去枕头,围上毛巾,把头枕在洗头器上,给您耳朵塞上棉球,眼睛盖上方纱,以免水进入。” “给你浸湿头发,涂上洗发液。”	不取舒适体位扣2分
	4. 照护人员一手持水壶缓慢倾倒温水,一手揉搓头发至洗发液全部冲净	5	“奶奶,现在给您垫好毛巾。”	未垫毛巾或治疗巾扣2分
	5. 取颈肩部毛巾包裹头部,撤去简易洗头器。擦干面部及头发,将枕头垫于老年人头下。必要时用吹风机吹干头发。将头发整理整齐	5	“给您擦干头发,用电吹风给您吹干,再垫上枕头。”	不擦干扣一分

续　表

程序	规范项目	分值	说明要点	评分标准
	6. 询问感受，整理床单位，协助老年人采取舒适卧位，致谢	5	“奶奶，您现在感觉舒服吗？还有什么需要帮助的吗？谢谢您的配合！”	体位不舒适扣3分，一处不符合要求扣1分
	7. 清洗用物，处理毛巾上的头屑及脱落头发并清洗	5		一处不符合要求扣2分
	8. 洗手	5		未洗手扣5分
	9. 记录	5		不记录扣5分
操作后评价15分	1. 按消毒技术规范要求分类整理使用后物品	5		一处不符合要求扣1分
	2. 言语通俗易懂，态度和蔼，沟通有效	5		态度言语不符合要求各扣1分，沟通无效扣2分
	3. 全过程动作熟练、规范，符合操作原则	5		一处不符合要求酌情扣1～2分
注意事项5分	1. 洗发过程中，应随时注意观察病情变化，发现面色苍白、呼吸、脉搏等有异常应立即停止操作 2. 病情危重和身体虚弱的老年人不宜洗发 3. 洗发时间不宜过长，以免引起头部充血、疲劳，造成老年人不适 4. 注意调节水温、室温，注意保暖及时擦干头发，以免着凉 5. 洗头时注意保持患者的舒适，防止污水浸入眼、耳，并避免沾湿衣服、被子 6. 操作过程中，照护员正确运用人体力学原理，保持良好的体位，身体尽量靠近床边，避免引起过度疲劳	5		一项内容回答不全或回答错误扣1分
总分：100				

任务评价

头发清洁与梳理任务学习检测见表6-3-3。

表6-3-3　头发清洁与梳理任务学习检测

姓名：	专业：	班级：	学号：
任务分析	正确的梳头方法		
	正确的按摩头皮方法		

续　表

	头发清洁的重要性 头发清洁的要求	
	头发清洁的观察要点	
任务实施	为老年人晨间梳理	
	为老年人坐位洗头	
	为老年人床上洗头	

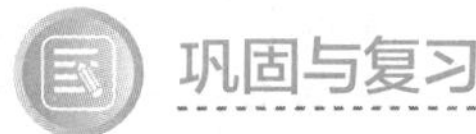

巩固与复习

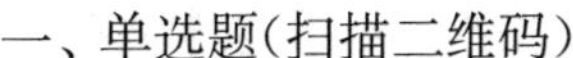

一、单选题(扫描二维码)

单选题

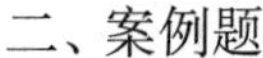

二、案例题

李奶奶，70 岁，卧床 3 年，生活不能自理，照护人员协助其进行床上洗头。

(1) 为老人床上洗头时，下列哪项是正确的(　　)。

A. 室温调节在 22～24℃

B. 调节水温至 25℃左右

C. 避免沾湿衣服和被服

D. 双手十指指尖揉搓头发

E. 老人出现心慌、气短时，加快速度完成

(2) 老年人头发打结时应选用哪种溶液梳通(　　)。

A. 95%乙醇

B. 75%乙醇

C. 70%乙醇

D. 50%乙醇

E. 30%乙醇

(3) 照护者为其床上洗发过程中，老人突然感到心慌、气促、面色苍白、出冷汗，照护者应立即(　　)。

A. 调整患者卧位

B. 嘱患者深呼吸，放松

C. 加快速度完成洗发

D. 请家属协助完成洗发

E. 停止操作，及时处理

(范葵钰)

任务四 身体清洁

学习目标

1. 知识目标 能正确说出协助老年人身体清洁技术的评估和观察要点。
2. 能力目标 能按照身体清洁操作规程的要求规范工作。
3. 素质目标 在身体清洁过程中注重人文关怀，具有高度责任感，具有良好的沟通能力。

任务导入

任务描述：刘爷爷，72岁，失智老年人，5年前诊断为阿尔茨海默病，病情进行性加重，生活不能自理且具有认知功能障碍、语言功能障碍等表现，常常忘记发生的事情和人名，不能自理和表达正确的观点。今日查房时护理人员发现刘爷爷需要小便时忘记去厕所，被尿液污染了衣服裤子，护理人员需要根据刘爷爷的生活习惯，采取相应措施改善老人的身体清洁度。

问题：按照护理计划，护理人员怎么协助刘爷爷进行身体清洁？

任务目标

1. 刘爷爷身体清洁舒适，无异味，清洁过程顺利。
2. 刘爷爷身体清洁过程中无寒战、面色苍白等不适情况。

任务分析

皮肤是人体最大的器官，分为表皮、真皮和皮下组织3层，完整的皮肤具有保护机体、调节体温、吸收、分泌、排泄及感觉等功能。皮肤的新陈代谢迅速，其代谢产物，如皮脂、汗液及表皮碎屑等，能与外界细菌及尘埃结合形成污垢，黏附于皮肤表面，如不及时清除，可刺激皮肤，降低皮肤的抵抗力，以致破坏其天然的屏障作用，成为细菌入侵的门户，造成各种感染。因此，护理人员应及时为老年人做身体清洁，清除皮肤污垢，提高皮肤抵抗力，增强舒适感，预防感染的发生，防止压疮及其他并发症。

一、身体清洁的重要性

通过对身体表面的清洗及揉搓，可以达到消除疲劳，促进血液循环，改善睡眠，提高皮肤新陈代谢和增强抗病能力的目的，还可以维护老年人的自我形象，提高自信。

二、身体清洁的指导

油脂积聚会刺激皮肤，阻塞毛孔或在皮肤上形成污垢，因此，护理人员应指导老年人经常沐浴。对于皮脂腺分泌旺盛，容易出汗的老年人，应指导其常洗澡并保持干燥，这样可以防止皮肤因潮湿而破损；对于皮肤干燥的老年人，应指导其酌情减少洗澡次数。

三、清洁用品使用的指导

清洁用品包括浴液、浴皂、浴盐和啫喱等，沐浴时护理人员应根据老年人皮肤状况（如干燥、油性、完整性等）、个人喜好及清洁用品使用的目的和效果选择清洁与保护皮肤的用品。

四、老年人沐浴的种类

老年人沐浴的种类主要包括3种：淋浴、盆浴、床上擦浴。

五、皮肤清洁的观察要点

观察老年人皮肤颜色、温度、柔软度、厚度、完整性、弹性、感觉、清洁度等。应注意体位、环境因素（如室温）、汗液量、皮脂分泌、水肿和色素沉着等情形对评估准确性的影响。

老年人的意识状态，是否瘫痪或软弱无力，有无关节活动受限，需要完全协助还是部分协助，清洁习惯及对清洁品的选择，老年人对保持皮肤清洁、健康的相关知识的了解程度及需求。

任务实施

一、老年人清洁护理工作指引

老年人清洁护理工作流程见图6-4-1。

操作流程		说明要点
解释	操作目的，取得老年人配合	
评估	1. 老年人的机体状况及自行完成沐浴的能力选择适宜的沐浴方式 2. 皮肤的清洁及有无异常改变 3. 老年人清洁习惯，对清洁卫生知识的了解程度	1. 能自行完成沐浴过程的老人可以采用淋浴或者盆浴 2. 对于使用石膏、牵引和必须卧床无法进行沐浴的老年人应给予床上擦浴
实施	1. 清洁前做好准备（用物准备、老年人准备、环境准备） 2. 协助沐浴 3. 更换衣裤，整理衣物	1. 备齐沐浴用品 2. 沐浴应安排在进食1小时后进行，以免影响消化功能 3. 调节室温到24～26℃，水温以皮肤耐受为度，以40℃左右为宜
记录	老年人沐浴情况	1. 老年人沐浴过程安全，无意外发生 2. 沐浴后老年人感到舒适、清洁，精神放松、愉快

图6-4-1　老年人清洁护理工作流程

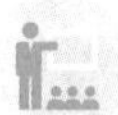

二、协助老年人淋浴操作流程及评分标准

协助老年人淋浴操作流程及评分标准见表 6－4－1。

表 6－4－1 协助老年人淋浴操作流程及评分标准(标准分 100 分)

程序	规范项目	分值	说明要点	评分标准
操作前准备20分	1. 仪表端庄,着装整洁	2	着装整洁,指甲剪短	一处不符合要求扣 1 分
	2. 目的 (1) 去除皮肤污垢,保持皮肤清洁,促进身心舒适,增进健康 (2) 促进皮肤血液循环,增强皮肤排泄功能,预防感染和压疮等并发症 (3) 促进老年人身体放松,增加活动机会	3		一项内容回答不全或回答错误扣 1 分
	3. 洗手、戴口罩	2		未洗手、戴口罩扣 2 分
	4. 评估 (1) 评估老年人身体状况、疾病情况 (2) 评估老年人生活自理能力、活动情况 (3) 环境评估:环境清洁,空气清新 (4) 沟通:向老年人说明淋浴的目的,取得老年人配合	4	“爷爷您好！我是护士××。由于您小便污染了衣裤,我将帮您进行淋浴清洁。请问您距离上次进食时间有一个小时了吗？您现在感觉有哪里不舒服吗？我帮您把淋浴物品拿来,在浴室进行淋浴好吗？”	未评估扣 4 分,评估不全一项扣 1 分,未解释扣 2 分
	5. 用物准备:淋浴设施、毛巾 1 条、浴巾 1 条、沐浴液 1 瓶、洗发液 1 瓶、清洁衣裤 1 套、梳子 1 把、洗澡椅 1 把,必要时备吹风机 1 个	5		少一件或一件不符合要求扣 1 分
	6. 环境准备:关闭门窗,冬季调节室温 24～26℃(浴室地面应放置防滑垫,以防老年人滑倒)	2		一处不符合要求扣 1 分
	7. 老年人准备:搀扶老年人进浴室(或用轮椅运送),协助老年人坐于椅子或凳子上	2	“爷爷您好！我已经帮您调节室温到 24℃,请问您感觉合适吗？如果觉得室温不合适请您及时告诉我,好吗？”	一处不符合要求扣 1 分
操作流程60分	1. 调节水温:先开冷水,再开热水龙头(单个水龙头由冷水向热水一侧调节),调节水温 40℃左右为宜(伸手触水,温热不烫手)	6	“爷爷您好！我已经帮您把水温调到 40℃,您先试一下水温合不合适,我将协助您淋浴,在淋浴过程中,您如感觉水温过高或者过低,请您及时告诉我。”	水温不合适扣 2 分,一处不符合要求扣 2 分

续 表

程序	规范项目	分值	说明要点	评分标准
	2. 协助洗浴：协助老年人脱去衣裤(肢体活动障碍的老年人应先脱健侧衣裤后脱患侧衣裤)，协助老年人坐于洗澡椅上，协助老年人双手握住扶手	8	"爷爷，淋浴前我先帮您脱去衣裤，协助您坐到洗澡椅上，请您用双手握住扶手。请问您这样坐着舒服吗?"	脱衣裤不正确扣2分，老年人不舒适扣2分
	3. 清洁洗头：叮嘱老年人低头闭眼，用花洒淋湿头发，将洗发液揉搓至有泡沫后涂于老年人头发上，用双手十指指腹揉搓头发、按摩头皮(力量适中，由发际向头顶部揉搓)。随时观察老年人有无不适。用花洒将头发冲洗干净	12	"爷爷，我现在要帮您洗头，为了防止水流入眼睛，请您低头闭上眼睛，好吗? 我现在给您头发涂洗发液，帮您按摩一下头皮，请问力度合适吗? 如果有什么不舒服要及时告诉我，好吗?"	一处不符合要求扣2分
	4. 清洁身体：用花洒淋湿老年人身体，由上至下涂抹浴液，涂擦面部、耳后、颈部、双上肢、胸腹部、背部、双下肢，最后擦洗会阴、双脚。用花洒将全身冲洗干净	14	"我现在帮您清洁身体，这个水温合适吗?"	一处不符合要求扣2分
	5. 擦拭水分：用浴巾包裹并擦干老年人身体，用毛巾擦干头发，用梳子梳理头发	6	"现在已经帮您淋浴好了，我帮您用浴巾擦干水，以防感冒。"	一处不符合要求扣2分
	6. 更换衣裤：协助老年人更换清洁衣裤(肢体活动障碍的老年人，应先穿患侧衣裤后穿健侧衣裤)，扶(或用轮椅运送)老年人回床休息	12	"爷爷，让我协助您更换衣裤，爷爷真能干，现在衣裤已经穿好了，我协助您回床休息，好吗?"	一处不符合要求扣2分
	7. 洗手、记录	2		未洗手、记录扣1分
操作后评价15分	1. 整理用物，清洗浴室，清洗毛巾、衣裤	5		一处不符合要求扣1分
	2. 言语通俗易懂，态度和蔼，沟通有效	5		态度言语不符合要求各扣1分，沟通无效扣2分
	3. 全过程动作熟练、规范，符合操作原则	5		一处不符合要求酌情扣1～2分
注意事项5分	1. 浴室地面应放置防滑垫，以防老年人滑倒 2. 淋浴应安排在进食1小时之后进行，切记饱食或空腹均不宜沐浴，以免影响消化功能 3. 老年人单独洗浴时，叮嘱老年人浴室不要锁门，可在门外把手上悬挂示意标牌。照护人员应经常询问老年人是否需要帮助	5		一项内容回答不全或回答错误扣1分

续　表

程序	规范项目	分值	说明要点	评分标准
	4. 先调节水温再协助老年人洗浴。调节水温时,先开冷水后开热水龙头 5. 老年人淋浴时间不可过长,以10～15分钟为宜,水温不可过高,以免发生虚脱 6. 淋浴过程中随时观察和询问老年人反应,如有不适,应迅速结束操作,告知专业医护人员			
总分:100				

三、协助老年人盆浴操作流程及评分标准

协助老年人盆浴操作流程及评分标准见表6-4-2。

表6-4-2　协助老年人盆浴操作流程及评分标准(标准分100分)

程序	规范项目	分值	说明要点	评分标准
操作前准备20分	1. 仪表端庄,着装整洁	2	着装整洁,指甲剪短	一处不符合要求扣1分
	2. 目的 (1) 去除皮肤污垢,保持皮肤清洁,促进身心舒适,增进健康 (2) 促进皮肤血液循环,增强皮肤排泄功能,预防感染和压疮等并发症 (3) 促进老年人身体放松,增加活动机会	3		一项内容回答不全或回答错误扣1分
	3. 洗手、戴口罩	2		不洗手、戴口罩扣2分
	4. 评估 (1) 评估老年人身体状况、疾病情况 (2) 评估老年人生活自理能力、活动情况 (3) 环境评估:环境清洁,空气清新 (4) 沟通:向老年人说明盆浴的目的,取得老年人配合	4	"爷爷您好!我是护士××。由于您小便污染了衣裤,我将帮您进行盆浴清洁。请问您距离上次进食时间有一个小时了吗?您现在感觉有哪里不舒服吗?我帮您把盆浴物品拿来,在浴室进行盆浴好吗?"	未评估扣4分,评估不全一项扣1分,未解释扣2分
	5. 用物准备:浴盆设施、毛巾2条、浴巾1条、浴液1瓶、洗发液1瓶、清洁衣裤1套、梳子1把、座椅1把。必要时备吹风机1个	5		少一件或一件不符合要求扣1分
	6. 环境准备:关闭门窗,冬季调节室温24～26℃(浴盆内放置防滑垫,以防老年人滑倒)	2	"爷爷您好!我已经帮你调节室温到24℃,请问您感觉合适吗?如果觉得室温不合适请您及时告诉我,好吗?"	一处不符合要求扣1分
	7. 老年人准备:协助老年人坐于床上,搀扶老年人进浴室(或用轮椅运送)	2		一处不符合要求扣1分

续　表

程序	规范项目	分值	说明要点	评分标准
操作流程60分	1. 放水调温:浴盆中放水 1/3～1/2 满,水温约 40℃(手伸进水中,温热不烫手)	6	"爷爷您好！我已经帮您把水温调到 40℃,您先试一下水温合不合适,我将协助您盆浴,在盆浴过程中,您如感觉水温过高或者过低,请您及时告诉我。"	水温不合适扣 2 分,一处不符合要求扣 2 分
	2. 协助洗浴:浴盆内放置防滑垫,协助老年人脱去衣裤(肢体活动障碍时,应先脱健侧衣裤后脱患侧衣裤),搀扶老年人进入浴盆坐稳(需要时将老年人抱入),嘱老年人双手握住扶手或盆沿	8	"爷爷,盆浴前我先帮您脱去衣裤,协助您坐到浴盆里,请您用双手握住扶手。请问您这样坐着舒服吗?"	脱衣裤不正确扣 2 分,老年人不舒适扣 2 分
	3. 协助洗头:叮嘱老年人低头闭眼,用花洒淋湿头发,将洗发液揉搓至有泡沫后涂于老年人头发上,用双手十指指腹揉搓头发、按摩头皮(力量适中,由发际向头顶部揉接)。随时观察老年人有无不适。用花洒将头发冲洗干净	12	"爷爷,我现在要帮您洗头,为了防止水流入眼睛,请您低头闭上眼睛,好吗?我现在给您头发涂洗发液,帮您按摩一下头皮,请问力度合适吗?如果有什么不舒服要及时告诉我,好吗?我现在帮您用花洒冲洗头发,这个水温合适吗?"	一处不符合要求扣 2 分
	4. 洗浴身体:浸泡身体后放掉浴盆中水,由上至下涂抹浴液,涂擦面部、耳后、颈部、双上肢、胸腹部、背部、双下肢,最后擦洗臀部、会阴及双脚。用花洒将全身浴液冲洗干净	14	"我现在帮您洗浴身体,涂抹浴液。"	一处不符合要求扣 2 分
	5. 擦拭水分:用浴巾包裹并擦干老年人身体,用毛巾擦干头发,用梳子梳理头发	6	"现在已经帮您盆浴好了,我帮您用浴巾擦干水,以防感冒。"	一处不符合要求扣 2 分
	6. 更换衣裤:协助老年人更换清洁衣裤(肢体活动障碍的老年人,应先穿患侧衣裤后穿健侧衣裤),扶(或用轮椅运送)老年人回床休息	12	"爷爷,让我协助您更换衣裤,爷爷真能干,现在衣裤已经穿好了,我协助您回床休息,好吗?"	一处不符合要求扣 2 分
	7. 洗手、记录	2		一处不符合要求扣 1 分
操作后评价15分	1. 整理用物,清洗浴室,清洗毛巾、衣裤	5		一处不符合要求扣 1 分
	2. 言语通俗易懂,态度和蔼,沟通有效	5		态度言语不符合要求各扣 1 分,沟通无效扣 2 分
	3. 全过程动作熟练、规范,符合操作原则	5		一处不符合要求酌情扣 1～2 分

续 表

程序	规范项目	分值	说明要点	评分标准
注意事项5分	1. 浴盆内放置防滑垫,以防老年人滑倒 2. 老年人单独洗浴时,叮嘱老年人浴室不要锁门,可在门外把手上悬挂示意标牌。照护人员应经常询问老年人是否需要帮助 3. 老年人盆浴时间不可过长,水温不可过高,水量不可过多,以免引起不适 4. 协助老年人盆浴时,随时观察和询问老年人反应,如有不适,应迅速结束操作,告知专业医护人员	5		一项内容回答不全或回答错误扣1分
总分:100				

四、协助老年人床上擦浴操作流程及评分标准

协助老年人床上擦浴操作流程及评分标准见表 6－4－3。

表 6－4－3 协助老年人床上擦浴操作流程及评分标准(标准分 100 分)

程序	规范项目	分值	说明要点	评分标准
操作前准备20分	1. 仪表端庄,着装整洁	2	着装整洁,指甲剪短	一处不符合要求扣1分
	2. 目的 (1) 去除皮肤污垢,保持皮肤清洁,促进身心舒适,增进健康 (2) 促进皮肤血液循环,增强皮肤排泄功能,预防感染和压疮等并发症 (3) 促进老年人身体放松,增加活动机会 (4) 观察老年人的一般情况,活动肢体,防止肌肉挛缩和关节僵硬等并发症	3		一项内容回答不全或回答错误扣1分
	3. 洗手、戴口罩	2		未洗手、戴口罩扣2分
	4. 评估 (1) 评估老年人身体状况、疾病情况 (2) 评估老年人生活自理能力、活动情况 (3) 环境评估:环境清洁,空气清新 (4) 沟通:向老年人说明床上擦浴的目的,取得老年人配合	4	“爷爷您好！我是护士××。现在是床上擦浴时间,请问您距离上次进食时间有一个小时了吗？您现在感觉有什么不舒服吗？我一会帮您把床上擦浴物品拿来,在床上进行擦浴好吗？”	未评估扣4分,评估不全一项扣1分,未解释扣2分
	5. 用物准备:脸盆3个(身体、臀部、脚)、毛巾2条(臀部、脚)、方毛巾1条、浴巾2条、浴液1瓶、橡胶单1块、清洁衣裤1套、暖瓶1个、污水桶1个,必要时备屏风、指甲剪等	5		少一件或一件不符合要求扣1分

续　表

程序	规范项目	分值	说明要点	评分标准
	6. 环境准备:关闭门窗,冬季调节室温24～26℃	2	“爷爷您好！我已经帮你调节室温到24℃,请问您感觉合适吗？如果觉得室温不合适要及时告诉我,好吗?”	一处不符合要求扣2分
	7. 老年人准备:协助老年人平卧于床上	2		一处不符合要求扣2分
操作流程60分	1. 备齐用物:备齐用物携至床旁(多人同住一室,用屏风遮挡)。脸盆内盛装40～45℃温水,协助老年人脱去衣裤,盖好被子	2	“爷爷您好！我已经帮您把水温调节到40℃,您先试一下水温合不合适,我将帮您擦浴,在擦浴过程中,您如感觉到身体不适,请您及时告诉我。”	水温不合适扣2分,一处不符合要求扣1分
	2. 顺序拭浴 (1) 擦洗脸部:将1条浴巾铺于枕巾上,另1条盖在胸部,方毛巾浸湿后拧干,横向对折再纵向对折,对折后用方毛巾四个角分别擦洗双眼的内眼角和外眼角。洗净方毛巾包在手上,洒上浴液依次擦拭额部、鼻部、两颊、耳后、颈部(额部由中间分别向两侧擦洗,鼻部由上向下擦洗,面颊由鼻唇、下巴向左右面颊擦洗,颈部由中间分别向两侧擦洗),洗净方毛巾,同法擦净脸上浴液,再用浴巾沾干脸上水分	6	“现在给您擦脸,请您配合下。”	一处不符合要求扣1分
	(2) 擦拭手臂和手:暴露近侧手臂,浴巾半铺半盖于手臂上,方毛巾包手,涂上浴液,打开浴巾由前向上擦拭,擦拭后用浴巾遮盖,洗净方毛巾,同样手法擦净上臂浴液,再用浴巾包绕吸干手上的水分。将浴巾对折置于床边,置脸盆于浴巾上,协助老年人将手浸于脸盆中,洗净并擦干。移至对侧,同法擦拭另一侧手臂	8	“来,给您擦手臂,觉得我这个力度还合适吗?”	一处不符合要求扣1分
	(3) 擦拭胸部:将被子向下折叠暴露胸部,用浴巾遮盖胸部。将清洁的方毛巾包在手上,涂上浴液,打开浴巾由上向下擦拭胸部及两侧,注意擦净皮肤皱褶处(如腋窝、女性乳房下垂部位),擦拭后用浴巾遮盖,洗净方毛巾,同法擦净胸部浴液,再用浴巾擦干胸部水	6	“给您擦胸部,有什么不舒服的及时跟我说。”	一处不符合要求扣1分
	(4) 擦拭腹部:将盖被向下折至大腿根部,用浴巾遮盖胸腹部。将清洁的方毛巾包在手上,涂上浴液,打开浴巾下角暴露腹部,由上向下擦拭腹部及两侧,擦拭后用浴巾遮盖,洗净方毛巾,同法擦净腹部浴液,再用浴巾沾干腹部水分	6	“现在已经帮您擦浴好腹部了,您感觉舒服些了吗？我帮您用浴巾擦干水,以防感冒。”	一处不符合要求扣1分

续 表

程序	规范项目	分值	说明要点	评分标准
	(5) 擦拭背臀:协助老年人身侧卧,背部朝向照护人员。被子上折暴露背臀部。浴巾铺于背臀下,向上反折遮盖背臀部。将清洁的方毛巾包在手上,涂上浴液,打开浴巾暴露背臀部,由腰骶部分别沿脊柱两侧螺旋形向上擦洗全背。分别环形擦洗臀部,擦拭后用浴巾遮盖,洗净方毛巾,同法擦净背臀部浴液,再用浴巾吸干背臀部水分	8	“爷爷,我现在给您擦浴背部,我帮您侧卧过去,您看这样您有什么不适吗?”	一处不符合要求扣1分
	(6) 擦洗下肢:协助老年人平卧,盖好被子。暴露一侧下肢,浴巾半铺半盖。将清洁的方毛巾包裹在手上,涂上浴液,打开浴巾暴露下肢另一手扶住下肢的踝部成屈膝状,由小腿向大腿方向擦洗,擦拭后用浴巾遮盖,洗净方毛巾,同法擦净下肢浴液,再用浴巾沾干下肢上的水分。同法擦洗另一侧下肢	8	“给您擦双下肢了,如果觉得冷及时跟我说。”	一处不符合要求扣1分
	(7) 脚部清洗:更换水盆(脚盆),盛装为脚盆一半的40～45℃温水。将被子的被尾向一侧打开暴露双脚,取软枕垫在老年人膝盖下支撑。脚下铺橡胶单和浴巾,水盆放在浴巾上,将老年人一只脚浸于水中,涂拭浴液,用专用脚巾洗脚(注意洗净脚趾缝),洗后将脚放在浴巾上,同法清洗另外一只。撤去水盆,拧干脚巾,擦干双脚,再用浴巾进一步擦干脚部水分	6	“爷爷,我现在帮您清洗脚部,我已经帮您把水温调节到42℃,您先试一下水温合不合适,您如感觉水温过高或者过低,请您及时告诉我。”	水温不合适扣2分,一处不符合要求扣1分
	(8) 擦洗会阴:更换水盆(专用盆),照护人员一手托起老年臀部,一手铺橡胶单和浴巾,将专用毛巾浸湿拧干。①女性老年人:按顺序擦洗由阴阜向下至尿道口、阴道口、肛门,边擦洗边转动毛巾,清洗毛巾后分别擦洗左右侧腹股沟部位。②男性老年人:按顺序擦洗尿道外口、阴茎、包皮、阴囊、腹股沟和肛门。随时清洗毛巾,直至清洁无异味。撤去橡胶单和浴巾,协助老年人更换清洁衣裤	8	“爷爷,给您垫上橡胶单和浴巾,现在给您擦洗会阴部。”	会阴擦洗顺序错误扣2分,一处不符合要求扣1分
	3. 洗手、记录	2		未洗手、记录扣2分
操作后评价15分	1. 整理用物:撤去屏风,帮老年人盖好被子,整理用物,开窗通风	5		一处不符合要求扣1分
	2. 言语通俗易懂,态度和蔼,沟通有效	5		态度言语不符合要求各扣1分,沟通无效扣2分

续 表

程序	规范项目	分值	说明要点	评分标准
	3. 全过程动作熟练、规范，符合操作原则	5		一处不符合要求酌情扣1～2分
注意事项5分	1. 注意调整水温，及时更换温水 2. 拭浴过程中，动作要迅速、轻柔。身体暴露部位要及时遮盖，以防着凉 3. 如老年人指甲过长或甲沟里有污垢。应先修剪指甲、清理污垢 4. 擦洗过程中，注意观察老年人反应，如出现寒战、面色苍白等情况，要立即停止拭浴，采取保暖措施，告知专业医护人员	5		一项内容回答不全或回答错误扣1分
总分：100				

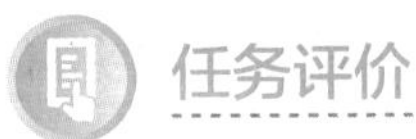

任务评价

身体清洁任务学习检测见表6-4-4。

表6-4-4 身体清洁任务学习检测

姓名：	专业：	班级：	学号：
任务分析	老年人沐浴种类		
	老年人皮肤清洁观察要点		
	识别异常情况并及时报告		
任务实施	协助老年人淋浴		
	协助老年人盆浴		
	为老年人床上拭浴		

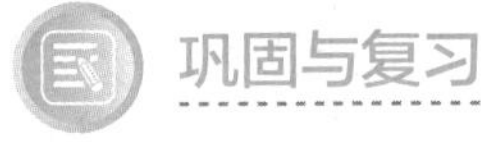
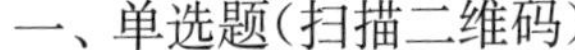

巩固与复习

单选题

一、单选题(扫描二维码)

二、案例题

赵奶奶，70岁，因手抖，生活不能自理，护理人员协助其进行床上擦浴。

(1) 面部擦洗描述不正确的是(　　)。

A. 额部由中间分别向两侧擦

B. 鼻部由上向下擦

C. 面颊由鼻唇、下巴向左右面颊擦

D. 颈部由对侧向近侧擦

E. 双眼擦洗内、外眼角

(2) 下列操作不正确的是(　　)。

A. 准备 2 个盆,2 条毛巾

B. 老年人平卧于床上

C. 擦洗手臂时由前臂向上臂

D. 擦洗腹部时由上向下

E. 擦洗下肢时由小腿向大腿

(3) 协助其穿脱衣服的说法正确的是(　　)。

A. 先穿近侧,先脱近侧

B. 先穿对侧,先脱近侧

C. 先穿对侧,先脱对侧

D. 先穿近侧,先脱对侧

E. 以上都不是

（唐春妮）

任务五 仪容仪表修饰

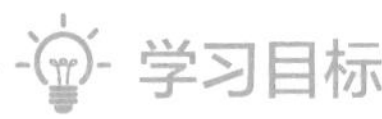

学习目标

1. 知识目标　能正确说出协助老人仪容仪表修饰的评估和观察要点。
2. 能力目标　能按照仪容仪表修饰操作规程的要求规范工作。
3. 素质目标　在协助仪容仪表修饰过程中注重人文关怀，具有高度责任感和良好的沟通能力。

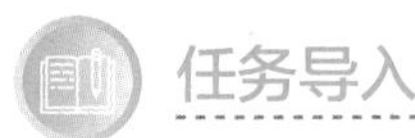

任务导入

任务描述：李爷爷，84 岁，中风偏瘫老年人，左侧肢体乏力，生活不能自理，伴认知功能障碍、言语功能障碍 3 年余，常常忘记发生的事情和人名，不能根据天气的情况加减衣物，不会自己修剪指甲，穿衣和清洁都需要照护人员协助。今日查房，发现老人衣衫不整，且衣衫单薄，胡须指甲长。

问题：按照照护计划，照护人员应该怎么根据李爷爷的生活习惯改善老人仪容仪表？

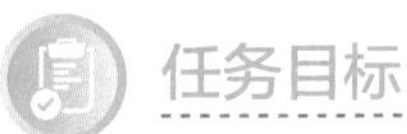

任务目标

1. 李爷爷能理解并配合操作，操作过程中无不适反应。
2. 李爷爷指甲长短适宜、头发整洁，衣着得体、简约。
3. 李爷爷仪容仪表端庄、整洁，衣衫厚薄适宜。

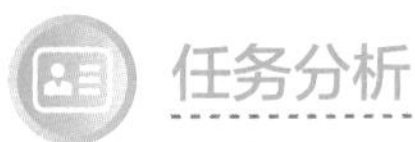

任务分析

老年人由于各种原因会出现自己无法完成仪容仪表修饰的情况。很多人忽略了老年人的感受，认为老年人身体各方面开始衰老，没必要注意仪容仪表，这种观点是错误的。其实，越是老年人往往越注重自己的仪表，他们希望自己像年轻时一样干净、有风度、漂亮。家人和护理人员也该理解老年人的这份心情，帮助老年人进行仪容仪表修饰，让老年人心情舒畅。这样有利于提高老年人的生活质量，也有益于老年人身心健康；且保持仪容仪表端庄、整洁可减少老年人的并发症，这就需要照护人员为老年人进行修饰。照护人员需掌握仪容仪表修饰的重要性、要求、基本原则等相关知识，以及为老年人修剪指(趾)甲、为老年男性剃须、整理仪容仪表等服务技能。

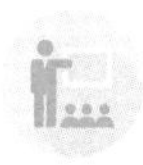

一、帮助老年人修饰仪容仪表的重要性

仪容是指人的外观、外貌。仪表即人的外表。仪容仪表包括人的容貌、服饰和姿态、人的精神面貌、外在表现等。良好的仪容仪表能使人身心愉悦。

（一）良好的仪容仪表利于获得他人的尊重

随着年龄增长，老年人生理意义上的“自然美”减退，需要通过外观的修饰，保持甚至提升自我形象，从而达到“美的自然”。因此，老年人应当注重仪容仪表的修饰。仪表端庄大方、整齐美观，体现着一个老年人的精神风貌，是身心健康、自尊自爱的表现，老年人也会因此给自己以更大的自尊和信心。

（二）良好的仪容仪表体现对他人的尊重

注重仪容仪表也是尊重他人的需要，是讲究礼仪的一种具体体现。他人可以通过你的仪表感受你对他是否尊重。

（三）良好的仪容仪表能赢得好的第一印象

由于第一印象具有鲜明、深刻的特点，其效果的优劣直接影响交往的继续进行，所以说端庄、整洁、美好的仪容仪表，可以使人产生好感。留下深刻而美好的第一印象，为交际活动打下基础。

二、帮助老年人修饰仪容仪表的要求

老年人修饰仪容仪表的基本原则是美观、整洁、卫生、得体。

（一）美观

要根据自己的特质，经过恰当的修饰，展现合乎老年人的风采。因此，老年人在仪表的装饰上，无论是装饰程度，还是饰品数量都应把握分寸，自然适度，应追求饰而无痕的效果，让自己仪表端庄大方、整齐美观。否则，可能会本末倒置。

（二）整洁

整洁，即整齐洁净、清爽。要勤洗澡、勤洗脸，脖颈、手都要保持干净，并经常注意去除眼角、口角及鼻孔的分泌物。勤换衣服，消除身体异味。

（三）卫生

注意口腔卫生，早晚刷牙，饭后漱口。指甲要常剪，头发要按时理，不要蓬头垢面，体味熏人。

（四）得体

老年人的仪容既要修饰，又忌讳标新立异。庄重大方，斯文雅致，不仅会给人以美感，而且易于使自己赢得他人的信任。

一个人的仪容仪表是一个人生活情趣、价值取向、审美情趣的外延，人们通过它可以读出老年人的心灵。老年人如果把自己修饰得端庄、得体，将赢得各个群体的尊敬，朋友圈子会不断地扩大，老年人的生活将更有活力。

三、帮助老年人修饰的观察要点

面部清洁，老年男性胡须长短适宜；头发按时梳理，整齐干净；指（趾）甲修剪整齐，长短适宜；口腔、身体清洁，无异味；穿着得体，衣裤整洁舒适，长短、厚薄适宜；精神饱满，面部表情安静、轻松愉快。

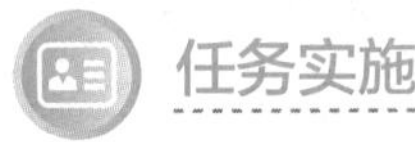

一、老年人仪容仪表修饰任务护理工作指引

老年人仪容仪表修饰任务护理工作流程见图 6－5－1。

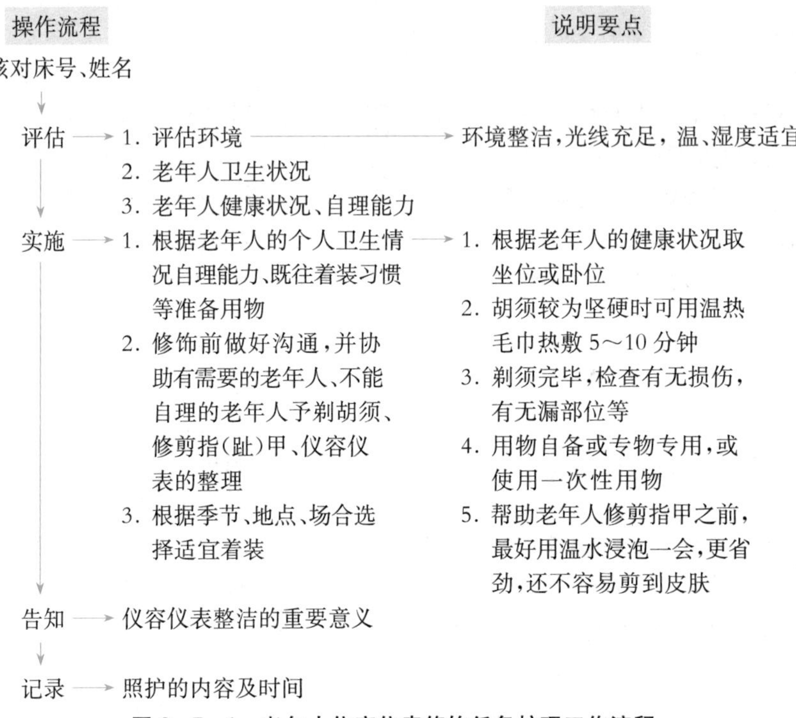

图 6－5－1　老年人仪容仪表修饰任务护理工作流程

二、仪容仪表修饰任务操作流程及评分标准

仪容仪表修饰任务操作流程及评分标准见表 6－5－1。

表 6－5－1　仪容仪表修饰任务操作流程及评分标准(标准分 100 分)

程序	规范项目	分值	说明要点	评分标准
操作前准备 20 分	1. 仪表端庄，着装整洁	2	着装整洁，指甲剪短，双手洁净，态度和蔼可亲	一处不符合要求扣 1 分
	2. 目的 (1) 保持老年人面部清洁，头发整齐，胡须长短适宜 (2) 口腔、身体清洁，无异味 (3) 指(趾)甲修剪整齐，长短适宜 (4) 衣裤整洁舒适、精神饱满，轻松愉快	4		一项内容回答不全或回答错误扣 1 分

续 表

程序	规范项目	分值	说明要点	评分标准
	3. 评估 (1) 评估环境:环境整洁,光线充足,温、湿度适宜,调节室温至 24～26℃ (2) 评估老年人卫生情况、健康状况、生活习惯、自理能力、文化素养、既往仪容仪表修饰、着装习惯等 (3) 沟通:对于能够有效沟通的老年人,照护人员应向老年人解释操作目的、方法和注事项,以取得理解及配合	5	"爷爷,您好!我是护士××。请告诉我您的姓名和床号(对于能够有效沟通的老年人);现在您刚刚起床,需要协助您清洁面部、更换衣物,刚刚我看您的指(趾)甲和胡须较长,因此需要给您清洁面部、剪指(趾)甲、更换衣服,剃胡须(男性患者),我先帮您准备换洗用物,好吗?请您稍等,我去备好用物就来。谢谢!"	未评估扣 4 分,评估不全一项扣 2 分,未解释扣 1 分
	4. 老年人准备:根据病情协助老年人排空大小便,取舒适的体位,如坐位或卧位	2	"请问您现在需要大小便吗?"	一处不符合要求扣 1 分
	5. 照护人员准备	2	衣帽整洁、清洁双手	一处不符合要求扣 1
	6. 用物准备:电动或手动剃须刀、毛巾 2 条、脸盆(盛温水)、润肤油、指甲刀、纸巾、镜子、梳子、橡皮筋、适宜服装(自备)	5		少一件或一件不符合要求扣 0.5 分
操作流程 60 分	1. 携用物至床旁,向老年人解释操作目的、方法和注意事项,以取得配合	3	"爷爷,您好!物品我已经准备好,将协助您洗脸更衣等,在这个过程中,您如感觉不适,请您及时告诉我。"	不解释扣 3 分,漏解释一项扣 1 分
	2. 根据老年人自理程度及病情采取适宜的体位(如轮椅坐位、床上坐位、卧位等) (1) 床上坐位:告知老年人配合方法,协助老年人坐起或摇高床头采取半卧位,将靠垫或软枕垫于老年人后背及膝下,保证坐位稳定舒适 (2) 轮椅坐位:轮椅与床成 30°,固定轮子,抬起脚踏板。叮嘱老年人双手环抱照护人员脖颈,照护人员双手环抱老年人的腰部或腋下,协助老年人坐起,双腿垂于床下,双脚踏稳地面,再用膝部抵住老年人的膝部,挺身带动老年人站立并旋转身体,使老年人坐在轮椅中间,后背贴紧椅背,将轮椅上的安全带系在老年人腰间(适用于下肢功能障碍或行走无力的老年人) (3) 床上卧位:使用可摇式床具时,将老年人床头摇起,抬高至与床具水平面成 30°(适用于完全不能自理的老年人)	8	"我扶您慢慢坐起来,您这样坐舒服吗?坐起有头晕吗?"	体位不舒适扣 2 分,一处不符合要求扣 1 分

续　表

程序	规范项目	分值	说明要点	评分标准
	3. 对于能够有效沟通的老年人,照护人员再次向老年人解释操作的目的、需要配合的动作以及注意事项等,取得老年人的配合	3	“爷爷,您这个体位舒适吗?在更衣及洗漱过程中,如有什么不舒服,请您告诉我。”	未沟通、未解释扣2分,漏一项扣1分
	4. 剃胡须 (1) 协助老年男性清洁面部后剃须,胡须较为坚硬时,可用温热毛巾热敷5～10分钟 (2) 一手绷紧皮肤,一手打开电动剃须刀开关,以从左至右、从上到下的顺序剃须 (3) 剃须完毕,用毛巾擦拭剃须部位,检查有无损伤,是否刮净,有无遗漏部位等,涂擦润肤油	10	“请您上身坐直头稍向后仰,现在我要用毛巾给您热敷,您试试这个温度合适吗?” “爷爷,现在我准备给您剃胡须,请您保持不动,有不舒服时请告诉我。”	水温不合适扣2分,烫伤扣4分,一处不符合要求扣2分
	5. 修剪指(趾)甲 (1) 手(或足)下铺纸巾,照护人员带一次性手套 (2) 照护人员左手握住老年人一只手的手指(或足的脚趾),右手持指甲刀(弧形)逐一修剪指甲达适宜长度 (3) 锉平边缘:用指甲锉逐一修理,锉平指甲边缘,脱下一次性手套	10	“爷爷,胡须已经剃完,现在准备给您修剪手(或足)甲,请您保持不动,以防剪伤您的手(趾)。”	一处不符合要求扣1分
	6. 检查整理仪容 (1) 检查老年人仪容是否干净 (2) 整理仪容,用毛巾擦拭,去除眼角、口角及鼻孔的分泌物 (3) 整理仪表,根据季节、地点、场合选择适宜着装,掸去服装上的头屑、脱落的头发	10	“爷爷,现在我们来擦拭眼角、口角及鼻孔的分泌物,请您轻轻闭上眼睛。这个温度合适吗?” “您的这件衣服厚薄合适吗?是否需要增减衣服?”	动作粗鲁扣5分,扣眼角、口角及鼻孔擦拭不干净扣2～6分,一处不符合要求扣1～3分
	7. 协助老年人照镜子,根据老年人要求做进一步修饰,满足老年人精神需求,让老年人满意	5	“爷爷,您照照镜子看,衣服的款式喜欢吗?您看还有什么需要吗?”	一处不符合要求扣1～5分
	8. 询问老年人的感受,叮嘱老年人注意安全,对于行动不便老年人嘱其不能自行下床,并放好床栏,整理用物,整理床单元,致谢	5	“爷爷,现在感觉怎么样?您是坐着还是躺下?因您行动不便,为保证您的安全,请不要自行离开轮椅(床),如有需要,请您使用床头铃,床头铃放在您的旁边,有需要请打铃。谢谢您的配合!”	体位不舒适扣3分,不告知安全扣5分,一处不符合要求扣1～3分
	9. 用物放回原处,清洗毛巾,晾干备用	4		一处不符合要求扣1分
	10. 记录:照护的内容及时间	2		一处不符合要求扣1分

续 表

程序	规范项目	分值	说明要点	评分标准
操作后评价 15 分	1. 按消毒技术规范要求分类整理使用后物品	5		一处不符合要求扣 1 分
	2. 言语通俗易懂,态度和蔼,沟通有效	5		沟通无效扣 2 分
	3. 全过程动作熟练、规范,符合操作原则	5		一处不符合要求酌情扣 1~2 分
注意事项 5 分	1. 尽量鼓励老年人自己完成力所能及的事,对于不能自己完成的事,照护人员要协助完成 2. 剃须时,要绷紧皮肤,以免刮伤皮肤 3. 尊重老年人的习惯及喜好,既往仪容仪表修饰、着装习惯等 4. 对于不能有效沟通或沟通障碍的老年人,应核对老年人的房间号、床号、床头卡信息及手腕带信息,并耐心解释 5. 温热毛巾热敷时,注意温度不超过 45℃,以免烫伤	5		一项内容回答不全或回答错误扣 1 分
总分:100				

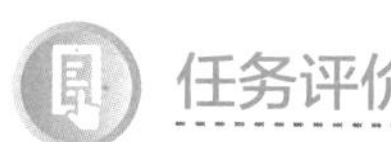

任务评价

仪容仪表修饰任务学习检测见表 6-5-2。

表 6-5-2 仪容仪表修饰任务学习检测

姓名:	专业:	班级: 学号:
任务分析	帮助老年人修饰的重要性及要求	
	帮助老年人修饰的观察要点	
任务实施	操作前:评估与准备	
	操作中:修饰仪容仪表	剃须 修剪指(趾)甲 整理仪容仪表
	操作后:整理及记录	

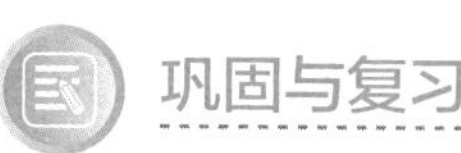

巩固与复习

单选题(扫描二维码)

单选题

(周晓燕)

任务六 衣物更换

学习目标

1. 知识目标 能正确说出协助老年人衣物更换技术的评估和观察要点。
2. 能力目标 能根据病情运用正确的操作方法及流程协助老年人进行床上衣物更换。
3. 素质目标 在协助衣物更换过程中注重人文关怀，尊重、关爱老年人，具有高度责任感和良好的沟通能力。

任务导入

任务描述：刘爷爷，70 岁，失能老年人，既往因脑梗死后遗症左侧肢体偏瘫而卧床多年，左手屈曲，无法伸直，左侧脚不能弯曲，口齿不清。今日查房，照护人员为老人翻身时发现裤子被尿湿，照护人员需根据老人的肢体情况为其更换衣物。

问题：按照照护计划，照护人员应该怎么协助刘爷爷更换衣物？

任务目标

1. 刘爷爷理解并配合操作，更换过程顺利。
2. 刘爷爷衣物整洁，外阴部皮肤清洁、干燥。
3. 刘爷爷在清洗和更换衣物过程中无不适反应。

任务分析

老年人身体由于脊柱弯曲、关节硬化等生理变化，身体各部位长度变短，活动范围减少甚至活动受限。老年人的体质和年轻人差别也较大，所以老年人的着装更要有讲究。正确地为老年人选择衣着，及时为老年人更衣，对于提升老年人的舒适度，提升自信，改善健康有很大的帮助。照护人员需掌握老年人穿着应具有的 4 个特点、为老年人选择及搭配衣物等相关知识及协助老年人更换开襟衣服、穿脱套头上衣、更换裤子等服务技能。

老年人着装不仅要美观、保暖，更要舒适、健康。有些老年人由于年老体弱，自理能力下降，需要照护人员协助穿、脱衣服。因此，照护人员掌握快捷适宜的穿脱衣服方法，可避免老年人受凉，同时减轻照护劳动强度。老年人选择合适的服装穿着，不仅感觉舒适，而且对健

康大有益处。老年人穿着应具有实用、舒适、整洁、美观 4 个特点。

（一）实用

衣着有保暖防寒的作用。老年人对外界环境的适应能力较差，许多老年人冬季畏寒、夏季畏热。因此，老年人穿着首先要考虑冬装求保暖，夏装能凉爽。

（二）舒适

穿着应力求宽松舒适，柔软轻便，利于活动。在面料选择上，纯棉制品四季适宜。夏季选用真丝、棉麻服装凉爽透气。

（三）整洁

衣着整洁不仅使老年人显得神采奕奕，也有利于身体健康。内衣及夏季衣服更应常洗常换。

（四）美观

根据老年人自身文化素养、品味选择适宜的老年人服装。以款式上简洁明快，方便穿着较为适合。

任务实施

一、老年人衣物更换工作指引

老年人衣物更换工作流程见图 6－6－1。

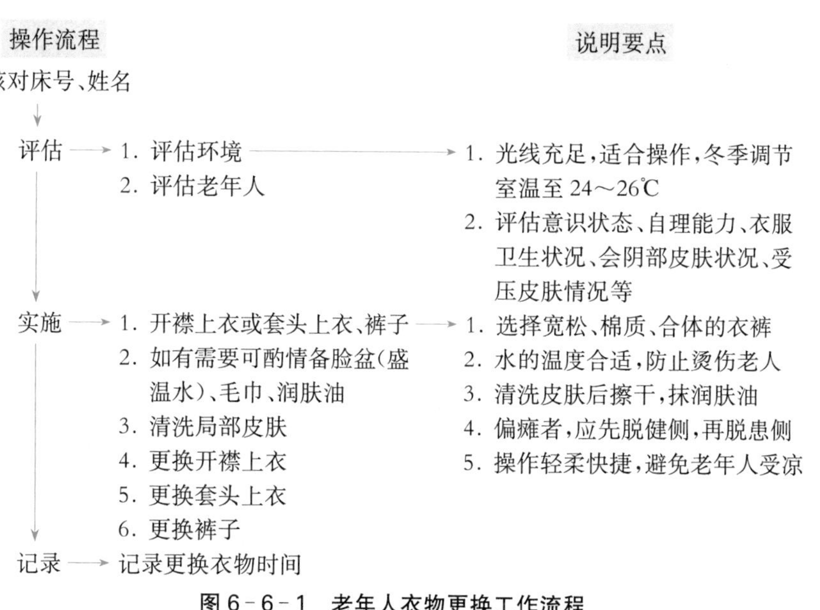

图 6－6－1　老年人衣物更换工作流程

二、协助更换衣物操作流程及评分标准

协助更换衣物操作流程及评分标准见表 6－6－1。

表 6-6-1　协助更换衣物操作流程及评分标准(标准分 100 分)

程序	规范项目	分值	说明要点	评分标准
操作前准备20分	1. 仪表端庄,着装整洁	2	着装整洁,指甲剪短,双手洁净,态度和蔼可亲	一处不符合要求扣 1 分
	2. 目的:更换清洁衣服,满足舒适的需求	2		一项内容回答不全或回答错误扣 1 分
	3. 评估 (1) 评估环境:关闭门窗、拉上窗帘,冬季调节室温至 24～26℃,光线充足,适合操作 (2) 评估老年人的意识状态、生活自理能力、清洁习惯和衣服卫生 (3) 评估老年人身体状况、受压局部皮肤和会阴部皮肤情况等 (4) 沟通:向老年人解释操作目的和方法,以取得配合,询问有无特殊要求 (5) 对于不能进行有效沟通或低效沟通的老年人,应主动核对老年人相关信息,耐心解释,用心观察不适反应	5	"爷爷您好！我是护士××。今天负责您的治疗和日常生活照护,请告诉我您的姓名和床号;我现在查看您的衣服是否需要更换好吗？您的裤子被尿湿,衣服也脏了,您的肢体活动都方便吗？我一会帮您准备干净的衣物,在床上换衣服好吗？请您稍等,我去准备用物。谢谢!"	未评估扣 5 分,评估不全一项扣 2 分,未解释扣 2 分
	4. 洗手	2		不洗手扣 2 分
	5. 老年人准备:询问老年人更衣前是否需要大小便,根据需要协助排便	4	"请问您需要大小便吗?"	一处不符合要求扣 1 分
	6. 用物准备:清洁的开襟上衣或套头上衣、裤子,清洁干燥、大小适中、厚薄适宜,根据需要准备轮椅、靠垫、枕头,可酌情备脸盆(盛温水)、毛巾、润肤油等	5		少一件或一件不符合要求扣 1 分
操作流程60分	1. 携用物至床旁,向老年人解释,核对姓名和床号	5	"爷爷您好！我需再次核对您的信息,请问您叫什么名字？我将协助您更衣,在这个过程中,您如感觉不适,请您及时告诉我。"	不解释扣 2 分不核对扣 3 分
	2. 更换开襟上衣 (1) 解衣,侧卧 1) 拉起对侧床栏 2) 掀开盖被,解开上衣纽扣 3) 一只手扶住老年人肩部,另一只手扶住老年人髋部,协助老年人 (2) 翻身侧卧:观察局部皮肤,如皮肤被尿液浸润先清洗皮肤,擦干,抹润肤油,睡平 (3) 脱旧穿新 1) 脱去上侧衣袖:先近侧后对侧顺序脱衣袖	15	"爷爷您好！现在我们先脱一侧衣袖,请您放松好吗?" "我协助您慢慢翻身,您的皮肤被尿液浸润,我准备帮您擦洗皮肤,您试试这个温度合适吗?" "皮肤擦干净了,要抹润肤油,有一些凉凉的感觉。" "现在我协助您侧身,帮您脱去脏衣服并换上干净的衣服,有什么不舒服请您告诉我。"	体位不舒适扣 2 分,一处不符合要求扣 1 分,不注意保暖扣 1～5 分

续 表

程序	规范项目	分值	说明要点	评分标准
	2) 取清洁开襟上衣,先穿好上侧的衣袖 3) 其余部分(清洁及被更换的上衣)平整地掖于老年人身下 4) 协助老年人取平卧位 5) 从老年人身下拉出清洁及被更换的上衣,脱下被更换上衣的另一侧衣袖,穿好清洁上衣另一侧衣袖,整理、拉平衣服,扣好纽扣 (4) 盖好被子,注意保暖			
	3. 更换套头上衣 如病情允许可协助老年人取坐位 (1) 脱衣 1) 站在老年人的身后或患侧,指导、协助老年人用将衣服下摆尽可能向上挽起至胸部并将头部从领口退出 2) 一手扶住老年人肩部,一手脱出健侧衣袖,再脱患侧衣袖 (2) 穿衣 1) 辨别上衣前后 2) 照护人员一手从衣袖口处伸入至衣身开口处,握住老年人手腕,将衣袖套入老年人手臂,同法穿好另一侧(先穿患侧再穿健侧) 3) 握住衣身背部的下开口至领口部分,套入老年人头部	15	“爷爷,为方便穿脱衣服,我协助您坐起来好吗?” “爷爷,现在我协助您把上衣脱出,先将衣服下摆尽可能向上挽,请您稍稍低头,我帮您把衣服从头部退出。” “脱了衣服现在脱衣袖,先脱健手这一侧,再脱患手的一侧,您配合得非常好。” “现在我们来穿上衣,您喜欢我帮您挑选的衣服吗?穿衣服和脱衣服相反,我们先穿患侧衣袖,再穿健侧衣袖,有什么不舒服请您告诉我。” “请您稍稍低头,我帮您把衣服从头部穿好。”	体位不舒适扣2分,一处不符合要求扣1分,不注意保暖扣1~5分
	4. 更换裤子 根据老年人的身体状况,协助老年人取坐位或平卧位(如尿湿者需擦身时,不宜取坐位) (1) 脱下裤子 1) 为老年人松开裤带、裤扣 2) 协助老年人身体右倾,将裤子左侧部分向下拉至臀下 3) 协助老年人身体左倾,将裤子右侧部分向下拉至臀下 4) 照护人员两手分别拉住老年人两侧裤腰部分向下至膝部,抬起一侧下肢,褪去一侧裤腿。同样方法,褪去另一侧裤腿 (2) 观察局部皮肤,如皮肤被尿液浸润先清洗皮肤,擦干,抹润肤油 (3) 更换裤子 1) 取清洁裤子辨别正反面 2) 照护人员左手从裤管口套入至裤腰开口,轻握老年人脚踝,右手将裤管向老年人大腿方向提拉。同样方法穿上另一条裤管	15	“爷爷,您是坐着舒服还是躺着舒服。” “爷爷,请您稍向右倾,我协助您将左侧的裤头下拉至臀下,现在请稍向左倾,我协助您将右侧的裤头下拉至臀下。” “爷爷,请您坐稳(躺平),请问,您可以抬起脚吗?如果可以,现在请您轻轻抬起右脚,我脱下右侧裤子后再抬起左脚,我协助您再脱去左侧裤子,请您慢些,注意安全,我也在旁边保护您。” “您的皮肤被尿液浸润,我准备帮您擦洗皮肤,您试试这个温度合适吗?皮肤擦干净了,要抹润肤油,有一些凉凉的感觉;如有任何不舒服或感觉到冷,请及时告诉我。”	体位不舒适扣2分,一处不符合要求扣1分,不注意保暖扣1~5分

续 表

程序	规范项目	分值	说明要点	评分标准
	3) 照护人员两手分别拉住两侧裤腰部分向上提拉至老年人臀部 4) 协助老年人身体左倾,将右侧裤腰部分向上拉至腰部,再协助老年人身体右倾,将裤子左侧部分向上拉至腰部 5) 系好裤带、裤扣 (4) 操作过程中注意保暖		“爷爷,现在我协助您换上干净的裤子,请抬起您的右脚,待我协助您穿好右侧裤腿时,再抬起左脚穿左侧的裤腿。” “爷爷,现在我协助您稍左倾,将右侧的裤头上拉至腰部;现在请稍向右倾,我协助您将左侧的裤头上下拉至腰部。” “我协助您系好裤带、裤扣,这个松紧合适吗?” “爷爷,现在衣裤都换好了,请问,这样的厚薄合适吗?衣服的款式您喜欢吗?”	
	5. 协助老年人盖好被子,整理床单位,致谢	5	“爷爷 ,现在已经帮您更换好衣服和裤子,还有什么需要帮助的吗? 谢谢您的配合!”	一处不符合要求扣 1 分
	6. 洗手、记录	5		一处不符合要求扣 1 分
操作后评价 15 分	1. 按消毒技术规范要求分类整理使用后物品	5		一处不符合要求扣 1 分
	2. 言语通俗易懂,态度和蔼,沟通有效	5		态度言语不符合要求各扣 1 分,沟通无效扣 2 分
	3. 全过程动作熟练、规范,符合操作原则	5		一处不符合要求酌情扣 1~2 分
注意事项 5 分	1. 在操作前应向老年人说明操作内容,以取得合作 2. 一次性备齐用物,保证操作的连贯性 3. 根据季节关门窗,调节好室温,以 22~26℃为宜,防止老年人着凉 4. 操作过程中动作敏捷、轻柔,尽量减少翻动和暴露,随时关心老年人,必要时注意遮挡,保护老人隐私 5. 尽量为老年人选择开襟上衣和装松紧带的裤子,药物按先穿在上、后穿在下的顺序摆放,便于操作	5		一项内容回答不全或回答错误扣 1 分
总分:100				

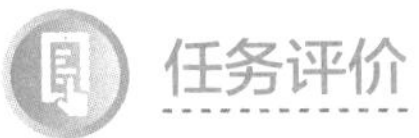

任务评价

衣物更换任务学习检测见表 6－6－2。

表 6－6－2　衣物更换任务学习检测

姓名：	专业：	班级：	学号：
任务分析	帮助老年人更衣的重要性及要求		
	老年人衣物的选择及搭配		
任务实施	操作前：评估与准备		
	操作中：更衣帮助		
	操作后：整理与记录		

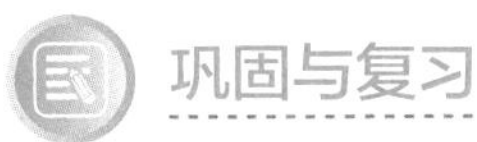

巩固与复习

单选题(扫描二维码)

单选题

（周晓燕）

任务七 压疮预防

学习目标

1. 知识目标　能正确说出老年人压疮预防的观察要点和预防方法。
2. 能力目标　能按照压疮预防操作规程的要求规范工作。
3. 素质目标　在压疮预防过程中注重人文关怀，具有高度责任感，具有良好的沟通能力。

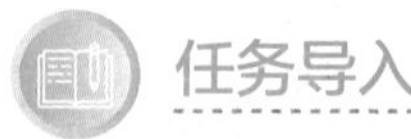

任务导入

任务描述：刘爷爷，86 岁，3 年前因无人照护入住养老机构，平日可使用手杖独立行走。3 天前刘爷爷在护理区走廊行走时不慎跌倒，经医院诊断为骶尾部软组织挫伤。经医院初步处理后转回养老院保守治疗。医生告知老人近期需卧床休养，保证营养摄入，按规定时间复查；告知照护人员注意保持刘爷爷床单元及个人清洁卫生，协助老人定时翻身，避免压疮发生。

问题：按照照护计划，照护人员应该怎么为刘爷爷进行压疮预防？

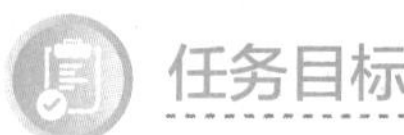

任务目标

1. 刘爷爷卧床期间床单位及个人卫生维持清洁状态。
2. 刘爷爷卧床期间皮肤完好，未出现压疮。

任务分析

长期卧床的老年人最易出现的皮肤问题是压疮，一旦发生压疮，不仅给老人带来身体的痛苦、加重病情及延长疾病康复时间，严重时还会因继发感染引起败血症而危及生命。因此，必须加强卧床老人的皮肤护理，预防和减少压疮的发生。

一、压疮的定义

压疮又称压力性损伤(pressure injury)，是指皮肤和(或)皮下组织的局限性损伤，由压力或压力合并剪切力作用所致，通常发生在骨隆突处部位，也可能与医疗器械或其他物体有关。

绝大多数压疮是可以预防的，照护人员需掌握老年人压疮预防的观察要点和预防方法

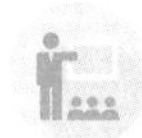

等知识，以及为卧床老年人翻身的服务技能。

二、压疮预防的观察要点

1. 身体状况　包括意识状态、营养状况、心理状况，有无发热、疼痛、水肿、二便失禁等。

2. 皮肤状况　根据老年人不同的卧位，重点查看骨隆突处和受压部位皮肤情况，如皮肤颜色、温度、感觉、潮湿，有无压红、水泡、破溃等。

3. 躯体移动/活动能力　如体位、约束/限制情况、肢体活动范围等。

4. 预防措施落实情况　如皮肤、床单元的清洁卫生，预防性用具使用情况等。

上述因素是老年人发生压疮的高危因素，照护人员应注意观察。

三、压疮的预防方法

照护人员对老年人进行压疮风险评估，保持其皮肤完整性对于预防压疮至关重要。通过体位变换和早期活动、皮肤护理、营养支持、使用预防性用具等措施可以降低压疮发生的风险。

（一）老年人压疮风险评估

护士应对老年人的压疮风险进行有效评估，评估压疮风险的工具较多，例如 Waterlow、Norton、Douglas、Braden，并且评分机制不同。目前，临床最常用的是 Braden 危险因素评估表（表 6－7－1），评估内容包括感觉、潮湿、活动力、移动力、营养、摩擦力和剪切力 6 个部分，总分值范围 6～23 分，分值越少，提示压疮发生的风险越高。评分≤18 分，提示患者有发生压疮的风险，应采取有效措施进行预防并按时进行皮肤情况的追踪；评分≤9 分，属于极度危险，要给予高度重视。

表 6－7－1　Braden 危险因素评估表

项目/分值	1 分	2 分	3 分	4 分
感觉	完全丧失	严重受损	轻度受损	未受损伤
潮湿	持久潮湿	非常潮湿	偶尔潮湿	很少潮湿
活动力	卧床不起	局限于椅	偶尔步行	经常步行
移动力	完全不能	严重受限	轻度受限	不受限
营养	非常差	可能不足	适当	良好
摩擦力/剪切力	有问题	有潜在问题	无明显问题	——
压疮风险分级	轻度危险：总分 18～15 分 中度危险：总分 14～13 分 高度危险：总分 12～10 分 极度危险：总分 9 分以下			

（二）体位变换和早期活动

（1）对活动能力受限、衰弱的卧床老年人，应定时协助其变换体位。

（2）翻身频率需根据老年人病情、活动能力以及皮肤状况而定，一般每 2 小时翻身一次,必要时每30分钟翻身一次。

(3) 变换体位时需掌握翻身技巧或借助辅助装置,避免推、拉、拖等动作。

(4) 体位变换后需合理摆放体位。长期卧床的老年人,可使用翻身枕置于老年人腰背部,使身体与床面形成30°侧卧位;病情允许的情况下床头抬高30°内,减少软组织变形;长期坐位的老年人,应指导其减轻压力的动作,如有意识的重心转移、间歇性站立、手臂撑起/向上抬等。

(5) 可使用泡沫床垫、空气床垫/床罩、减压坐垫等支撑面,增加压力的再分布、降低剪切力。

(6) 鼓励卧床老年人在耐受范围内尽可能快地恢复坐位或离床活动;对于活动受限的老年人,病情允许的情况下,应尽早协助其进行床上肢体功能被动练习。活动时注意保护老年人的安全,防止跌倒等意外事件。

(三) 皮肤护理

(1) 注意保持皮肤清洁和适度湿润,清洗的频率应个性化,避免过度清洁导致皮肤干燥。

(2) 避免使用碱性肥皂和清洁剂,可使用清水、湿纸巾、免洗清洁剂等产品清洁皮肤。

(3) 失禁后应立即清洁皮肤,并使用高吸收性失禁产品保护皮肤。

(4) 清洁、擦干和应用隔离产品时,应避免剧烈按摩或揉搓皮肤,以免因摩擦而损伤皮肤。

(5) 保持床单元的平整、清洁、干燥,条件允许的情况下,可使用低摩擦系数织物的床上用品(如仿丝织物),以减轻对皮肤的摩擦。

(6) 选择柔软、宽松、吸汗且不刺激皮肤的衣物,定期更换,一旦潮湿应立即更换。

(7) 对有高风险压疮的老年人,在条件允许的情况下尽早使用多层软硅胶酮泡沫敷料进行保护性预防。

(四) 营养支持

(1) 对于有发生压疮风险的老年人,应进行营养筛查并制订个性化营养护理计划。

(2) 对于有营养不良风险的压疮风险的老年人,应优化能量和蛋白质的摄入,必要时增加高能量、高蛋白强化食品和/或营养补充剂。

(3) 对于不能经口进食的老年人可通过胃管或静脉方式补充营养。

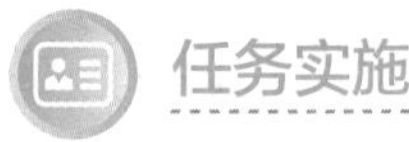

任务实施

一、协助老年人翻身工作指引

协助老年人翻身工作流程见图6-7-1。

二、协助翻身操作流程及评分标准

协助翻身操作流程及评分标准见表6-7-2。

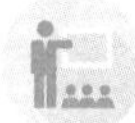

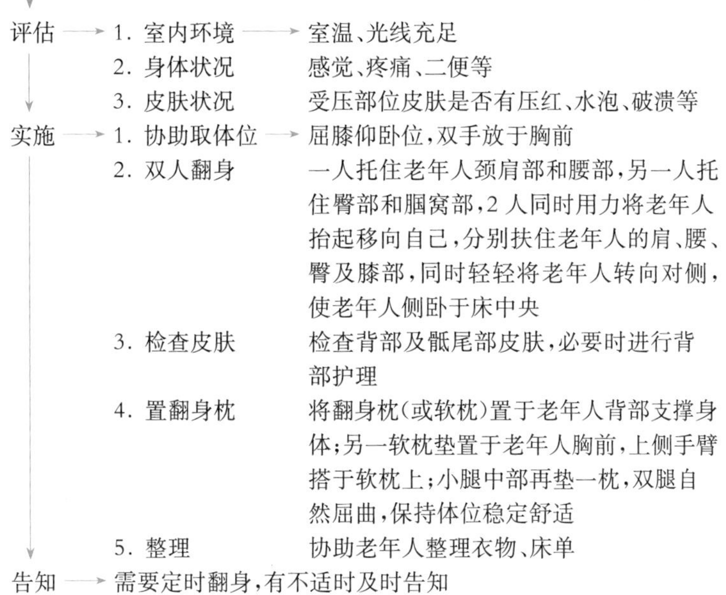

图 6－7－1　协助老年人翻身工作流程

表 6－7－2　协助翻身操作流程及评分标准（标准分 100 分）

程序	规范项目	分值	说明要点	评分标准
操作前准备20分	1. 仪表端庄，着装整洁	2	着装整洁，指甲剪短，双手洁净，态度和蔼可亲	一处不符合要求扣 1 分
	2. 目的 (1) 帮助卧床患者变化卧位，使其舒适、安全 (2) 减轻患者局部组织受压，防止压疮发生 (3) 减少并发症，如坠积性肺炎等 (4) 改善血液循环，防止肌肉挛缩	4		回答不全一项扣 1 分
	3. 评估 (1) 评估环境：关闭门窗，调节室温 24～26℃，光线充足 (2) 询问身体状况 (3) 评估局部皮肤状况 (4) 沟通：向老年人说明翻身的目的，询问是否需要协助排便	9	“刘爷爷您好！我是护士××。您现在感觉怎么样？骶尾部疼痛吗？有麻木的感觉吗？您的骶尾部受伤了，不能平卧压迫骶尾部，我现在协助您翻身侧睡好吗？翻身之前我需要先检查一下您的皮肤看看是否有压红、起水泡、溃烂这些情况。您的肩胛部、足跟这些受压的部位有轻微压红，骶尾部皮肤压红比较明显，需要马上翻身。请问您现在需要解大小便吗？	未评估扣 5 分，评估不全一项扣 2 分，未解释、未沟通各扣 3 分

续　表

程序	规范项目	分值	说明要点	评分标准
			我去准备翻身枕，并请一位同事来协助我，请您稍等一下，谢谢！”	
	4. 洗手、戴口罩	2		一处不符合要求扣1分
	5. 准备用物：翻身枕1个，软枕2个（或软枕3个）	3		少一件扣1分
操作流程60分	1. 携用物至床旁，做好解释沟通	5	“爷爷您好！这是我的同事××，我们将共同协助您翻身，在翻身过程中，您如果感觉不适，请您及时告诉我。”	不解释扣3分
	2. 松开被子，放下近侧床栏，协助老年人取屈膝仰卧位，双手放于胸前	8	“爷爷，请把膝盖弯曲，两手放到胸前来。”	一处不符合要求扣2分
	3. 双人翻身：一人托住老年人颈肩部和腰部，另一人托住臀部和腘窝部，2人同时用力将老年人抬起移向自己，分别扶住老年人的肩、腰、臀及膝部，同时轻轻将老年人转向对侧，使老年人侧卧于床中央	15	“请听我们的口令翻身侧卧，1、2、3转，很好。”	一处不符合要求扣2分
	4. 检查背部和骶尾部皮肤，必要时做背部护理	8	“您的皮肤是完整的。”	未检查扣3分，漏检查一处扣2分
	5. 将翻身枕（或软枕）置于老年人背部支撑身体；另一软枕垫置于老年人胸前，上侧手臂搭于软枕上；小腿中部再垫一枕，双腿自然屈曲，保持体位稳定舒适	10	“爷爷，我们已经帮您翻好身了，您觉得这样侧睡舒适吗？”	一处不符合要求扣2分
	6. 整理好老年人衣物，盖好被子，拉起床栏	6	“保持床单和老人衣物的平整。”	一处不符合要求扣2分
	7. 告知老年人注意事项	8	“爷爷，为了防止压疮发生，您需要定时翻身，2个小时之后我们再过来协助您翻身，在此期间您有其他需求和不适都可以及时按床头呼叫我们。您现在还有什么需要吗？谢谢您的配合！”	未告知扣3分，告知不全一处扣2分
操作后评价15分	1. 洗手	2		不洗手扣2分
	2. 记录：包括翻身时间、体位、皮肤情况（潮湿、压红、水泡、破溃等）	5		记录不全一处扣1分
	3. 发现异常情况及时报告、处理	5		一处不符合要求扣2分
	4. 全过程动作熟练、规范，符合操作原则	3		

续 表

程序	规范项目	分值	说明要点	评分标准
注意事项5分	1. 协助老年人翻身时，不可拖拉，以免擦伤皮肤 2. 移动体位后，须用软枕垫好，以维持舒适位置 3. 根据病情及皮肤受压情况，确定翻身间隔时间，做好交班 4. 翻身时注意为老年人保暖并防止坠床 5. 若老年人身上置有导管，翻身时应先将导管安置妥当，翻身后检查各导管是否扭曲、受压，注意保持导管通畅，防止管道脱落	5		一项内容回答不全或回答错误扣1分
总分：100				

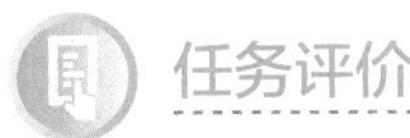

任务评价

压疮预防任务学习检测见表6-7-3。

表6-7-3 压疮预防任务学习检测

姓名：	专业：	班级：	学号：
任务分析	压疮的定义及帮助老年人翻身的目的		
	预防压疮的观察要点		
	预防压疮发生的方法		
任务实施	操作前：评估与准备		
	操作中：协助翻身		
	操作后：整理、记录及报告		

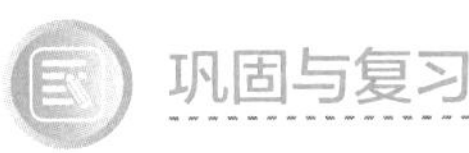

巩固与复习

单选题

一、单选题（扫描二维码）

二、案例题

王奶奶，70岁，因脑血管意外右侧下肢瘫痪卧床，照护人员在护理中重要做好防压疮的工作。

（1）照护人员描述发生压疮的常见原因不正确的是（　　）。

A. 偏瘫后不能自行翻身

B. 大小便失禁未及时清理

C. 营养摄入不足

D. 床单不平整

E. 穿柔软、宽松的棉质睡衣

(2) 照护人员提供的压疮护理措施中错误的是(　　)。

A. 每天为王奶奶按摩左侧肢体 2 次

B. 每隔 2 小时为王奶奶翻身一次

C. 尽量让王奶奶保持半坐卧位

D. 和家属沟通增加探望次数

E. 每天用温水帮王奶奶擦身

(3) 王奶奶压疮最常发生的部位是(　　)。

A. 足跟部

B. 肘部

C. 肩峰部

D. 坐骨结节

E. 骶尾部

（金　婕）

任务八 终末消毒

学习目标

1. 知识目标 能正确说出终末消毒的类别及消毒方法。
2. 能力目标 能按照终末消毒操作规程的要求规范工作。
3. 素质目标 在终末消毒过程中注重人文关怀，具有高度责任感，具有良好的沟通能力。

任务导入

任务描述：邓爷爷，96 岁，患有中度阿尔茨海默病的失智老年人，半年前从医院转到养老机构。老人有高血压、冠心病史，二便失禁，使用尿不湿，采用安全保护措施。某日，护理人员为老人进行午后照护时，老人突然出现呼吸急促、面色苍白等症状，护理人员立即停止操作并通知医生，医生到场后立即抢救并联系"120"，"120"工作人员赶到后抢救无效，老人死亡。殡仪馆车辆将老人遗体运走后，护理人员须对该老人床单位、居室进行终末消毒。

问题：按照护理计划，护理人员应该怎么对床单位、居室进行终末消毒？

任务目标

1. 床单位和居室消毒及时彻底、清洁美观。
2. 室内其他人员理解并配合操作。
3. 床单位和居室做好迎接新照护对象的准备。

任务分析

终末消毒是指传染源（包括患者和隐性感染者）离开有关场地后进行的最后一次彻底消毒，应确保终末消毒后的场所和其中的各种物品不再有病原体的存在。如医院内的感染症患者出院、转院或死亡后对其居住的病室及污染物品进行的消毒。护理人员需掌握终末消毒的概念、终末消毒的类别等相关知识，以及对房间进行紫外线消毒等终末消毒的服务技能。

一、终末消毒的重要性

终末消毒进行得越及时、越彻底，防疫效果就越好。老年人身体功能日益下降，身体抵抗力下降，容易发生各种感染，最常见的是呼吸道感染，感染发生后容易继发各种并发症，如气管炎、肺炎等，导致老年人病情加重，给家庭和社会带来一定的经济负担。通过加强对房间行终末消毒，可以有效降低感染事件的发生，提高老年人生活质量。

二、终末消毒的类别

终末消毒的分类见表 6-8-1。

表 6-8-1　终末消毒的分类

类别	消毒方法
空气	紫外线灯照射
地面、家具	消毒剂喷洒、擦拭
枕芯、被褥	日光曝晒 6 小时以上
医疗用具(金属、橡胶、搪瓷、玻璃类)	擦拭、消毒剂浸泡、煮沸，高压灭菌
体温计、听诊器	75%乙醇浸泡、擦拭
日常用物餐具、水杯、便器等	含氯消毒液浸泡
垃圾	集中焚烧

任务实施

一、老年人床单位、居室终末消毒工作指引

老年人床单位、居室终末消毒工作流程见图 6-8-1。

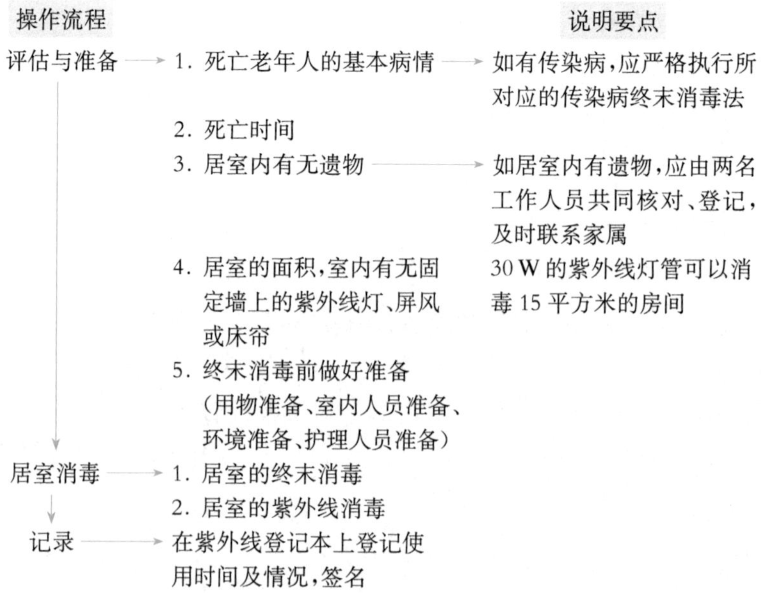

操作流程		说明要点
评估与准备 →	1. 死亡老年人的基本病情 →	如有传染病，应严格执行所对应的传染病终末消毒法
	2. 死亡时间	
	3. 居室内有无遗物 →	如居室内有遗物，应由两名工作人员共同核对、登记，及时联系家属
	4. 居室的面积，室内有无固定墙上的紫外线灯、屏风或床帘	30 W 的紫外线灯管可以消毒 15 平方米的房间
	5. 终末消毒前做好准备(用物准备、室内人员准备、环境准备、护理人员准备)	
↓ 居室消毒 →	1. 居室的终末消毒	
	2. 居室的紫外线消毒	
↓ 记录 →	在紫外线登记本上登记使用时间及情况，签名	

图 6-8-1　老年人床单位、居室终末消毒工作流程

 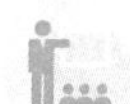

二、终末消毒操作流程及评分标准

终末消毒操作流程及评分标准见表 6－8－2。

表 6－8－2　终末消毒操作流程及评分标准(标准分 100 分)

程序	规范项目	分值	说明要点	评分标准
操作前准备30分	1. 仪表端庄,着装整洁	2	着装整洁,指甲剪短,双手洁净	一处不符合要求扣 1 分
	2. 目的:完全消灭死亡老年人所播散的、遗留在居室和各种物体上的存活的病原体	2		回答错误扣 2 分
	3. 洗手、戴好口罩、手套,必要时戴眼罩、穿隔离衣	4		不洗手、戴口罩扣 2 分
	4. 沟通 (1) 如有死者家属在场,给予其理解、同情和帮助 (2) 给予同居室老年人心理支持 (3) 向室内其他人员解释紫外线消毒的方法和注意事项,征得同意和配合	3		态度言语不符合要求各扣 1 分,沟通无效扣 2 分
	5. 评估 (1) 死亡老年人的基本病情(有无传染病) (2) 死亡时间 (3) 居室内有无遗物 (4) 居室的面积,室内有无固定墙上的紫外线灯、屏风或床帘	5		未评估扣 5 分,评估不全一项扣 2 分
	6. 物品准备:消毒液、拖把、抹布、污物袋、屏风、固定式紫外线灯或移动式紫外线车、紫外线登记本,必要时备大单、防紫外线伞、墨镜、口罩等	5		一处不符合要求扣 1 分
	7. 环境准备 (1) 使用紫外线灯消毒前确保室内整洁,肉眼不可见灰尘和污垢,关闭门窗,关闭日光灯 (2) 将房间内的杯子、餐盒盖好盖子	5		少一件或一件不符合要求扣 1 分
	8. 室内人员准备 (1) 活动的老年人:需在照护人员的陪伴下离开房间(搀扶或轮椅推出),待在一个安全、温暖的地方,并有人看护,防止走失或摔倒,以避开紫外线 (2) 活动不便的老年人:屏风挡护,并以大单或盖被保护身体及皮肤,嘱其佩戴墨镜,戴口罩,闭上眼睛;头部可用支架或防紫外线伞,支架外覆盖稍厚的棉布遮挡头面部	4	“请室内人员离开,现在进行室内消毒。”	

续 表

程序	规范项目	分值	说明要点	评分标准
操作流程50分	1. 居室的终末消毒 (1) 消毒前准备：照护人员打开各种柜门、抽屉，翻转床垫，关闭门窗 (2) 选用消毒方法：照护人员选用适宜的方法进行房间消毒 (3) 消毒后处理：打开门窗通风，将床上用品放入污物袋，用消毒液擦拭地面、家具	25		一处不符合要求扣2分
	2. 居室的紫外线消毒 (1) 将紫外线车/灯携至床旁，远离老年人头部；检查紫外线车/灯，确保处于备用状态 (2) 连接电源，再次确认老年人的保护情况 (3) 打开开关消毒 (4) 将紫外线车/灯的开关打开，照射时间为30～60分钟，对房间进行消毒 (5) 紫外线灯打开的过程中，要定时巡视病房情况，确保老年人的安全 (6) 照射时间完成后，关闭紫外线车/灯的开关，断开电源 (7) 整理用物：将紫外线车/灯移走，放回原处，用清洁的棉布擦拭 (8) 洗手、登记：在紫外线登记本上登记使用时间及情况，签名	25		一处不符合要求扣2分
操作后评价15分	1. 全过程动作熟练、规范，符合操作原则	5		一处不符合要求酌情扣1～2分
	2. 妥善安置居室的老年人	5		一处不符合要求酌情扣1～2分
	3. 言语通俗易懂，态度和蔼，沟通有效	5		态度言语不符合要求各扣1分，沟通无效扣2分
注意事项5分	1. 如有传染病，应严格执行所对应的传染病终末消毒法 2. 用于空气消毒时，注意紫外线灯距离地面2 m内才能起消毒作用 3. 用于物品消毒时，如选用30 W外线灯管，有效照射距离为25～60 cm，30 W的紫外线灯管可以消毒15 m^2 的房间。使用紫外线车或灯前，应观察紫外线照射时间及累计照射时间（若在消毒过程中因特殊情况而终止消毒，再次打开需重新计时）	5		一项内容回答不全或回答错误扣1分

续 表

程序	规范项目	分值	说明要点	评分标准
	4. 对卧床老年人进行皮肤防护时，应防止窒息，头部覆盖时一定注意口鼻处，要留出空隙，便于呼吸			
总分：100				

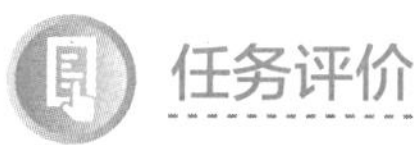

任务评价

终末消毒任务学习检测见表 6-8-3。

表 6-8-3 终末消毒任务学习检测

姓名：	专业：	班级：	学号：
任务分析	终末消毒的重要性和要求		
	终末消毒的类别		
任务实施	操作前：评估与准备		
	操作中：居室消毒	居室的终末消毒 居室的紫外线消毒	
	操作后：整理、安置与记录		

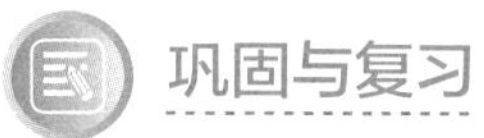

巩固与复习

单选题

一、单选题（扫描二维码）

二、案例题

李爷爷，因年龄过大，自然死亡，他的儿女得知消息后，将李爷爷遗体带回了家。

（1）对李爷爷住过的房间，护理人员的处理措施正确的是（　　）。

A. 按传染病终末消毒法

B. 按一般终末消毒法

C. 空置，不住人

D. 用消毒液喷洒

E. 开窗通风

（2）以下处理措施正确的是（　　）。

A. 让家属尽快运走尸体，以免同住其他老人产生恐惧心理

B. 举行简单告别仪式，让同住的其他老人和李爷爷告别

C. 拉上屏风，封锁消息，避免其他老人产生恐惧心理

D. 照护人员收好遗物，等家属来后，交于家属

E. 向家属说明死亡时间、原因

(3) 李爷爷用过的体温计,处理方法是(　　)。

A. 酒精浸泡后,可继续使用

B. 遗弃

C. 属于遗物,留给家属

D. 高温消毒后,可继续使用

E. 消毒剂喷洒后,可继续使用

(唐春妮)

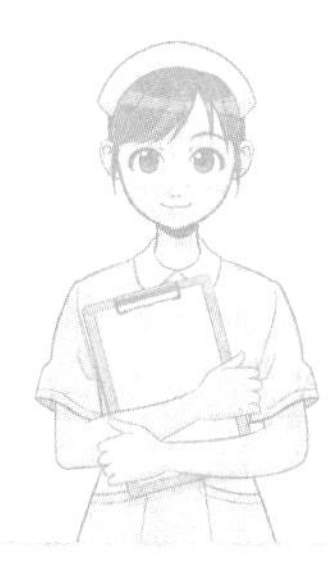

项目七

冷热应用

任务一 热水袋使用

学习目标

1. 知识目标　能正确说出热水袋使用的评估和观察要点。
2. 能力目标　能按照热水袋使用规程的要求规范工作。
3. 素质目标　在热水袋使用过程中注重人文关怀，具有高度责任感，具备良好的沟通能力。

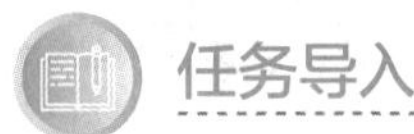

任务导入

任务描述：王奶奶，88 岁，自理老年人，在某老年公寓包房居住。2 天前因突然降温，在晚班照护人员小王查房时，王奶奶提出天气冷要在被窝放置装有热水的暖水袋，照护人员小王婉言劝说，告知老年人使用热水袋容易发生烫伤，如果感觉冷可以帮助老人开空调。老人认为使用空调取暖房间内太过干燥不舒服，坚持使用热水袋。照护人员小王需要协助王奶奶使用热水袋并告知王奶奶使用热水袋的注意事项。

问题：按照照护计划，照护人员应该怎么协助王奶奶使用热水袋并告知注意事项？

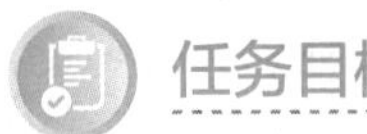

任务目标

1. 王奶奶在照护人员小王的协助下正确使用热水袋。

2. 王奶奶知道了使用热水袋的注意事项，并按照注意事项的要求配合完成热水袋的使用。

3. 王奶奶晚上睡觉时温暖舒适。

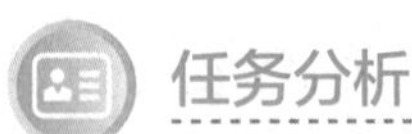

任务分析

一、热水袋类型

（一）橡胶热水袋

热水袋是以橡胶制成的袋囊，在袋囊中装入热水，一般加入袋囊的 2/3 热水，拧紧盖子，擦干水后套布袋放置所需部位，达到取暖的目的。

（二）电热水袋

将电热水袋平放于干燥水平台面上，连接电源充电大约 5 分钟，充电指示灯灭后断开电

源即可放置在所需部位，用于取暖。

（三）其他致热用物——暖宝宝

使用前，去掉外袋，让内袋（无纺布袋）充分暴露在空气中，贴至所需部位，立刻就能发热。

使用暖宝宝注意事项如下。

（1）贴于内衣的外侧，不要直接贴于老年人皮肤上。

（2）晚上睡觉时不宜使用，防止低温伤。

（3）避免真空塑料包装袋损伤或破坏，否则产品会失效。

二、热水袋的安全使用

（一）使用热水袋可能出现的危险

使用热水袋不当可造成烫伤。热水袋虽然基础温度不高，但皮肤长时间接触高于体温的低热物体，如接触 70℃ 的温度持续 1 分钟，接触 60℃ 的温度持续 5 分钟以上时，就会造成烫伤，这种烫伤叫作低温烫伤。

低温烫伤和高温引起的烫伤不同，创面疼痛感不是十分明显，仅在皮肤上出现红肿、水疱、脱皮或者发白的现象，面积不大，烫伤皮肤表面看上去并不严重，但创面深，严重者甚至会造成深部组织坏死，如果处理不当，严重的会发生溃烂，长时间无法愈合。

（二）热水袋的安全使用方法

（1）热水袋表面不能用锐器刺压，强力摔打，以免破裂、漏液造成伤害，如出现破损、漏液现象绝不能使用。

（2）在使用热水袋取暖时，一定要把盖拧紧，在热水袋外面套一个防护布套，防止水流出来烫伤。

（3）要注意水温不要太热，一般以 50℃ 为宜，使用时间不要太长，禁止和皮肤直接接触，热水袋应放置于脚旁，注意不是脚上；最好是睡觉前放在被子里，睡觉时取出。

（4）糖尿病、脊髓损伤或脑卒中的老年人由于存在感觉、运动功能障碍，常伴有痛觉、温度觉的减退或消失，极易发生意外烫伤，最好不要使用热水袋。

（5）使用电热水袋时应避免袋内水温不均，充电时可以轻轻摇动袋身，让袋内水温均匀。

（三）热水袋的保健用途

1. 促进炎症消散及伤口愈合　连续用灌上温水的热水袋放在手上热敷可刺激组织再生且有减轻疼痛和加强组织营养的作用，当温热作用于体表的创口时，大量浆液性渗出物增多，能协助清除病理产物；热可使血管扩张，血管通透性增强，有利于组织代谢产物的排出和对营养物质的吸收，抑制炎症的发展，促进炎症的消散和伤口的愈合。长期臀部肌内注射青霉素针剂，易使注射局部产生硬结并伴疼痛红肿，用热水袋热敷患处，能促使药液吸收，预防或消除硬结块。

2. 缓解疼痛不适　关节痛时用热水袋热敷，能缓解疼痛。热敷不仅可以缓解关节疼痛，对腰痛、坐骨神经等疼痛均有缓解作用。将热水袋放在局部疼痛处，每次 20 分钟，每天 1～2 次；对扭挫伤引起的皮下血肿，于受伤 24 小时后，用热水袋可促进皮下淤血吸收和消散。

3. 缓解咳嗽症状　冬季风寒咳嗽可用热水袋灌热水，外用薄毛巾包好，敷于背部驱寒。热敷背部可使上呼吸道、气管、肺等部位的血管扩张并加速血液循环，以增强新陈代谢和白细胞的吞噬能力，还有缓解咳嗽的作用。

4. 助眠　睡觉时把热水袋放在后颈部，会感到温热舒适，先双手发热，慢慢脚部也感觉温暖，就可起到助眠作用，但需注意使用的安全性。

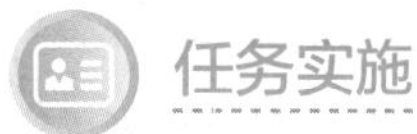

一、老年人使用热水袋工作指引

老年人使用热水袋工作流程见图 7-1-1。

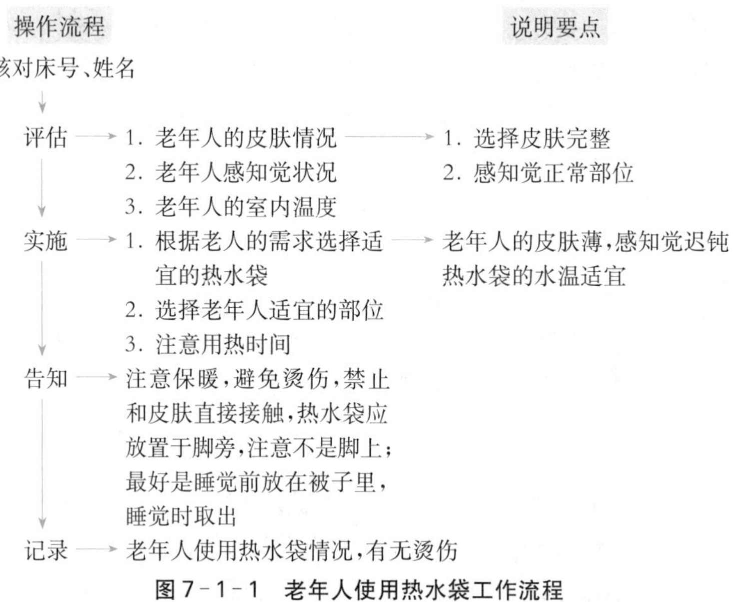

图 7-1-1　老年人使用热水袋工作流程

二、协助使用热水袋操作流程及评分标准

协助使用热水袋操作流程及评分标准见表 7-1-1。

表 7-1-1　协助使用热水袋操作流程及评分标准（标准分 100 分）

程序	规范项目	分值	说明要点	评分标准
操作前准备 20 分	1. 仪表端庄，着装整洁	2	着装整洁，指甲剪短，双手洁净，态度和蔼可亲	一处不符合要求扣 1 分
	2. 目的：增强老人睡觉时温暖舒适感，增强老年人的身体抵抗力，促进健康	3		一项内容回答不全或回答错误扣 1 分

续 表

程序	规范项目	分值	说明要点	评分标准
	3. 评估 (1) 询问身体状况,感知觉情况,有无感觉、运动功能障碍,有无痛觉、温度觉的减退或消失 (2) 评估老年人有无皮肤破损 (3) 环境评估:环境安静,空气清新,适宜休息 (4) 沟通:向老年人说明应用热水袋的目的、方法,以取得配合	5	"奶奶您好！我是护士××。现在准备休息了,为了保暖,我们睡前给您使用热水袋,有利于您的睡眠,看下您脚底皮肤情况,皮肤完好,待会在脚底放热水袋。我一会帮您把热水袋准备好拿来,请您稍等。"	未评估扣5分,评估不全一项扣2分,未解释扣2分
	4. 洗手	2		不洗手扣2分
	5. 老年人准备:询问老年人休息前是否需要大小便,根据需要协助排便	3	"请问您需要大小便吗?"	一处不符合要求扣1分
	6. 用物准备:适宜温度的水(不超过50℃)、水温计、热水袋、布套(一手持热水袋袋口边缘,另一手灌入热水至1/2～2/3满,将热水袋口端逐渐放平,见热水达到袋口即排尽袋内空气,旋紧塞子,擦干倒提热水袋外部,检查有无漏水后,套入布套内)	5	热水袋外观完好,无漏水	少一件或一件不符合要求扣1分
操作流程60分	1. 携用物至床旁,向老年人解释,再次检查热水袋有无漏水	3	"奶奶您好！我给您使用热水袋,看看温度合适吗?您如感觉不适,请您及时告诉我。"	不解释扣3分
	2. 掀开被尾放置于距离足部或身体10cm处。袋口朝向身体外侧或依老年人喜好将热水袋放置在铺好的被子里的适宜位置,如腰部或足部的位置	12	"奶奶,热水袋已经放置好,请避免碰到,若感觉不适应立即按铃呼叫我们,您这样躺着舒服吗?那您好好休息,谢谢您的配合!"	一处不符合要求扣1分
	3. 热水袋放置30分钟后取出热水袋,询问老年人感受	18	"奶奶,热水袋使用时间到了,现在感觉暖和点了吗?我帮您把热水袋取出来。"	一处不符合要求扣1分
	4. 观察老年人用热水袋后肢体是否温暖,用热水袋的周围皮肤有无潮红、水疱等烫伤的迹象	3	皮肤是完好的,用热水袋的周围皮肤无潮红、水疱等烫伤的迹象	体位不舒适扣2分,一处不符合要求扣1分
	5. 协助老年人躺舒适,将被子盖严、床铺整理好	7	"您好好休息,需要换个姿势躺着吗?晚安。"	一处不符合要求扣1分
	6. 将热水袋内的水倒空,倒挂晾干后吹入空气旋紧塞子,放在阴凉干燥处备用	7		一处不符合要求扣1分
	7. 洗净双手,记录	10		动作粗鲁扣5分,一处不符合要求扣1～3分

续　表

程序	规范项目	分值	说明要点	评分标准
操作后评价15分	1. 按消毒技术规范要求分类整理使用后物品	5		一处不符合要求扣1分
	2. 言语通俗易懂，态度和蔼，沟通有效	5		态度言语不符合要求各扣1分，沟通无效扣2分
	3. 全过程动作熟练、规范，符合操作原则	5		一处不符合要求酌情扣1～2分
注意事项5分	1. 水温计使用后擦干放回原处 2. 老年人使用热水袋水温应调节至50℃，热水袋外套布套，避免与皮肤直接接触，防止烫伤 3. 使用热水袋过程中要经常巡视，观察局部皮肤，如有潮红，应立即停止使用并及时报告 4. 老年人避免长时间用热，时间以30分钟为宜	5		一项内容回答不全或回答错误扣1分
总分：100				

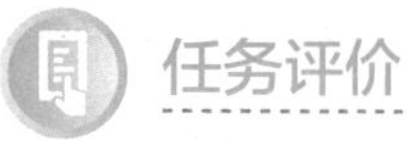

热水袋使用任务学习检测见表7-1-2。

表7-1-2　热水袋使用任务学习检测

姓名：　　　　专业：　　　　班级：　　　　学号：		
任务分析	老年人热水袋选择	
	热水袋保暖的安全使用	
	识别异常情况并及时报告	
任务实施	操作前：评估与准备	
	操作中：热水袋使用	
	操作后安置、整理与记录	

单选题

一、单选题（扫描二维码）

二、案例题

1. 严婆婆，86岁，半失能老人，需用热水袋保暖。

（1）照护人员灌热水袋时，操作方法不正确的是（　　）。

A. 调节水温为60～70℃

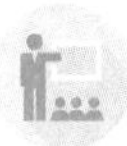

B. 将热水灌入袋中 1/2～2/3 满

C. 放平热水袋排尽空气

D. 拧紧塞子，擦干

E. 倒提热水袋轻挤，检查是否漏水

(2) 使用热水袋时，下列哪项操作程序不符合要求(　　)。

A. 直接将热水袋置于所需处

B. 热水袋口朝向身体外侧

C. 放置期间注意观察皮肤变化

D. 热水袋使用 30 分钟后取出

E. 记录热水袋放置时间、取出时间、老人用后情况

(3) 使用热水袋过程中，照护人员发现皮肤潮红应(　　)。

A. 将水温调低

B. 立即停用，局部降温以保护皮肤

C. 立即停用，局部涂酒精以保护皮肤

D. 继续观察，暂不处理

E. 以上均不正确

2. 李奶奶，86 岁。平日手脚冰凉，影响睡眠，生活半自理。照护人员帮助李奶奶睡前温暖被褥。

(1) 采取哪种方式最好(　　)。

A. 电热毯

B. 热水袋

C. 暖宝宝

D. 多加盖被

E. 电炉

(2) 告诉王奶奶哪种情况不适宜用上述方式(　　)。

A. 降压

B. 缓解疼痛

C. 促进伤口愈合

D. 止咳

E. 催眠

(3) 使用上述取暖方式的描述错误的是(　　)。

A. 温度不能太高，一般以 50℃为宜

B. 使用时间不能太长

C. 直接放在脚上取暖

D. 温度要均匀，温度不能高低不一

E. 有破损一定不能使用

(阳绿清)

任务二 湿热敷运用

学习目标

1. 知识目标　能正确说出湿热敷运用的评估和观察要点。
2. 能力目标　能按照湿热敷运用规程的要求规范工作。
3. 素质目标　在湿热敷运用过程中注重人文关怀，具有高度责任感，具有良好的沟通能力。

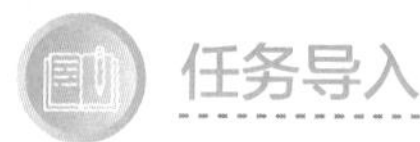

任务导入

任务描述：王奶奶，78 岁，自理老年人，1 年前老伴去世后入住养老机构。3 天前，老人夜里上厕所时不慎将左侧膝盖碰到椅子上。听到响声后值班照护人员小李赶到房间查看，当时老人皮肤未出现破损，但膝盖处发红且压之有痛感，值班医生赶到后询问情况，老人主诉除左侧膝盖处稍有痛感外其他无异常。第二天早晨小李查房时发现王奶奶左侧膝盖出现青紫及肿胀，随即告知医生，医生叮嘱小李 48 小时后给予王奶奶湿热敷处理。

问题：按照照护计划，照护人员应该怎么对王奶奶的左侧膝盖进行湿热敷处理？

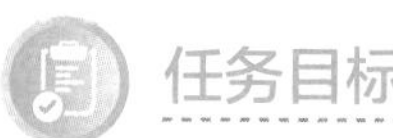

任务目标

1. 王奶奶在照护人员小李的协助下正确配合使用湿热敷。
2. 王奶奶知道了使用湿热敷的注意事项，并按照注意事项的要求完成湿热敷。
3. 王奶奶左侧膝盖疼痛感及肿胀得到减轻。

任务分析

湿热敷是养老院照护人员常用的一种简便、实用的治疗疾病的方法。照护人员在操作过程中需做到专业、谨慎，以免烫伤老年人。通过对老年人使用湿热敷的作用及禁忌、使用湿热敷的应用范围及温度控制的学习，照护人员能熟练掌握为老年人使用湿热敷的操作，从而减轻老年人局部疼痛。

一、老年人湿热敷的作用及禁忌

（一）湿热敷的作用

湿热敷一般用湿布敷法，穿透力强，能利用热传导促进血液循环，帮助炎症吸收或促进消散；可作用于深层组织，使痉挛的肌肉松弛而止痛。常用于慢性炎症及痛症（患处没有发

红或发热的症状),例如,慢性腰颈痛、慢性退化性膝关节炎、肌肉疲劳或痉挛等。在推拿的运用上,常于手法操作后辅以湿热敷。湿热敷有祛风散寒、温经通络、活血止痛的作用,还可以加强手法治疗效果、减轻手法刺激所产生的局部不良反应。

(二)湿热敷的禁忌

患有急性炎症、皮肤炎、静脉炎、外周血管疾病的老年人,患处有伤口、刚愈合的皮肤、过分疼痛或肿胀、失去分辨冷热的能力(如部分糖尿病老年人),不能明白指示的老年人(如患有阿尔茨海默病)等不宜使用湿热敷。软组织扭伤挫伤早期、未经确诊的急腹痛、鼻周围三角区感染、脏器出血、恶性肿瘤、有金属移植物的老年人禁用湿热敷。

二、老年人湿热敷的应用范围及温度控制

(一)湿热敷的应用范围

湿热敷的分类及应用范围见表 7-2-1。

表 7-2-1 湿热敷的分类及应用范围

分类	应用范围
非无菌性湿热敷	范围广泛,常用于消炎、镇痛
无菌性湿热敷	用于眼部及外伤伤口的热敷
药液湿热敷	用于辅助治疗
直流电离子透入疗法	用于风湿痹痛、乳痈、眼科疾患的热敷

(二)湿热敷的温度控制

用 50～60℃热水浸透敷布,拧干,用自己的手腕掌侧测试敷布温度是否适当,必须不烫手时才能敷于患部。

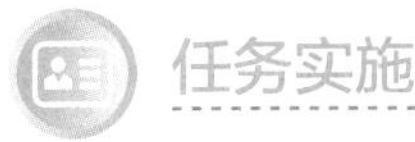

任务实施

一、老年人湿热敷运用工作指引

老年人湿热敷运用工作流程见图 7-2-1。

操作流程 / 说明要点

核对床号、姓名
↓
评估 → 1. 老年人的患处皮肤情况 → 1. 皮肤完整
2. 老年人感知觉状况 → 2. 感知觉正常部位
3. 老年人的室内温度
4. 老年人排空大小便准备
↓
实施 → 1. 根据老人的需求选择 → 老年人的皮肤薄,感知觉迟钝
2. 选择老年人适宜的部位
3. 注意湿敷布的温度及更换时间
↓
告知 → 注意保暖,避免烫伤,如有不适及时告知我们
↓
记录 → 老年人湿热敷效果,有无烫伤

图 7-2-1 老年人湿热敷运用工作流程

二、湿热敷运用操作流程及评分标准

湿热敷运用操作流程及评分标准见表7-2-2。

表7-2-2 湿热敷运用操作流程及评分标准(标准分100分)

程序	规范项目	分值	说明要点	评分标准
操作前准备20分	1. 仪表端庄,着装整洁	2	着装整洁,指甲剪短,双手洁净,态度和蔼可亲	一处不符合要求扣1分
	2. 目的:消肿止痛,促进舒适,有利于伤口愈合	3		一项内容回答不全或回答错误扣1分
	3. 评估 (1) 询问身体状况,感知觉情况,有无感觉、运动功能障碍,有无痛觉、温度觉的减退或消失 (2) 评估老年人有无皮肤破损 (3) 环境评估:环境安静,空气清新,温湿度适宜 (4) 沟通:向老年人说明应用湿热敷的目的和方法,以取得配合	5	"奶奶您好!我是护士××。看下您的左腿,活动下看看,由于您左侧膝盖撞伤淤血肿胀,皮肤完整,为了减轻您的疼痛,达到消肿止痛的效果,我为您进行湿热敷可以吗?湿热敷就是用温热的湿敷布敷于患处,我先去给您准备用物,请稍等。"	未评估扣5分,评估不全一项扣2分,未解释扣2分
	4. 洗手	2		不洗手扣2分
	5. 老年人准备:询问老年人取坐位或者卧位	3	"请问您是坐着还是躺着湿热敷?"	一处不符合要求扣1分
	6. 用物准备:水盆(内盛50～60℃热水)、水温计1个、暖瓶1个、毛巾1条、一次性垫巾1块、大毛巾1块、敷布2块、凡士林1瓶、敷布钳2把、保鲜膜1张、记录单1份、笔1支等	5		少一件或一件不符合要求扣1分
操作流程60分	1. 携用物至床旁,向老年人解释湿热敷的过程,取得老年人的配合	3	"奶奶您好!用物准备好了,您准备好了吗?给您热敷时如果太烫或有其他不舒服,请及时告诉我。"	不解释扣3分
	2. 调节室温,关闭门窗(或用窗帘、屏风)遮挡	3	"室温已经调节好,我帮您把门窗(或用窗帘、屏风)关上。"	一处不符合要求扣1分
	3. 取舒适体位,露出老年人要湿热敷的部位,铺好一次性垫巾、局部涂凡士林油,并覆盖纱布	12	"来,您这样躺着舒服吗?把左侧膝盖伤处暴露出来,给您垫上垫巾、涂上凡士林,让受热更均匀,盖层纱布。"	体位不舒适扣2分,一处不符合要求扣1分
	4. 将1块敷布浸在水盆中湿透,双手执敷布钳将敷布拧干,以不滴水为宜,抖开,在自己的手腕掌侧测试敷布温度,感觉热但不烫时放于老年人需湿热敷的部位上,盖上保鲜膜,干毛巾附在上面,以防散热过快	15	"给您覆盖热湿敷布,烫吗?"	一处不符合要求扣1分

续 表

程序	规范项目	分值	说明要点	评分标准
	5. 询问老年人有无不适。如果老年人感觉过热时可揭开敷布一角放出热气	3	“烫吗?”	一处不符合要求扣1分
	6. 每3～5分钟更换一次,水盆内随时添加热水,湿热敷20～30分钟(按医嘱操作)。湿热敷期间观察局部皮肤有无发红、起水疱等烫伤情况	7	观察皮肤有无潮红、水疱等烫伤的迹象	一处不符合要求扣1分
	7. 湿热敷完毕,用毛巾擦干局部皮肤,涂润肤油。整理好盖被协助老年人躺舒适,将被子盖严、床铺整理好	7	“您需要换个姿势躺着吗?您好好休息,谢谢您的配合!”	动作粗鲁扣5分,一处不符合要求扣1分
	8. 洗净双手,记录	10		一处不符合要求扣1～3分
操作后评价15分	1. 按消毒技术规范要求分类整理使用后物品	5		一处不符合要求扣1分
	2. 言语通俗易懂,态度和蔼,沟通有效	5		态度言语不符合要求各扣1分,沟通无效扣2分
	3. 全过程动作熟练、规范,符合操作原则	5		一处不符合要求酌情扣1～2分
注意事项5分	1. 水温计使用后擦干放回原处 2. 老年人热湿敷水温应调节至50～60℃,避免与皮肤直接接触,避免长时间用热,时间20～30分钟为宜,防止烫伤 3. 瘫痪、糖尿病、肾炎等血液循环欠佳或感觉不灵敏的老年人不能使用湿热敷,以免发生意外 4. 在操作的过程中应注意观察热敷部位皮肤的状况,尤其是危重老年人使用时须严防烫伤 5. 如皮肤破损,严格按照无菌要求准备用物并进行操作	5		一项内容回答不全或回答错误扣1分
总分:100				

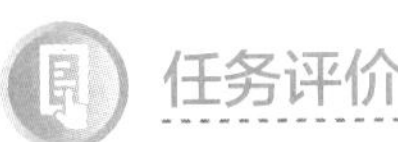

任务评价

湿热敷运用任务学习检测见表7-2-3。

表 7-2-3　湿热敷运用任务学习检测

姓名：	专业：	班级： 学号：
任务分析	老年人湿热敷的作用及禁忌	
	老年人湿热敷的应用范围及温度控制	
任务实施	操作前：准备	
	操作中：进行湿热敷	
	操作后：整理与记录	

巩固与复习

单选题

单选题（扫描二维码）

（阳绿清）

任务三 体温测量

学习目标

1. 知识目标　能正确说出体温的正常值、体温测量的部位和适用范围。
2. 能力目标　能按照体温测量操作规程的要求正确测量体温。
3. 素质目标　在体温测量过程中注重人文关怀，具有高度责任感，具有良好的沟通能力。

任务导入

任务描述：李奶奶，86 岁，失能老年人，2 年前因脑梗死导致右侧肢体偏瘫，大部分时间卧床。昨天下午照护人员张阿姨在给李奶奶喂水时发现老人面色潮红、食欲不佳，询问老人是否有不适。李奶奶自述全身酸痛且怕冷，照护人员需要为老人测量体温。

问题：按照照护计划，照护人员怎么为李奶奶进行体温测量？

任务目标

1. 李奶奶愿意接受照护人员张阿姨为其进行体温测量。
2. 为李奶奶选择合适的体温计及合适的测量部位测量体温。
3. 为李奶奶准确测量体温。

任务分析

人体内部的温度称体温。保持恒定的体温是保证新陈代谢和生命活动正常进行的必要条件。体温是物质代谢的产物。正常人的体温相对恒定，是通过大脑和丘脑下部的体温调节中枢调节和神经体液的作用，使产热和散热保持动态平衡。照护人员通过学习老年人体温的正常值和影响体温的因素后，能熟练地为老年人测量体温。

一、体温计的种类

（一）玻璃水银储汞槽体温计

在所有体温计种类中，这种体温计目前最常用，所测量出来的体温是最准确的。我国使用的水银体温计为摄氏刻度，体温计一端内装入水银，利用水银遇热膨胀的原理，测试时水银升入有刻度的玻璃细管中。储汞槽和玻璃管连接处有一狭窄部分，可防止水银自动降落，以保证能够看到准确的读数。水银柱必须经过甩动才能下降。水银体温计测量体温的方法有测量口腔温度、直肠温度和腋下温度3种。为方便人体不同部位测量，水银体温计又分为肛温计（身圆头粗）、腋温计（身扁头细）、口温计（身圆头细）3种。

（二）电子数字显示体温计

这是近10年逐渐被广泛使用的新产品，是一种以数字显示的体温计，克服了玻璃水银温度计不易读数的缺点。电子体温计的形状只有一种，可以同时用来量肛温、腋温或口温。通常如果电池不受潮，可以测量1万次，使用时应避免重摔，以免电路受损而失灵。

二、体温测量的部位及适用范围

（一）腋下测温

此法不易发生交叉感染，是测量体温最常用的方法。适合昏迷、口鼻手术、肛门手术、不能合作的老年人。凡消瘦不能夹紧体温计，出汗较多以及腋下有炎症、创伤或手术的老年人不宜使用腋下测温法。

（二）口腔测温

适用于清醒、合作状态下，无口鼻疾患老年人。凡精神异常、昏迷、口鼻腔手术以及呼吸困难、不能合作的老年人，不宜测口腔温度。

（三）直肠测温

多用于昏迷老年人。凡直肠或肛门手术、腹泻以及心脏疾患老年人不宜使用直肠测温法，因为肛表刺激肛门后，可使迷走神经兴奋，导致心动过缓。

三、体温的正常值和影响因素

（一）体温的正常值

正常体温的标准是根据多数人的数值而定，并非为个体设定的绝对数值。

每日早晚、人体各个部位及不同性别之间的体温均存在差异。人体正常体温有一个较稳定的范围，口腔温度（又称口温）为36.3～37.2℃，腋窝温度较口腔温度低0.2～0.5℃，直肠温度（又称肛温）较口腔温度高0.2～0.6℃，超出这个范围就是发热。以口腔温度为例，37.3～38℃是低热，38.1～39℃是中等热，39.1～41℃是高热，41℃以上是超高热。

（二）影响因素

体温并不是固定不变的，可受年龄、性别、昼夜、情绪、运动及环境等因素的影响而出现生理性波动，但此波动常在正常范围内。

1. 年龄因素　老年人由于代谢率低，体温在正常范围的低值。

2. 性别因素　一般女性的体温略高于男性。

3. 昼夜因素　人体的体温一般在2～6时最低，在16～20时最高，但波动范围不超过0.8℃，这种昼夜的节律性波动，可能与人体活动、代谢、血液循环及肾上腺素分泌的周期性变化有关。

4. 情绪因素　激动、紧张等可使交感神经兴奋，机体代谢率增高，导致体温呈一时性升高。

5. 运动因素　运动时由于骨骼肌紧张并强烈收缩，产热量增加并超过散热量，导致体温一时性升高。

6. 环境因素　外界环境温度的高低直接影响体表温度。

7. 其他因素　如睡眠、饥饿、服用镇静剂等均可使体温下降。

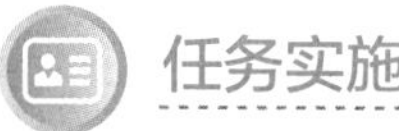

任务实施

一、老年人体温测量工作指引

老年人体温测量工作流程见图 7 - 3 - 1。

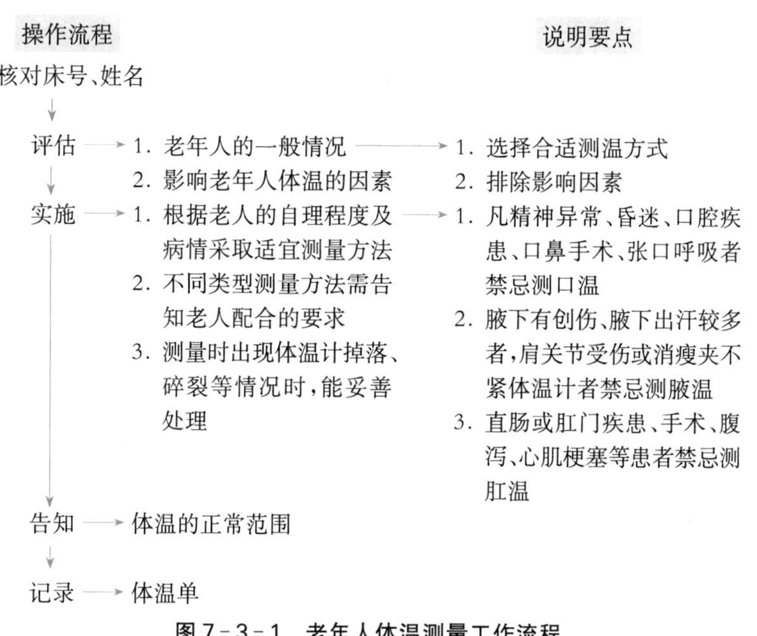

图 7 - 3 - 1　老年人体温测量工作流程

二、体温测量操作流程及评分标准

体温测量操作流程及评分标准见表 7 - 3 - 1。

表 7 - 3 - 1　体温测量操作流程及评分标准（标准分 100 分）

程序	规范项目	分值	说明要点	评分标准
操作前准备20分	1. 仪表端庄，着装整洁	3	着装整洁，指甲剪短，双手洁净，态度和蔼可亲	一处不符合要求扣 1 分
	2. 评估 (1) 老年人一般状况及目前的病情、治疗情况、合作程度，判断患者合适的测温方式 (2) 评估老年人 30 分钟内有无进食、活动、坐浴、冷热敷、情绪波动等影响因素 (3) 沟通：向老年人解释操作目的，寻求配合	5	“奶奶您好！我是护士××。因为您现在可能处于发热状态，我需要为您测量一下体温。30 分钟内您有喝过热水/冷饮吗？有冷热敷或剧烈运动过吗？您的肢体活动都方便吗？我去准备一下用物，稍后为您测温，谢谢！”	未评估扣 5 分，评估不全一项扣 2 分，未解释扣 2 分

续 表

程序	规范项目	分值	说明要点	评分标准
	3. 选择合适方法测量体温	5		选择错误扣5分
	4. 洗手	2		不洗手扣2分
	5. 用物准备:根据老年人的情况准备用物,治疗盘1个、体温计(口表/腋表/肛表)盛放在有纱布的容器中、液体石蜡(肛温)、卫生纸适量、带盖容器(内放配制好的消毒液)、消毒纱布、体温记录单、记录笔和记录时间用的表	5		少一件或一件不符合要求扣1分,体温计未甩到35℃以下扣一分
操作流程60分	1. 携用物至床旁,核对,向老年人解释	5	"奶奶您好!我现在帮您测量体温,在过程中,您如感觉不适,请您及时告诉我。"	不核对扣3分
	2. 检查体温计有无破损,水银柱要甩到35℃以下	5	体温计完好,水银柱在35℃以下	一处不符合要求扣1分
	3. 根据老年人自理程度及病情采取适宜的测量方法 (1) 测量口温:将口表水银端置于老年人舌下热窝,嘱老年人闭口,用鼻呼吸,勿用牙咬体温表,测量时间3分钟,测毕,将口表取出,用纱布擦净 (2) 测量腋温:先用卫生纸帮老年人擦干腋下汗渍,将体温计水银端放在腋窝处,紧贴皮肤,屈臂过胸夹紧,必要时托扶老年人手臂,以免脱位或掉落,测量时间10分钟 (3) 测量肛温:拉好床帘保护老年人隐私,取侧卧或俯卧位,暴露臀部,液状石蜡油润滑肛表水银端,插入肛门3~4 cm,测量时间3分钟,测毕,将肛表取出,用纱布擦净	20	"奶奶,先用卫生纸帮您擦干左侧腋下汗渍,现在在您的左侧腋窝放体温计,屈臂过胸夹紧,不要放松,测量时间10分钟,如您有不舒服,及时告诉我,谢谢您的配合!"	一处不符合要求扣2分
	4. 正确读数:计时到后取出体温计,读取体温:一手横拿体温计尾部,即远离水银柱的一端,手不可触碰水银端,背光站立,使眼与体温计刻度保持同一水平,然后慢慢地转动体温计,从正面看到很粗的水银柱时就可读出相应的温度值	10	"奶奶,测温时间到了,我来取出体温计。"	读数不正确扣10分
	5. 告知解释测量结果,体温计放入70%~80%乙醇浸泡30分钟消毒	10	"您的体温37.9℃,有点低热,我会通知医生来看您的,也请您多喝水,注意休息。"	结果正常范围判断错误扣5分,放错容器扣5分
	6. 帮助老年人系好衣扣,整理床单位,致谢	10	"奶奶,我帮您系好衣扣,整理一下衣服,盖好被子,谢谢您的配合!"	一处不符合要求扣1分

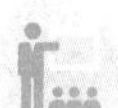

续 表

程序	规范项目	分值	说明要点	评分标准
操作后评价10分	1. 洗手记录,如体温异常及时报告医生,发热时协助给予物理降温等处理	3		一处不符合要求扣1分
	2. 按消毒技术规范要求分类整理使用后物品	3		
	3. 言语通俗易懂,态度和蔼,沟通有效,全程动作熟练、规范,符合操作原则	4		一处不符合要求酌情扣1～2分
注意事项10分	1. 测体温前排除相关影响因素,如喝热饮或冷饮、洗澡、冷热敷、剧烈运动、情绪激动等,间隔至少30分钟 2. 凡精神异常、昏迷、口腔疾患、口鼻手术、张口呼吸者禁忌测口温 3. 若患者不慎咬破体温计时,首先应及时清除玻璃碎屑,再口服蛋清或牛奶,以延缓汞的吸收。若病情允许,可服粗纤维食物,加速汞的排出 4. 腋下有创伤、腋下出汗较多者、肩关节受伤或消瘦夹不紧体温计者禁忌测腋温 5. 直肠或肛门疾患、手术、腹泻、心肌梗塞等患者禁忌测肛温	10		一项内容回答不全或回答错误扣1分
总分:100				

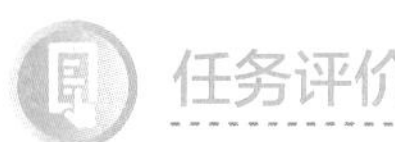

任务评价

体温测量任务学习检测见表7-3-2。

表7-3-2 体温测量任务学习检测

姓名: 专业: 班级: 学号:		
任务分析	体温计的种类	
	体温测量的部位及适用范围	
	体温的正常值和影响因素	
任务实施	操作前:准备	
	操作中:测量体温	腋温测量 口温测量 肛温测量
	操作后:记录	

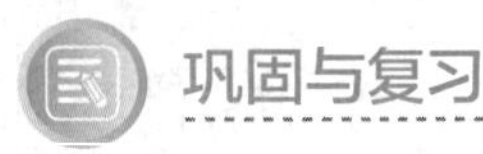

巩固与复习

单选题(扫描二维码)

单选题

(朱子烨)

任务四 使用冰袋物理降温

学习目标

1. 知识目标　能正确说出使用冰袋降温的评估和观察要点。
2. 能力目标　能按照冰袋进行物理降温的操作规程要求规范工作。
3. 素质目标　在使用冰袋过程中注重人文关怀，具有高度责任感，具有良好的沟通能力。

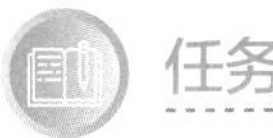

任务导入

任务描述：张爷爷，84 岁，自理老年人，2 天前因洗澡时不慎着凉引发感冒，遵医嘱口服退热药。照护人员小王在为老人进行午后照护时发现老人精神欠佳，为老人测体温为 38℃。照护人员将情况电话告知医生，医生嘱张爷爷多饮水，并告知照护人员需使用冰袋为老人进行物理降温。

问题：按照照护计划，照护人员应该怎么协助张爷爷使用冰袋退热？

任务目标

1. 张爷爷接受照护人员小王为他进行冰袋降温。
2. 为张爷爷正确实施冰袋物理降温。
3. 张爷爷体温逐渐下降，达到正常范围。

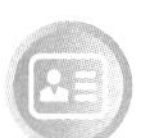

任务分析

冰袋是常用的一种对身体局部进行物理降温的工具。老年人对冷的耐受较普通成年人有很大区别，为保证对高热的老年人进行安全有效的物理降温，如何正确使用冰袋、使用禁忌是本节的主要学习内容。

一、冰袋的类型

常用的冰袋有橡胶冰袋和化学制冰袋两种。

（一）橡胶冰袋

橡胶冰袋是以橡胶制成的袋囊，在袋囊中装入冰块，放置在需用冷却的部位，达到局部冷却的目的。

（二）化学制冰袋

采用特殊冷冻介质，可反复使用，简单方便，制冷迅速且无须冷源。袋体柔软，冷敷时能最大限度地增加与人体的接触面。化学制冰解冻融化时没有水质污染，使用前后不会对环境和人体造成污染和毒副作用。

二、冰袋的使用方法

高热老年人降温可将冰袋放置前额、头顶或体表大血管处，避开禁用冷疗的部位。一般冷疗的时间为 10～30 分钟，时间过长或反复用冷，可导致不良反应，如寒战、面色苍白、冻疮，甚至影响呼吸或心率。

三、冰袋的使用禁忌

组织破损及慢性炎症的老年人禁用，由于冷疗使局部毛细血管收缩，血流量减少，致使组织营养不良，影响伤口愈合及炎症吸收。

局部血液循环明显不良的老年人禁用冷疗。冷疗会加重血液循环障碍，导致局部组织缺血、缺氧，甚至出现变性、坏死。

有些老年人对冷刺激格外敏感，用冰袋后会出现皮疹、关节疼痛、肌肉痉挛等情况，因此不能用。

禁用冷疗的部位：①枕后、耳郭、阴囊处：用冷疗后容易引起冻伤。②心前区：用冷疗会出现反射性心率减慢和心律失常。③腹部：用冷疗会造成腹泻。④足底：用冷疗不仅会收缩末梢血管影响散热，而且会反射性地引起一过性冠状动脉收缩，可诱发心绞痛。

任务实施

一、老年人使用冰袋进行物理降温（以橡胶冰袋为例）工作指引

老年人使用冰袋进行物理降温（以橡胶冰袋为例）工作流程见图 7－4－1。

操作流程		说明要点
核对床号、姓名		
评估	1. 老年人的身体状况	测量体温，检查局部皮肤情况
	2. 老年人对使用冰袋目的、作用、方法和注意事项的了解	
	3. 备冰装袋	
实施	1. 向老年人解释操作的目的，取得老年人的配合	
	2. 用布套或干毛巾包裹冰袋	置于前额、头顶和体表血管丰富处（腹股沟、腋下），禁止直接接触皮肤
	3. 用冰袋期间，询问老年人感受，观察冰袋情况及局部皮肤颜色，有无冻伤。冰块融化后及时更换	

复测体温 → 物理降温 30 分钟后复测 → 1. 腋下测温时注意要在未放置冰袋侧腋窝处测量体温
2. 降温后体温一般不宜低于 36℃

↓

整理用物 → 1. 整理床单位，安置舒适体位
2. 冰袋倒空，倒挂冰袋晾干，吹入空气夹紧袋口（以防两层橡胶粘连），放于通风阴凉处，袋套清洗，晾干备用
3. 一次性化学冰袋，按医疗垃圾分类处理 → 化学冰袋用前检查有无破损

↓

记录 → 老年人体温前后变化

图 7－4－1　老年人使用冰袋进行物理降温工作流程

二、老年人使用冰袋物理降温操作流程及评分标准

老年人使用冰袋物理降温操作流程及评分标准见表 7－4－1。

表 7－4－1　老年人使用冰袋物理降温操作流程及评分标准（标准分 100 分）

程序	规范项目	分值	说明要点	评分标准
操作前准备20分	1. 仪表端庄，着装整洁	2	着装整洁，指甲剪短，双手洁净，态度和蔼可亲	一处不符合要求扣 1 分
	2. 目的：正确实施冰袋物理降温。使老年人体温逐渐下降，达到正常范围	3		一项内容回答不全或回答错误扣 1 分
	3. 评估 (1) 询问身体状况，局部组织状态，皮肤情况 (2) 评估老年人生活自理能力、活动情况 (3) 环境评估：环境清洁，空气清新 (4) 沟通：老年人对使用冰袋目的、作用、方法和注意事项的了解	5	“爷爷您好！我是护士××。今早观察到您精神欠佳，给您测体温为 38℃，您以前有用过冰袋降温吗？您的肢体活动方便吗？让我看看您的局部皮肤情况，好吗？请您稍等，我去准备冰袋。谢谢！”	未评估扣 5 分，评估不全一项扣 2 分，未解释扣 2 分
	4. 洗手，戴口罩	2		不洗手扣 2 分
	5. 老年人准备：询问老年人冰袋降温前是否需要大小便，根据需要协助排便	3	“请问需要大小便吗？”	一处不符合要求扣 1 分
	6. 用物准备：冰、冰袋、布套、时钟、笔	5		少一件或一件不符合要求扣 1 分
操作流程60分	1. 将冰块装入冰袋 1/2～2/3 满	5		一处不符合要求扣 1 分
	2. 排尽袋内空气，夹紧袋口、擦干	5		一处不符合要求扣 1 分
	3. 倒提冰袋检查无漏水后装入布袋	5		一处不符合要求扣 1 分

续 表

程序	规范项目	分值	说明要点	评分标准
	4. 携用物至床旁,核对,向老年人解释,告知配合方法	5	“爷爷您好!我将协助您使用冰袋降温,在降温过程中,您如感觉不适,请您及时告诉我。”	不解释扣3分,一处不符合要求扣1分
	5. 根据老年人自理程度及病情采取适宜的体位	5	“这样躺着舒服吗,需要换个姿势吗?”	体位不舒适扣2分
	6. 观察皮肤情况,将冰袋置于所需部位,如腋下等部位。告知注意事项	8	“我帮您把冰袋放在颈部、腋下,如果您觉得冰敷部位疼痛、麻木等不适症状请及时告诉我。”	一处不符合要求扣2分
	7. 观察局部皮肤情况,严格执行交接班制度,冰敷30分钟	10		一处不符合要求扣1分
	8. 用毕,取出冰袋,复测体温	6	“爷爷,冰敷有一段时间了,现在帮您把冰袋取出,复测体温。”	冰敷部位复测体温扣3分,一处不符合要求扣1分
	9. 询问老年人的感受,协助取舒适体位,整理用物、床单元,致谢	6	“您是想坐一会还是躺着呢?现在感觉好些了吗?您要多饮温水,还有什么需要吗?谢谢您的配合!”	体位不舒适扣3分,一处不符合要求扣1分
	10. 洗手、记录	5		未洗手扣3分,未记录扣2分
操作后评价15分	1. 按消毒技术规范要求分类整理使用后物品	5		一处不符合要求扣1分
	2. 言语通俗易懂,态度和蔼,沟通有效	5		态度言语不符合要求各扣1分,沟通无效扣2分
	3. 全过程动作熟练、规范,符合操作原则	5		一处不符合要求酌情扣1～2分
注意事项5分	1. 随时观察老人病情及体温变化情况 2. 随时检查冰袋、化学冰袋有无破损漏水现象,布套潮湿后,冰融化后应当立即更换 3. 观察老人冰敷部位皮肤情况,严格交接班制度,如发生局部皮肤苍白、青紫或有麻木感时,应立即停止使用,防止冻伤发生 4. 物理降温应避开老人的枕后、耳廓、心前区、腹部、阴囊及足底部位	5		一项内容回答不全或回答错误扣1分
总分:100				

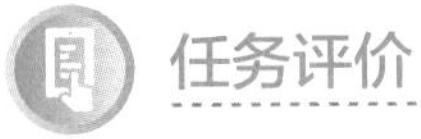

任务评价

使用冰袋物理降温任务学习检测见表 7-4-2。

表 7-4-2 使用冰袋物理降温任务学习检测

姓名：	专业：	班级： 学号：
任务分析	老年人冰袋物理降温放置部位，禁忌放置部位	
	老年人冰袋降温时，局部皮肤及冰袋观察	
	识别异常情况并及时报告	
任务实施	操作前：评估与准备	
	操作中：协助冰袋物理降温	
	操作后安置、整理与记录	

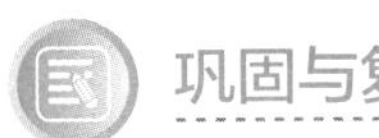

巩固与复习

单选题

一、单选题（扫描二维码）

二、案例题

王奶奶，90 岁，自理老年人，3 年前入住老年公寓。3 天前不慎发生感冒，照护人员为老人测体温，腋温 39.1℃。

(1) 照护人员采用何种方式为王奶奶降温最为合适（　　）。

A. 温水拭浴

B. 协助王奶奶口服退热药

C. 不需要做任何处理

D. 协助王奶奶多喝水

E. 在王奶奶头部放置冰袋进行降温

(2) 照护人员在为王奶奶进行降温过程中，下列哪项操作有误（　　）。

A. 以离心方向边擦边按摩

B. 露出一侧上肢，自手背沿上臂外侧擦至颈部，自侧胸部经腋窝内侧至手心

C. 使王奶奶侧卧，露出背部，自颈向下擦拭全背部，擦干后穿好上衣

D. 露出一侧下肢，自髋部沿腿的外侧擦至足背，自腹股沟的内侧擦至踝部

E. 移去热水袋，协助老年人盖好被子

(3) 王奶奶有下列哪种情况，照护人员应立即停止操作（　　）。

A. 面色潮红

B. 呼吸平稳

C. 头晕、头痛

D. 面色苍白，脉搏加快

E. 咳嗽、脉搏平稳

（张　韵）

任务五　使用温水拭浴物理降温

学习目标

1. 知识目标　能正确说出使用温水拭浴的评估和观察要点。
2. 能力目标　能按照温水拭浴操作规程的要求规范工作。
3. 素质目标　在温水拭浴过程中注重人文关怀，具有高度责任感，具有良好的沟通能力。

任务导入

任务描述：李爷爷，82 岁，独居，近日上呼吸道感染，体温 39.3℃，头昏头痛。面色潮红，焦虑，紧张，全身乏力，食欲不佳，问题：体温过高，为老人物理降温，床上温水拭浴。

问题：按照照护计划，照护人员应该怎么协助李爷爷通过温水拭浴退热？

任务目标

1. 李爷爷接受照护人员为他进行温水拭浴降温。
2. 为李爷爷实施正确的温水拭浴流程进行物理降温。
3. 李爷爷体温逐渐下降，达到正常范围。

任务分析

温水拭浴是照护人员常使用的一种操作技能。照护人员用低于老年人皮肤温度的温水进行拭浴，可很快将皮肤的温度通过传导发散。皮肤在接受冷刺激后，初期可使毛细血管收缩，继而扩张，拭浴时用按摩的方式刺激血管被动扩张，可加倍促进热的散发。

一、温水拭浴的作用

温水拭浴是利用温水接触身体皮肤，通过温水的蒸发、传导作用增加机体的散热，达到降温的目的。

二、温水拭浴的操作要点

（一）拭浴水温

温水拭浴的水温设定为 32～34℃。

（二）拭浴手法

小毛巾缠在手上成手套式，以离心方向边擦边按摩。

（三）拭浴部位

擦拭腋下、掌心、腹股沟、腘窝、脚心等部位，用力可略大，时间可稍长。

（四）拭浴注意事项

（1）忌擦胸前区、腹部、颈后、足心部位。这些部位对冷刺激较敏感，可引起反射性心率减慢，肠蠕动增强等不良反应。

（2）期间注意更换或添加温水，保持水的温度与清洁。

（3）拭浴全过程时间不宜过长，一般不超过 30 分钟/次。每个部位时间 3～5 分钟。

（4）在温水拭浴过程中，密切观察老人的反应，若有寒战，面色苍白，脉搏、呼吸异常，应立即停止拭浴，并与医生联系进行处理。

（5）拭浴过程中，应尽量少暴露部位，防止老人着凉。

（6）体弱、风湿热的老人不宜温水拭浴。

（7）高热老年人降温时头部置冰袋、足部置热水袋。

（五）物理降温温水拭浴的优点

（1）老人用温水拭浴法退烧，既安全又有效，做法方便。

（2）温水拭浴全身的皮肤，可使体表面血管扩张、促进血流加速、改善血液循环，减轻组织缺氧，增强新陈代谢，降低痛觉神经的兴奋性，使组织松弛，解除肌肉痉挛而引起的疼痛。

（3）温水拭浴可使老人感到舒适且易于接受，同时还有消除汗液、清洁皮肤的作用，并且没有像退烧药物那样可能会有导致出血及肝功能损害的风险。

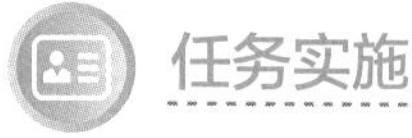

任务实施

一、老年人温水拭浴护理工作指引

老年人温水拭浴护理工作流程见图 7－5－1。

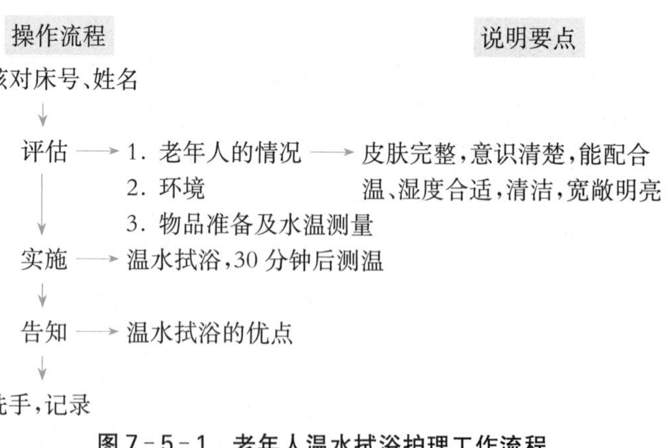

图 7－5－1　老年人温水拭浴护理工作流程

二、协助温水拭浴操作流程及评分标准

协助温水拭浴操作流程及评分标准见表 7－5－1。

表 7-5-1 协助温水拭浴操作流程及评分标准(标准分 100 分)

程序	规范项目	分值	说明要点	评分标准
操作前准备20分	1. 仪表端庄,着装整洁,剪指甲	2	着装整洁,指甲剪短,双手洁净,态度和蔼可亲	一处不符合要求扣 1 分
	2. 目的:通过温水拭浴达到降温的作用	3		回答错误扣 3 分
	3. 评估老年人身体状况、疾病情况,是否适宜床上拭浴	5	“爷爷您好!我是护士××。由于您发烧,头痛头晕,现在我为您温水拭浴后体温降下来就会缓解的,请不用担心,请问您现在肚子饿吗?您躺在床上就可以,如果身体不适就请告诉我,谢谢!”	未评估扣 5 分,评估不全一项扣 2 分,未解释扣 2 分
	4. 环境准备:安静整洁,温、湿度适宜,最好在 24℃左右,关闭门窗,屏风遮挡老年人身体	2		不对扣 2 分
	5. 老年人准备:向老年人解释操作目的及注意事项,询问老年人是否需要大小便,根据需要协助排便	3	“请问您需要大小便吗?”	一处不符合要求扣 1 分
	6. 物品准备:32~34℃温水一盆,内浸纱布或小毛巾 2 块,大毛巾、冰袋、热水袋、布套或干毛巾 2 条,屏风,必要时可备干净衣裤 1 套,体温计、体温记录单、笔	5		少一件或一件不符合要求扣 1 分
操作流程60分	1. 携用物至床旁,向老年人解释目的	3	“爷爷您好!拭浴后体温降下来,您就会舒服了。”	不解释扣 3 分
	2. 关闭门窗,调节室温	2	“我帮您把门窗关好。”	一处不符合要求扣 1 分
	3. 协助老年人取舒适的体位	5	“您这样躺着舒服吗?”	一处不符合要求扣 1 分
	4. 打开盖被。将准备好的冰袋、热水袋用布套或干毛巾包裹,为老年人头部放冰袋、脚下置热水袋	10	现在打开被子,在足底置热水袋,头部放冰袋	一处不符合要求扣 2 分
	5. 协助老年人露出擦拭部位,下面垫大毛巾,拧干浸湿的小毛巾缠在手上成手套式,以离心方向边擦边按摩,其顺序如下:①露出一侧上肢,自颈部沿上臂外侧擦至手背,自侧胸部经腋窝内侧至手心,同法擦拭另一上肢;②使老年人侧卧,露出背部,自颈向下擦拭全背部,擦干后穿好上衣;③露出一侧下肢,自髋部沿腿的外侧擦至足背,自腹股沟的内侧擦至踝部,自股下经腘窝擦至足跟;同法擦拭对侧下肢,擦干后穿好裤子	15	“我协助您脱去衣服,大毛巾垫在身下,开始为您擦拭,先擦上肢,然后背部,最后下肢,擦拭过程中如有不舒服及时告诉我,谢谢!”	一处不符合要求扣 2 分

续　表

程序	规范项目	分值	说明要点	评分标准
	6. 移去热水袋，协助老年人盖好被子	5	“爷爷，已经擦好，您现在是不是舒服点了，热水袋我拿走了，帮您盖好被子。”	一处不符合要求扣2分
	7. 30分钟后复测体温，体温降至38.5℃以下，取出头部冰袋	10	“爷爷，现在温水擦拭已经有30分钟，给您测量体温。” “您的体温38.5℃，帮您把头部冰袋取下来。”	一处不符合要求扣2分
	8. 整理用物，协助老年人取舒适卧位	5	“您这样躺着舒服吗？请多喝水，多吃蔬菜和水果，那您好好休息，谢谢您的配合！”	体位不舒适扣2分，一处不符合要求扣1分
	9. 洗手，记录	5		一处不符合要求扣2分
操作后评价15分	1. 按要求整理好热水袋和冰袋，分类整理使用后物品	5		一处不符合要求扣1分
	2. 言语通俗易懂，态度和蔼，沟通有效	5		态度言语不符合要求各扣1分，沟通无效扣2分
	3. 全过程动作熟练、规范，符合操作原则	5		一处不符合要求酌情扣1～2分
注意事项5分	1. 拭浴过程中注意保暖 2. 擦拭过程中，应观察老年人全身情况，如有寒战，面色苍白，脉搏、呼吸异常等，应立即停止，及时报告医护人员	5		一项内容回答不全或回答错误扣1分
总分：100				

任务评价

使用温水拭浴物理降温任务学习检测见表7-5-2。

表7-5-2　使用温水拭浴物理降温任务学习检测

姓名：	专业：	班级：	学号：
任务分析	老年拭浴目的		
	老年人拭浴中观察		
	识别异常情况并及时报告		
任务实施	操作前：评估与准备		
	操作中：拭浴		
	操作后安置、整理与记录		

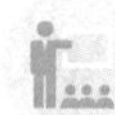

巩固与复习

单选题

一、单选题(扫描二维码)

二、案例题

王爷爷,3天前不慎发生感冒,照护人员为老人测体温,腋温39.1℃。

(1) 为其降温首选方法为(　　)。

A. 口服退热药

B. 应用退热栓

C. 温水拭浴

D. 用30%乙醇擦浴

E. 用5%麻黄碱滴鼻

(2) 此操作正确的方法是(　　)。

A. 擦拭腋窝、腹股沟等血管丰富的地方,应适当延长时间

B. 擦至胸腹部时,动作轻柔

C. 发生寒战时,应加快速度

D. 头部放热水袋,足部放冰袋

E. 擦后10分钟测体温

(3) 在操作中,发现哪些情况可以继续操作(　　)。

A. 出现寒战

B. 面色苍白

C. 脉搏异常

D. 呼吸异常

E. 皮肤潮红

(刘　蔚)

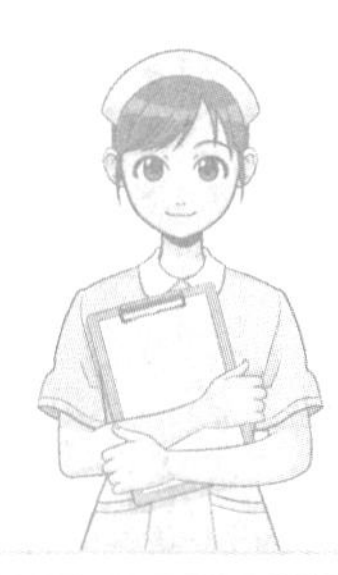

项目八
转运照护

任务一　助行器具使用帮助与指导

学习目标

1. 知识目标　能正确说出协助使用助行器具技术的评估和观察要点。
2. 能力目标　能按照协助使用助行器具操作规程的要求规范工作。
3. 素质目标　在协助使用助行器具过程中注重人文关怀，具有高度责任感，具有良好的沟通能力。

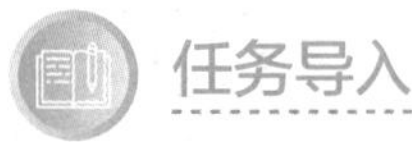

任务导入

任务描述：李爷爷，78 岁，自理老年人，平时可独自乘电梯到养老院楼下小花园散步和打太极拳。近日总感觉头晕，到医院诊断为脑供血不足。医生建议老人今后下楼活动使用拐杖并有人陪伴，防止摔跤等意外发生。照护部王主任在查房时叮嘱照护人员在李爷爷使用拐杖时给予帮助，指导并做好辅具安全检查工作。

问题：按照照护计划，照护人员应该怎么协助李爷爷使用拐杖？

任务目标

1. 李爷爷学会了检查拐杖的方法。
2. 李爷爷能使用拐杖进行活动。
3. 李爷爷活动时未发生摔跤等意外。

任务分析

一、助行器具的作用、种类、性能及要求

（一）助行器具的作用

助行器具一般是给老年人用于支撑走路，让走路更方便的一个工具，能够辅助人体支撑体重、保持平衡和行走的作用。助行器具的使用既能稳身健步，减少并发症的发生，又可以提高老年人的生活自理能力，改善生活质量，同时节省体力和人力资源，减轻照护人员的负担。助行器具的使用也能帮助老年人改善心理状态，提高老年人的自信心。

（二）助行器具的种类、性能及要求

助行器具主要包括手杖、拐杖、步行器 3 类。

1. 手杖　根据手杖的结构和功能可以分为单足手杖、多足手杖、直手杖、可调式手杖、带座式手杖、多功能手杖和盲人手杖等。其中单足手杖适用于握力好、上肢支撑能力强的老年人。多足手杖包括三足手杖和四足手杖，支撑面积较广而且稳定。

2. 拐杖　拐杖指靠前臂或关节扶持帮助行走的工具，分为普通木拐杖、折叠式拐枝、前臂杖、腋杖和平台杖。前臂杖又叫洛式杖，可单用也可双用，用于握力较差、前臂力量较弱但又不必使用腋杖者。腋杖稳定，用于截瘫或外伤严重的老年人，包括固定式和可调式。平台杖又称为类风湿杖，主要将前臂固定在平台式前臂托上，用于关节严重损害的类风湿老年人或手有严重损伤不能负重者，由前臂负重。

3. 步行器　步行器指用来辅助下肢功能障碍者（如偏瘫、截瘫、截肢、全髋置换术后等）步行的工具。可以起到保持平衡、支撑体重和增强上肢伸肌肌力的作用。常见的有：框架式助行器（两轮、三轮、四轮式）、截瘫助行器、交替式助行器。框架式助行器可支撑体重，便于老年人站立和行走，其支撑面积大，稳定性好。使用时老年人两手扶持左右两侧，于框架当中站立可行走。截瘫助行器需要根据老年人的具体情况制作配置。交替式助行器适用于各种原因导致的第四胸椎以下完全性或更高阶段不完全性脊髓损伤的老年人。

二、老年人使用助行器具的观察要点

（一）检查助行器具

检查助行器具是否完好，把手有无松动，助行器具与地面接触的橡胶垫是否牢固，可调高度的助行器具的调节卡扣是否锁紧等。

（二）高度选择

1. 手杖高度　老年人站立时，肘关节屈曲 15°～30°，腕关节背伸，小趾前外侧 15 cm 处至背伸手掌面的距离即为拐杖的适时高度。站立困难时可仰卧位测量。

2. 拐杖高度　身高减去 41 cm 的长度为腋杖的长度，站立时大转子的高度即为把手的位置。

3. 助行器高度　老年人直立，双手握住助行器把手、肘关节屈曲 15°～30°时的高度为宜。

三、识别异常情况并及时报告的方法

老年人活动后如出现下肢肿胀、紫斑等情况时，应注意调整步态，减少活动时间，并及时通知护士和医生。若老年人主诉持拐下地后手腕无力，不能持物，则应注意有无臂丛神经受压，并及时通知护士和医生。

任务实施

一、老年人助行器具的使用帮助与指导工作指引

老年人助行器具的使用帮助与指导工作流程见图 8－1－1。

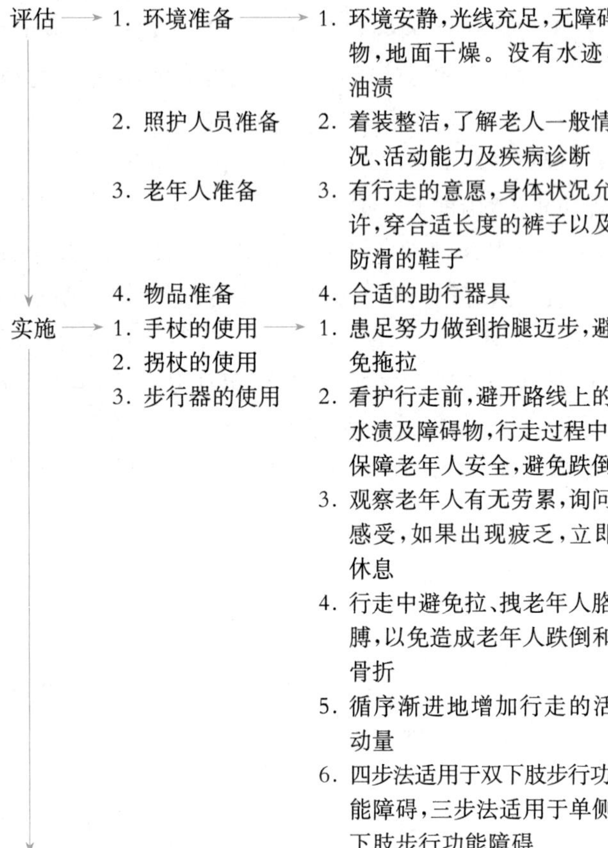

图 8-1-1　老年人助行器具的使用帮助与指导工作流程

二、手杖的使用帮助与指导操作流程及评分标准

手杖的使用帮助与指导操作流程及评分标准见表 8-1-1。

表 8-1-1　手杖的使用帮助与指导操作流程及评分标准(标准分 100 分)

程序	规范项目	分值	说明要点	评分标准
操作前准备20分	1. 仪表端庄,着装整洁	2	着装整洁,指甲剪短,双手洁净,态度和蔼可亲	一处不符合要求扣 1 分
	2. 目的:稳身健步,减少并发症的发生,提高老年人的生活自理能力,改善生活质量;改善老年人心理状态,提高老年人的自信心;节省体力和人力资源,减轻照护人员的负担	3		一项内容回答不全或回答错误扣 1 分

续　表

程序	规范项目	分值	说明要点	评分标准
	3. 评估 (1) 物品评估:手杖是否合适 (2) 老年人评估:行走的意愿,身体状况,着装及鞋子是否适合行走 (3) 环境评估:环境安静,光线充足,无障碍物,地面干燥,没有水迹、油渍 (4) 照护人员评估:着装整洁,了解老年人一般情况、活动能力及疾病诊断	5	“爷爷您好!我是护士××。现在因为您的病情状况,需要您在步行的时候使用手杖来增强身体协调性,防止摔跤,接下来我将指导您使用助行器具,稍等一下,我去准备一下用物,谢谢!”	未评估扣5分,评估不全一项扣2分,未解释扣2分
	4. 洗手	2		不洗手扣2分
	5. 老年人准备:询问老年人是否需要大小便,根据需要协助排便(如着装或鞋子不利于行走,协助老年人更换适合行走的衣物和鞋子)	3	“请问您需要大小便吗?”	一处不符合要求扣1分
	6. 用物准备:合适的手杖	5		一件不符合要求扣1分
操作流程60分	1. 携用物至床旁,向老年人解释	5	“爷爷您好!我将协助您学会使用手杖,在训练期间您如感觉任何不适,请您及时告诉我。”	不解释扣3分
	2. 检查手杖:照护人员携带手杖来到老年人面前,检查手杖是否完好及尺寸是否合适	5	“爷爷,我先检查一下手杖是否正常使用,好的,可以使用,您觉得这个高度和您的身高合适吗,合适呀,好,下面咱们开始讲解。”	未检查扣3分
	3. 演示讲解:照护人员边演示边讲解使用手杖步行方法及上下台阶方法 (1) 三点步行:先伸出手杖,再迈出患足,最后迈出健足或先伸出手杖,再迈出健足,最后迈出患足。要求患足努力做到抬脚迈步,避免拖拉 (2) 二点步行:伸出手杖同时抬脚迈出患足,再迈出健足 (3) 上下台阶的训练:正确上下台阶的原则是上台阶先上健腿,后上患腿;下台阶先下患腿,再下健腿。可以将手杖放在扶手上,一同向上挪动	30	“爷爷,接下来我将给您讲解并演示手杖的使用方法,您如果有不理解的地方可以随时打断我。”	一处不符合要求扣3分
	4. 保护行走:照护人员搀扶老年人拄手杖站起,检查手杖高度是否合适。手杖放在脚的前外侧,目视前方,按照三点步行或两点步行方式行走。照护人员站在患侧,拉住老年人的腰带或特制的保护腰带保护	20	“爷爷,下面咱们开始尝试使用手杖进行行走,不用担心,我会在您旁边扶着您,您如果有不舒服请马上告诉我。”	一处不符合要求扣3分

续 表

程序	规范项目	分值	说明要点	评分标准
操作后评价15分	1. 行走结束,安置老年人,整理床单元。整理用物,收起手杖放回指定位置,并消毒处理。洗手记录训练过程及结果	5		一处不符合要求扣1分
	2. 言语通俗易懂,态度和蔼,沟通有效	5		态度言语不符合要求各扣1分,沟通无效扣2分
	3. 全过程动作熟练、规范,符合操作原则	5		一处不符合要求酌情扣1～2分
注意事项5分	1. 选择合适尺寸的手杖 2. 使用前检查手杖各部位固定良好,无松动 3. 尽量穿防滑的鞋子及大小合适的鞋子 4. 避免在地面湿化、光线不足及有障碍物的空间内行走 5. 手杖要由健侧腿的手持握	5		一项内容回答不全或回答错误扣1分
总分:100				

三、拐杖的使用帮助与指导操作流程及评分标准

拐杖的使用帮助与指导操作流程及评分标准见表8-1-2。

表8-1-2　拐杖的使用帮助与指导操作流程及评分标准(标准分100分)

程序	规范项目	分值	说明要点	评分标准
操作前准备20分	1. 仪表端庄,着装整洁	2	着装整洁,指甲剪短,双手洁净,态度和蔼可亲	一处不符合要求扣1分
	2. 目的:稳身健步,减少并发症的发生,提高老年人的生活自理能力,改善生活质量;改善老年人心理状态,提高老年人的自信心;节省体力和人力资源,减轻照护人员的负担	3		一项内容回答不全或回答错误扣1分
	3. 评估 (1) 物品评估:拐杖是否合适 (2) 老年人评估:行走的意愿,身体状况,着装及鞋子是否适合行走 (3) 环境评估:环境安静,光线充足,无障碍物,地面干燥,没有水迹、油渍 (4) 照护人员评估:着装整洁,了解老年人一般情况、活动能力及疾病诊断	5	“爷爷您好!我是护士××。现在因为您的病情状况,需要您在步行的时候使用拐杖来增加身体的平衡性,防止摔跤,接下来我将指导您使用拐杖,稍等一下,我去准备一下用物,谢谢!”	未评估扣5分,评估不全一项扣2分,未解释扣2分
	4. 洗手	2		不洗手扣2分

续　表

程序	规范项目	分值	说明要点	评分标准
	5. 老年人准备：询问老年人是否需要大小便，根据需要协助排便（如着装或鞋子不利于行走，协助老年人更换适合行走的衣物和鞋子）	3	“请问您需要大小便吗？”	一处不符合要求扣1分
	6. 用物准备：合适的拐杖	5		一件不符合要求扣1分
操作流程60分	1. 携用物至床旁，向老年人解释	5	“爷爷您好！我将协助您学会使用拐杖，在训练期间您如感觉任何不适，请您及时告诉我。”	不解释扣3分
	2. 检查拐杖：检查拐杖是否完好	5	“爷爷，我先检查一下手杖是否正常使用，好的，可以使用，您觉得这个高度和您的身高合适吗，合适呀，好，下面咱们开始讲解。”	未检查扣3分
	3. 演示讲解 (1) 站立：站立时双拐并到一起，立于患侧，一手握住拐杖把手，另一手按住椅子扶手或床面，双手用力将身体撑起，依靠健侧下肢完成站立，将一支拐杖交于健侧手中，双拐平行放置于身体前方，开始行走	10	“爷爷，接下来我将给您讲解并演示站立时拐杖的使用方法，您如果有不理解的地方可以随时打断我。”	一处不符合要求扣3分
	(2) 行走方法常采用四点法、三点法或二点法 1) 四点法：先向前移动患侧拐杖，再迈出健侧下肢，再移动健侧拐杖，最后迈出患侧下肢，反复进行 2) 三点法：一般见于患侧下肢不能负重的情况，两侧拐杖一同向前，然后患侧向前迈出，最后健侧向前跟上患侧，如此反复进行 3) 两点法：向前移动患侧拐杖的同时迈出健侧下肢，向前移动健侧拐杖的同时迈出患侧下肢，反复进行	10	“爷爷，接下来我将给您讲解并演示使用拐杖行走的常用的几种方法，您如果有不理解的地方可以随时打断我。”	一处不符合要求扣3分
	(3) 坐下：患者想要坐下时，将双拐并在一起，立于患侧，一手抓住拐杖把手，另一只手按住椅子扶手或床面，健侧下肢用力，重心下移，同时患肢不要碰触地面	10	“爷爷，接下来我将给您讲解并演示使用拐杖时想要坐下的方法，您如果有不理解的地方可以随时打断我。”	一处不符合要求扣3分
	(4) 上台阶：患者将身体靠近台阶，双臂用力撑住双拐，健侧下肢迈到台阶上，健侧下肢用力伸直，身体稍向前倾，同时将患侧下肢和双拐带到台阶上，重复动作，迈向上一级台阶	10	“爷爷，接下来我将给您讲解并演示利用拐杖上台阶的方法，您如果有不理解的地方可以随时打断我。”	一处不符合要求扣3分

续　表

程序	规范项目	分值	说明要点	评分标准
	(5) 下台阶：下台阶时，先把双拐平行放在下一级台阶上，将患侧下肢前移，双臂用力撑起，健侧下肢屈曲移到下一级台阶，呈站立位，再将双拐下移，重复以上动作，迈向下一级台阶	10	“爷爷，接下来我将给您讲解并演示利用拐杖下台阶的方法，您如果有不理解的地方可以随时打断我。”	一处不符合要求扣3分
操作后评价15分	1. 行走结束，安置老年人，整理床单元。整理用物，收起拐杖放回指定位置，并消毒处理。洗手，记录训练过程及结果	5		一处不符合要求扣1分
	2. 言语通俗易懂，态度和蔼，沟通有效	5		态度言语不符合要求各扣1分，沟通无效扣2分
	3. 全过程动作熟练、规范，符合操作原则	5		一处不符合要求酌情扣1～2分
注意事项5分	1. 选择长度适合的拐杖 2. 每次使用前都检查橡皮头和螺丝有无损坏，如有损坏及时更换 3. 不宜在地面潮湿、光线不足及有障碍物的空间行走，以免跌倒 4. 行走运动应循序渐进，逐渐增加 5. 使用时将拐杖放在身体的前外侧，不要放在脚尖前面 6. 不要将腋窝紧靠在拐杖顶端，以免臂丛神经压迫受损	5		一项内容回答不全或回答错误扣1分
总分：100				

四、步行器的使用帮助与指导操作流程及评分标准

步行器的使用帮助与指导操作流程及评分标准见表8-1-3。

表8-1-3　步行器的使用帮助与指导操作流程及评分标准(标准分100分)

程序	规范项目	分值	说明要点	评分标准
操作前准备20分	1. 仪表端庄，着装整洁	2	着装整洁，指甲剪短，双手洁净，态度和蔼可亲	一处不符合要求扣1分
	2. 目的：稳身健步，减少并发症的发生，提高老年人的生活自理能力，改善生活质量；改善老年人心理状态，提高老年人的自信心；节省体力和人力资源，减轻照护人员的负担	3	“爷爷您好！我是护士××。现在因为您的病情状况，需要您在步行的时候使用步行器来增加身体的平衡性，防止摔跤，接下来我将指导您使用步行器，稍等一下，我去准备一下用物，谢谢！”	一项内容回答不全或回答错误扣1分

续　表

程序	规范项目	分值	说明要点	评分标准
	3. 评估 (1) 物品评估:步行器是否合适 (2) 老年人评估:行走的意愿,身体状况,着装及鞋子是否适合行走 (3) 环境评估:环境安静,光线充足,无障碍物,地面干燥,没有水迹、油渍 (4) 照护人员评估:着装整洁,了解老年人一般情况、活动能力及疾病诊断	5		未评估扣5分,评估不全一项扣2分,未解释扣2分
	4. 洗手	2		不洗手扣2分
	5. 老年人准备:询问老年人是否需要大小便,根据需要协助排便(如着装或鞋子不利于行走,协助老年人更换适合行走的衣物和鞋子)	3		一处不符合要求扣1分
	6. 用物准备:合适的步行器	5		一件不符合要求扣1分
操作流程60分	1. 携用物至床旁,向老年人解释	5	"爷爷您好！我将协助您学会使用步行器,在训练期间您如感觉任何不适,请您及时告诉我。"	不解释扣3分
	2. 检查步行器是否完好,螺丝是否有松动,支脚垫是否完好适用,高度是否适合	5	"爷爷,我先检查一下步行器是否正常使用,好的,可以使用,您觉得这个高度和您的身高合适吗,合适呀,好,下面咱们开始讲解。"	未检查扣3分
	3. 演示讲解 (1) 四步法:步行器一侧向前移动一步(25～30 cm),对侧下肢抬高后迈出,落在步行器两后腿连线水平附近。然后,步行器另一侧向前移动一步,迈出另一下肢。重复上述步骤前进	25	"爷爷,接下来我将给您讲解并演示四步法步行器的使用方法,您如果有不理解的地方可以随时打断我。"	一处不符合要求扣3分
	(2) 三步法:双手同时将步行器向前移动一步(25～30 cm),患肢抬高后迈出。双手臂伸直支撑身体(患肢遵医嘱决定承重力量),迈出健肢与患肢平行。重复上述步骤前进	25	"爷爷,接下来我将给您讲解并演示三步法步行器的使用方法,您如果有不理解的地方可以随时打断我。"	一处不符合要求扣3分
操作后评价15分	1. 行走结束,安置老年人,整理床单元。整理用物,收起步行器放回指定位置,并消毒处理。洗手记录训练过程及结果	5		一处不符合要求扣1分
	2. 言语通俗易懂,态度和蔼,沟通有效	5		态度言语不符合要求各扣1分,沟通无效扣2分

续 表

程序	规范项目	分值	说明要点	评分标准
	3. 全过程动作熟练、规范，符合操作原则	5		一处不符合要求酌情扣1~2分
注意事项5分	1. 步行器的支点必须同时着地，保证稳定 2. 在训练过程中，老年人的下肢不要超越前横栏，避免由此造成的稳定性下降 3. 步行器不能协助上下楼梯 4. 步行器不宜放置过远，否则会扰乱平衡 5. 开始行走时时间不宜过久，速度不宜过快，循序渐进	5		一项内容回答不全或回答错误扣1分
总分：100				

任务评价

助行器具使用帮助与指导任务学习检测见表 8－1－4。

表 8－1－4 助行器具使用帮助与指导任务学习检测

姓名： 专业： 班级： 学号：		
任务分析	助行器具的作用、种类、性能及要求	
	老年人使用助行器具的观察要点	
	识别异常情况并及时报告的方法	
任务实施	操作前：准备	
	操作中：助行器具使用帮助	手杖的使用 拐杖的使用 步行器的使用
	操作后：检查与记录	

巩固与复习

单选题（扫描二维码）

单选题

（梁慧玲）

任务二 轮椅转运

学习目标

1. 知识目标　能正确说出轮椅转运技术的评估和观察要点。
2. 能力目标　能按照轮椅转运操作规程的要求规范工作。
3. 素质目标　在协助轮椅转运过程中注重人文关怀及患者安全，具有高度责任感，具有良好的沟通能力。

任务导入

任务描述：朱爷爷，99 岁，介护老年人，在某养老院生活 15 年，个人卫生需要照护人员给予一定帮助。老人因年纪较大行动不便，每天上午大部分时间卧床休息或在房间看电视，为丰富老人生活，午睡后照护人员需用轮椅推送老人到楼下小花园散步。

问题：按照照护计划，照护人员应该怎么协助朱爷爷利用轮椅进行散步？

任务目标

1. 朱爷爷借助轮椅可以在小区内散步。
2. 朱爷爷的生活变得丰富多彩，心情愉悦。
3. 朱爷爷在轮椅转运时未发生不适。

任务分析

一、轮椅的种类及性能

1. 固定式轮椅　结构简单，但在不用时占用空间较大，上下车不方便。

2. 折叠式轮椅　折叠式轮椅的扶手或脚踏板均为拆卸式，车架可折叠，便于携带和运输，是目前国内外应用最广泛的一种。

3. 躺式轮椅　靠背能从垂直向后倾斜直至水平位，脚踏板也能自由变换角度。适用于年老体弱者。

4. 手推式轮椅　由照护人员推动的轮椅。轮椅的特点是前后皆采用直径相同的小轮子，因此造价相对较低，重量较轻，主要用于照护用椅。

5. 电动轮椅　通过高性能动力驱动装置和多种不同的智能操纵装置，满足不同功能障碍的老年人的需求，如手和前臂功能完全丧失的老年人可选用下颌进行操纵的电动轮椅。

二、使用轮椅转运老年人的观察要点

1. 轮椅的检查　轮椅使用前应进行检查。首先，打开与收起顺畅；其次，刹车灵敏，充气轮胎的胎压正常；最后，坐垫、安全带、脚踏板等完好。

2. 轮椅打开与收起的方法

(1) 打开轮椅：双手握住轮椅两侧扶手外展，然后手掌向下按压轮椅坐垫即可打开。

(2) 收起轮椅：双手握住坐垫中间的前后两端，同时向上提拉即可收起。

3. 使用轮椅的要点

(1) 推轮椅时速度要慢，要叮嘱老年人的头及背向后靠，并抓紧扶手，勿向前倾或自行下车。

(2) 遇到障碍物或拐弯时，照护人员应提前告知并提示。

三、识别异常情况并及时报告的方法

转运过程中，观察老年人表现，询问感受。如感觉疲乏或不适，应就近休息或尽快返回，通知医护人员。

任务实施

一、老年人轮椅转运工作指引

老年人轮椅转运工作流程见图 8-2-1。

二、老年人轮椅转运操作流程及评分标准

老年人轮椅转运操作流程及评分标准见表 8-2-1。

表 8-2-1　老年人轮椅转运操作流程及评分标准(标准分 100 分)

程序	规范项目	分值	说明要点	评分标准
操作前准备 20 分	1. 仪表端庄，着装整洁	2	着装整洁，指甲剪短，双手洁净，态度和蔼可亲	一处不符合要求扣 1 分
	2. 目的：增加老年人活动量和外出机会，丰富其生活内容，改善其精神状态，提高生活质量	3		一项内容回答不全或回答错误扣 1 分
	3. 评估 (1) 老年人评估：外出的意愿，身体状况，鞋子及着装是否合适 (2) 环境评估：环境安静，光线充足，无障碍物，温度、光照适宜	5	“爷爷您好！我是护士××，我看您最近一直在屋子里待着，会不会闷呢？我看今天天气不错，我带您坐轮椅出去转转，呼吸一下新鲜空气，怎么样？好的，我去准备一下用物，您稍等。”	未评估扣 5 分，评估不全一项扣 2 分，未解释扣 2 分

续 表

程序	规范项目	分值	说明要点	评分标准
	4. 洗手	2		不洗手扣2分
	5. 老年人准备:询问老年人是否需要大小便,根据需要协助排便(如着装或鞋子不利于上下轮椅或外出,协助老年人更换适合行走的衣物和鞋子)	3	"请问您需要大小便吗?"	一处不符合要求扣1分
	6. 用物准备:轮椅,必要时备毛毯、水杯、毛巾等	5		一件不符合要求扣1分
操作流程60分	1. 携用物至床旁,向老年人解释	5	"爷爷,用物准备好了,您准备好了吗?"	不解释扣3分
	2. 协助老年人上轮椅 (1) 照护人员松开轮椅刹车,打开轮椅,推轮椅至老年人床旁,刹车制动 (2) 照护人员将轮椅靠近老年人身体健侧,轮椅与床夹角成30°～45°,刹车制动,脚踏板向上翻起。必要时,撤掉挡腿布 (3) 老年人坐在床边,双足平放于地面。照护人员面向老年人,双膝微屈夹紧老年人患膝,防止老年人患侧下肢屈膝或足向前方移动,将老年人健侧上肢搭在自己肩上,双手环抱老年人腰部或抓紧其背侧裤腰,缓慢用力移动老年人平稳站起 (4) 照护人员以自己的身体为轴转动,带动老年人转体,将老年人移至轮椅前,平稳坐下 (5) 叮嘱老年人扶好扶手,照护人员绕到轮椅后方,两臂从老年人背后腋下伸入,使老年人身体靠紧椅背坐稳。双脚放在脚踏板上,系好安全带	25	"接下来我将帮助您从床上转移到轮椅上,请您配合一下,跟着我的指令做好吗,好的,谢谢!"	一处不符合要求扣3分
	3. 使用轮椅转运老年人 (1) 上、下坡道的轮椅推行方法 1) 上坡道:照护人员手握椅背把手均匀用力,两臂保持屈曲,身体前倾,平稳向上推行 2) 下坡道:采用倒退下坡的方法。照护人员叮嘱老年人抓紧轮椅扶手,身体靠近椅背。照护人员握住椅背把手,缓慢倒退行走	5	"爷爷,前面要上(下)坡了,请您抓紧轮椅扶手,身体靠近椅背。"	一处不符合要求扣1分
	(2) 上、下台阶的轮椅推行方法 1) 上台阶:脚踏轮椅后侧的杠杆,抬起前轮,以两后轮为支点,使前轮翘起移上台阶,再以两前轮为支点,双手抬车把带起后轮,平稳地移上台阶	5	"爷爷,爷爷,前面要上(下)台阶了,请您抓紧轮椅扶手,身体靠近椅背。"	一处不符合要求扣1分

续　表

程序	规范项目	分值	说明要点	评分标准
	2）下台阶：采用退下台阶的方法。照护人员可嘱老年人抓紧扶手，提起车把，缓慢地将后轮移到台阶下，再以两后轮为支点，稍稍翘起前轮，轻拖轮椅至前轮移到台阶下			
	(3) 上、下电梯推行的方法 1）上电梯：照护人员在前，轮椅在后，即轮椅以倒退形式进入电梯，及时原地掉头并刹车制动，老年人和照护人员均背对电梯门 2）下电梯：确认电梯停稳，松开刹车，仍然以倒退形式退出电梯	5	“爷爷，前面要上、下电梯了，请您抓紧轮椅扶手，身体靠近椅背。”	一处不符合要求扣1分
	4. 协助老年人下轮椅 (1) 椅与床夹角成30°～45°，刹车制动，踏板向上翻起，老年人双脚平稳踏在地面上，打开安全带 (2) 照护人员面向老年人，双膝微屈夹紧老年人患膝，将老年人健侧上肢搭在自己肩上，双手环抱老年人腰部或抓紧其背侧裤腰，缓慢用力带动老年人平稳站起 (3) 照护人员以靠近床侧足跟为轴转身带动老年人转体，将老年人移至床前，平稳坐下	15	“爷爷，接下来我将帮助您从轮椅转移到床上，请您配合一下，跟着我的指令做好吗，好的，谢谢！”	一处不符合要求扣3分
操作后评价15分	1. 转运结束，安置老年人，整理床单位，收起轮椅，推轮椅指定存放处，收起轮椅并刹车制动	2		一处不符合要求扣1分
	2. 洗手	2		不洗手扣2分
	3. 记录	3	记录轮椅转运的时间、转运过程中患者的情况、是否出现异常及处理措施	不记录或记录不全扣2分
	4. 言语通俗易懂，态度和蔼，沟通有效	3		态度言语不符合要求各扣1分，沟通无效扣2分
	5. 全过程动作熟练、规范，符合操作原则	5		一处不符合要求酌情扣1～2分
注意事项5分	1. 定期对轮椅进行检查，保持完好备用 2. 天气寒冷时注意保暖，将毛毯铺在轮椅上，同时将毛毯围在老年人颈部，并用安全别针固定 3. 推轮椅时，嘱老年人手扶扶手，尽量向后坐，勿前倾或自行下车，双脚置于脚踏板上，系安全带 4. 上下轮椅时，记得刹车制动 5. 遇到障碍物时，主动绕开，切勿冲撞	5		一项内容回答不全或回答错误扣1分
总分：100				

操作流程 **说明要点**

核对床号、姓名

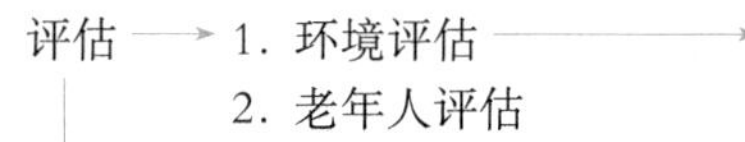

评估 → 1. 环境评估 → 1. 环境安静，光线充足，无障碍物
2. 老年人评估 2. 身体状况、鞋子是否合适、着装是否适当得体
3. 用物评估 3. 是否准备齐全

实施 → 1. 协助老年人上轮椅 → 1. 确保轮椅的轮胎气压充足
2. 使用轮椅转运老年人 2. 刹车制动良好，脚踏板翻动灵活，轮椅打开、闭合顺畅上下轮椅时刹车制动
3. 协助老年人下轮椅 3. 推行过程平稳匀速，嘱老年人的头及背向后靠，并抓紧扶手，勿前倾或自行下车
4. 遇到障碍物或拐弯时，照护人员应提前告知，勿用轮椅冲撞障碍物
5. 老年人乘坐轮椅每隔 30 分钟应变换体位，避免局部长期受压形成压疮
6. 转运过程中，观察老年人表现并询问感受，如感觉疲乏或不适，应就近休息或尽快返回，通知医护人员

整理用物 → 收起轮椅，推轮椅至指定存放处，收起轮椅并刹车制动安置老年人，整理床单位

记录 → 记录轮椅转运的时间、转运过程中患者的状况、是否出现异常及处理措施

图 8-2-1 老年人轮椅转运工作流程

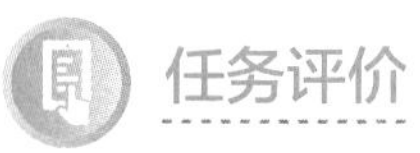

任务评价

轮椅转运任务学习检测见表 8-2-2。

表 8-2-2 轮椅转运任务学习检测

姓名：	专业： 班级： 学号：
任务分析	轮椅的种类及性能
	使用轮椅转运老年人的观察要点
	识别异常情况并及时报告的方法

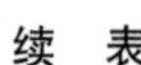

续 表

任务实施	操作前:评估与准备	
	操作中:轮椅的使用及帮助	
	操作后:安置老年人与整理用物	

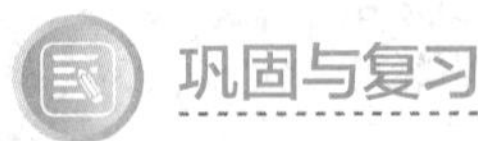

巩固与复习

单选题

一、单选题(扫描二维码)

二、案例题

1. 王爷爷,70 岁,偏瘫患者,左侧肢体活动障碍,日常活动需借助轮椅。

(1) 帮助老年人上轮椅时的方法错误的是( )。

A. 打开轮椅,推轮椅至老年人床旁,刹车制动

B. 将轮椅靠近老年人身体左侧

C. 将轮椅靠近老年人身体右侧

D. 嘱老年人右侧手臂扶住照护人员肩臂部

E. 右侧下肢足跟与床沿平齐

(2) 老年人下轮椅时应以( )的身体为轴转动,将老年人移至轮椅前坐下。

A. 老年人健侧

B. 老年人患侧

C. 照顾人员

D. 老年人

E. 老年人右侧

(3) 老年人乘坐轮椅,为避免造成压疮,每隔( )变换体位。

A. 2 小时

B. 1.5 小时

C. 1 小时

D. 40 分钟

E. 30 分钟

2. 李奶奶,75 岁,脑梗死后遗症,右侧肢体活动障碍,医生建议日常生活中使用轮椅。

(1) 照护人员帮助老年人下轮椅时,嘱老年人配合的动作要领中错误的是( )。

A. 老年人身体要向后靠

B. 老年人身体向前倾斜

C. 健侧手臂扶住照护人员肩臂部

D. 健侧下肢足跟与轮椅坐垫前沿平齐

E. 双膝夹紧老年人健侧膝部

(2) 使用轮椅转运老年人时上台阶的做法错误的是(　　)。

A. 先以两后轮为支点，抬前轮上台阶

B. 先以两前轮为支点，抬后轮上台阶

C. 再以前轮为支点，抬后轮上台阶

D. 采用前进式方法

E. 采用后退式方法

(3) 轮椅打开与收起方法正确的是(　　)。

A. 打开轮椅时，双手握住轮椅两侧扶手外展

B. 打开轮椅时，向上提拉轮椅座垫

C. 收起轮椅时，双手握住坐垫两侧

D. 收起轮椅时，双手握住轮椅两侧扶手内收

E. 以上说法都不对

（叶　欣）

任务三 平车转运

学习目标

1. 知识目标　能正确说出运送不能起床的患者入院、外出做各种检查、治疗、手术或转运技术的评估和观察要点。
2. 能力目标　能按照平车转运操作规程的要求规范工作。
3. 素质目标　在使用平车转运过程中注重人文关怀，具有高度责任感，具有良好的沟通能力。

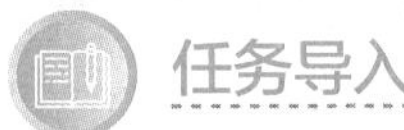

任务导入

任务描述：张爷爷，86 岁，介护老年人，独自在卫生间洗澡后更换衣服时不慎跌倒。照护人员接到呼叫信息后第一时间赶到现场，张爷爷自诉右侧大腿疼痛厉害，无法站立。照护人员边安慰老人边用手机联系医生。杨医生告知照护人员先不要动老人，他立即前往。杨医生赶到后经询问和检查，判断老人可能发生腿部骨折，照护人员需要用平车将老人转移到救护车上，送老人到医院做进一步检查。

问题：按照照护计划，照护人员应该怎么用平车将张爷爷转移到救护车上并送至医院？

任务目标

1. 张爷爷顺利通过平车转运至救护车送往医院。
2. 张爷爷在转运过程中未发生二次意外。

任务分析

平车是协助老年人转运的常用工具，主要用于运送不能起床的老年人进行外出、检查和治疗等活动。

一、平车搬运法分类及适用情况

(1) 挪动法：适用于病情允许且能在床上配合的老年人。

(2) 一人搬运法：适用于病情允许且体重较轻的老年人。

(3) 二人搬运法：适用于病情较轻，体重较重的老年人。

(4) 三人搬运法：适用于病情较轻，但自己不能活动而体重又较重的老年人。

（5）四人搬运法：适用于颈椎、腰椎骨折或病情较重的老年人。

二、使用平车转运老年人的观察要点

（1）平车备用时，保证性能完好，处于清洁备用状态。

（2）平时注意检查平车性能，面板是否平整、支架是否完好、轮胎气是否充足、刹车是否灵敏。

（3）使用平车前需评估老年人身体情况，确定适合平车运送。

（4）搬运时注意保护老年人病患处。骨折老年人搬运时应在车上垫木板，并做好骨折部位的固定和观察。

（5）多人转运时，动作要协调一致，上坡时老年人头在前，下坡时老年人头在后，以免老年人头低垂而不适。

（6）在整个转运过程中注意观察老年人的面色及脉搏的改变。

三、识别异常情况并及时报告的方法

在转运过程中，老年人如出现面色苍白、呼吸急促、脉率加快或输液管路脱落等情况，应立刻通知医护人员进行处理。

任务实施

一、老年人平车转运工作指引

老年人平车转运工作流程见图 8－3－1。

二、老年人平车转运操作流程及评分标准

老年人平车转运操作流程及评分标准见表 8－3－1。

表 8－3－1　老年人平车转运操作流程及评分标准（标准分 100 分）

程序	规范项目	分值	说明要点	评分标准
操作前准备33分	1. 仪表端庄，着装整洁	5	着装整洁，指甲剪短，双手洁净，态度和蔼可亲	一处不符合要求扣 1 分
	2. 目的：运送不能起床的老年人去手术、特殊检查、治疗等	5		一项内容回答不全或回答错误扣 1 分
	3. 评估 （1）老年人的基本状态，年龄、体重、病情与躯体活动能力及病变部位 （2）老年人的认知情况、心理反应及合作程度 （3）平车的性能是否良好	10	“爷爷您好！我是护士××。请您说一下您的姓名和床号可以吗？现在我们要把您转移到平车上，然后去医院做检查，请您配合一下好吗？谢谢！”	未评估扣 5 分，评估不全一项扣 2 分，未解释扣 2 分
	4. 洗手	3		不洗手扣 3 分

续　表

程序	规范项目	分值	说明要点	评分标准
	5. 老年人准备:需要时可协助老年人排空大小便	5	“请问您现在需要协助洗漱和大小便吗?”	一处不符合要求扣1分
	6. 用物准备:平车上置以橡胶单和布单包好的垫子及枕头,带套的毛毯或棉被,如为颈椎、腰椎骨折或病情危重的老年人,应准备帆布中单或布中单;如为骨折患者,应有木板垫于平车上	5		少一件或一件不符合要求扣1分
操作流程40分	1. 携用物至床旁,向老年人解释	5	“爷爷您好！我将协助您转移到平车上,请您配合一下,谢谢!”	不解释扣3分
	2. 挪动法 (1) 移开床旁桌、椅,掀开盖被,协助老年人移至床边 (2) 将平车的大轮靠床头、小轮靠床尾推至与床平行,紧靠床边,调整平车或病床,使其高度一致,制动车闸或照护人员用身体抵住平车 (3) 协助老年人按上半身、臀部、下肢的顺序,依次向平车挪动。由平车回床时,顺序相反 (4) 为老年人包裹被子,先向上反折脚端,再折近侧和对侧,颈部遮盖衣领	10	“爷爷,我们开始移动了,请您按我的指示配合好吗?谢谢!”	一处不符合要求扣2分
	3. 一人搬运法 (1) 移开床旁桌、椅,掀开盖被,协助老年人穿好衣服 (2) 推平车至床尾,使平车头端(大轮端)与床尾成钝角,制动车闸,搬运者站在钝角内的床边 (3) 照护人员两脚前后分开,稍屈膝,一手臂自患者腋下伸至对侧肩部外侧,另一手臂伸至患者大腿下 (4) 嘱老年人双臂交叉于照护人员颈后,双手用力握住 (5) 抱起老年人,移步转身,将老年人轻轻放在平车上,卧于平车中央,为老年人包裹盖被	15	“爷爷,我们开始移动了,请您按我的指示配合好吗?谢谢!”	一处不符合要求扣1分
	4. 二人搬运法 (1) 移开床旁桌、椅,掀开盖被,平车放置同一人搬运法 (2) 搬运者甲、乙2人站在同侧床边,将老年人双手交叉置于胸腹部,协助老年人移至床边 (3) 搬运者甲一手臂托住老年人头、颈、肩部,另一手臂托住腰部;搬运者乙一手	10	“爷爷,现在由我们俩帮助您移动到平车上,您不用紧张,放轻松。”	一处不符合要求扣1分

续 表

程序	规范项目	分值	说明要点	评分标准
	臂托住老年人臂部，另一手臂托住腘窝处。2人同时托起老年人，使老年人身体向搬运者倾斜，移步转身走向平车，两人同时屈膝，手臂置平车上伸直，使老年人平躺于平车中央 (4) 为老年人包裹盖被			
操作后评价22分	1. 送老年人到指定地点，摆放老年人，摆放成舒适体位，确保老年人保暖舒适	5		一处不符合要求扣1分
	2. 洗手	3		不洗手扣3分
	3. 记录	4	运送时间、到达地点、运送过程中有无异常及处理措施	不记录扣4分，记录不全扣2分
	4. 言语通俗易懂，态度和蔼，沟通有效	5		态度言语不符合要求各扣1分，沟通无效扣2分
	5. 全过程动作熟练、规范，符合操作原则	5		一处不符合要求酌情扣1～2分
注意事项5分	1. 平车备用时，保证性能完好，处于清洁备用状态。平时注意检查平车面板是否平整、支架是否完好、轮胎气是否充足、刹车是否灵敏 2. 搬运时注意保护老年人病患处。骨折老年人搬运时应在车上垫木板，并做好骨折部位的固定和观察，妥善安置老年人身上的输液管及各类导管 3. 在整个转运过程中注意观察老年人的面色、呼吸及脉搏的改变 4. 转运过程中，患者的头部应卧于平车的大轮端。照护人员站在老年人头部 5. 平车上下坡时，老年人头部应位于高处 6. 车速适宜，进出门时应先将门打开，不能用车撞门 7. 冬季注意保暖，避免受凉	5		一项内容回答不全或回答错误扣1分
总分：100				

操作流程		说明要点
核对床号、姓名		
评估 →	1. 评估老年人 →	1. 老年人的基本状态，年龄、体重、病情与躯体活动能力及病变部位。老年人的认知情况、心理反应及合作程度
	2. 评估平车	2. 平车性能是否良好
实施 →	1. 挪动法 →	1. 平车的大轮靠床头、小轮靠床尾，与床平行紧靠床边，调整高度与床一致。制动车闸
		2. 按上半身、臀部、下肢的顺序，依次向平车挪动。由平车回床时，顺序相反
	2. 一人搬运法	3. 推平车至床尾，使平车头端(大轮端)与床尾形成钝角，搬运者站在钝角内的床边，两脚前后分开，稍屈膝，一手臂伸至对侧肩膀外部，另一手臂伸至患者大腿下嘱老年人双臂交叉于照护人员颈后，照护人员抱起老年人，移步转身，将老年人轻轻放在平车上
	3. 二人搬运法	4. 搬运者甲、乙 2 人站在同侧床边，将老年人双手交叉置于胸腹部，搬运者甲一手臂托住老年人头、颈、肩部，另一手臂托住腰部；搬运者乙一手臂托住老年人臂部、另一只手托住腘窝处。2 人同时托起老年人，同时屈膝，使老年人平躺于平车中央
运送 →	送老年人到指定地点，摆放老年人成舒适体位确保保暖舒适	
记录 →	运送时间、到达地点、运送过程中有无异常及处理措施	

图 8-3-1　老年人平车转运工作流程

任务评价

平车转运任务学习检测见表 8-3-2。

表 8-3-2 平车转运任务学习检测

姓名: 专业: 班级: 学号:		
任务分析	平车搬运法分类及适用情况	
	使用平车转运老年人的观察要点	
	识别异常情况并及时报告的方法	
任务实施	操作前:评估与准备	
	操作中:挪动与搬运	
	操作后:安置与记录	

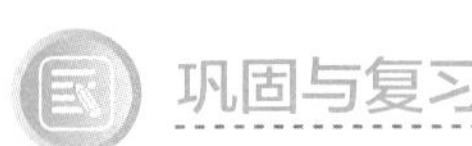

单选题

一、单选题(扫描二维码)

二、案例题

张爷爷,80 岁,独自在卫生间洗澡后更换衣服时不慎摔倒,右侧大腿疼痛厉害,无法站立,照护人员马上联系医生。医生赶到后经询问和检查,判断老人可能发生腿部骨折,立即联系"120"。"120"工作人员赶到后,照护人员需协助医生将老人转移到救护车,送老人到医院做进一步检查。

(1) 腿部骨折老年人转运时应选用(　　)。

A. 担架

B. 轮椅

C. 拐杖

D. 摩托车

E. 平车

(2) 张爷爷经医院救治,病情稳定,医生建议回去后可借助拐杖进行行走训练。张爷爷使用拐杖上台阶时,方法正确的是(　　)。

A. 先上健侧下肢

B. 先上患侧下肢

C. 先上健侧拐杖

D. 先上患侧拐杖

E. 以上都不正确

(3) 张爷爷使用拐杖下台阶时,方法正确的是(　　)。

A. 先下健侧下肢

B. 先下患侧下肢

C. 先下健侧拐杖

D. 先下患侧拐杖

E. 以上都不正确

(4) 在将老年人送到医院进一步检查之前应该如何与老年人交流(　　)。

A. 直接告诉他腿部骨折了
B. 不进行沟通
C. 陪伴并安抚他的情绪
D. 简单告知后去做其他工作
E. 以上都不对

（陈艳芳）

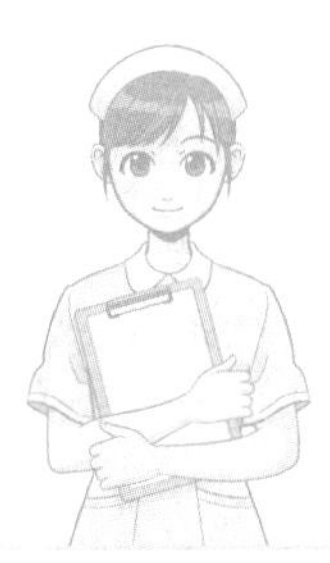

项目九
急 危 应 对

任务一 心脏骤停应对

学习目标

1. 知识目标　能快速准确判断患者心脏骤停的表现。
2. 能力目标　能规范进行现场心肺复苏。
3. 素质目标　具备争分夺秒的急救意识，体现救死扶伤的精神。

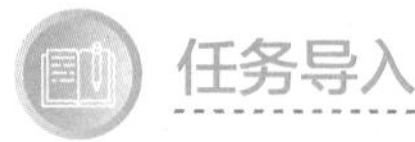

任务导入

任务描述：王奶奶，79 岁，下午在活动时因未站稳而突然摔倒。一旁的护理人员立即跑到王奶奶身边，发现王奶奶呼之不应，面色发绀，未能看到胸廓起伏，掐人中也没有反应。护理人员初步判断王奶奶可能发生了心脏骤停，立即利用在急救培训课上学会的心肺复苏抢救技能紧急实施救助。

问题：按照急危应对措施，护理人员应该怎么实施心肺复苏抢救？

任务目标

1. 王奶奶心跳、呼吸恢复，暂时脱离生命危险。
2. 王奶奶没有发生肋骨骨折、窒息、胸腔大血管损伤等不良后果。
3. 王奶奶顺利得到进一步救治。

任务分析

心脏骤停是最危急的情况，发生于各种严重疾病（如心脑血管疾病、中毒等），也见于各种严重损伤等意外，在老年人中更常见。若不能在数分钟内恢复心跳和呼吸，生命将难以挽回。因此，第一目击者（在发现心脏骤停者时，现场第一个做出反应、采取急救措施的人，他可以不是医务工作者，而是身处现场的每一个人）的紧急救助尤其重要，每一位公民都有必要掌握心脏骤停的现场复苏技术，为下一步的抢救赢得宝贵的时间。医护人员更应掌握这一技能。

一、心脏骤停及判断

（一）心脏骤停及其表现

心脏骤停是指因各种原因引起的心脏突然停止跳动，丧失泵血功能，导致全身各组织严

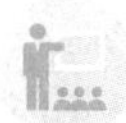

重缺血、缺氧。主要表现为意识突然丧失、大动脉搏动消失、呼吸停止、瞳孔散大等。

（二）心脏骤停的判断

1. 一呼　突然意识丧失，呼之不应。

2. 二摸　心跳及大动脉（颈动脉或股动脉）搏动消失。最常在气管（喉结）旁 2～3 cm（气管与胸锁乳突肌中间的凹陷中）触摸颈动脉搏动以判断心跳是否存在。

3. 三看　呼吸停止，看胸廓无起伏。

4. 四照　瞳孔散大，对光反射消失。有手电筒者观察瞳孔对光反射。

只要存在意识丧失与大动脉搏动消失这两个征象，即可判断为心脏骤停，应立即进行心肺复苏。切忌对怀疑心脏骤停的人反复测量血压和听诊心音或等待心电图而贻误抢救时机。

二、心肺复苏及其成功标志

（一）心肺复苏及其基本措施

心肺复苏术（cardiac pulmonary resuscitate，CPR）是针对心跳和呼吸骤停的伤者所采取的抢救措施，方法包括胸外心脏按压、人工呼吸、快速除颤等，目的是尽快使伤者恢复有效通气和循环，维持脑的灌注，最终减轻因脑组织长时间缺血、缺氧导致的损害。

一般情况下，机体完全缺血缺氧 4～6 分钟后脑细胞就会发生不可逆转的损伤，因此，这段黄金救援期特别重要（4 分钟内复苏者 50%可被救活，4～6 分钟内复苏者 10%被救活，人称“黄金 4 分钟”），不管心脏骤停发生在养老机构还是其他任何地方，第一目击者对伤者进行及时、有效的急救处理都有希望救人一命——时间就是生命。

判断心搏、呼吸停止后，CPR 分 3 个步骤：迅速建立有效循环（circulation，C）、通畅呼吸道（airway，A）和人工呼吸（breathing，B），即 CPR 的 CAB 3 个环节。

（二）心肺复苏成功的标志

经过 5 个循环的胸外心脏按压及人工呼吸后，专业人员通过以下征象判断伤者复苏成功：颈动脉和自主呼吸恢复、面色转红润、睫毛反射恢复、瞳孔由大变小、肢端转暖、肢体出现活动等。

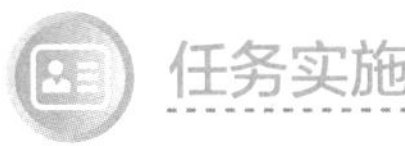

任务实施

一、心肺复苏工作指引

心肺复苏工作流程见图 9－1－1。

二、心肺复苏操作流程及评分标准

心肺复苏操作流程及评分标准见表 9－1－1。

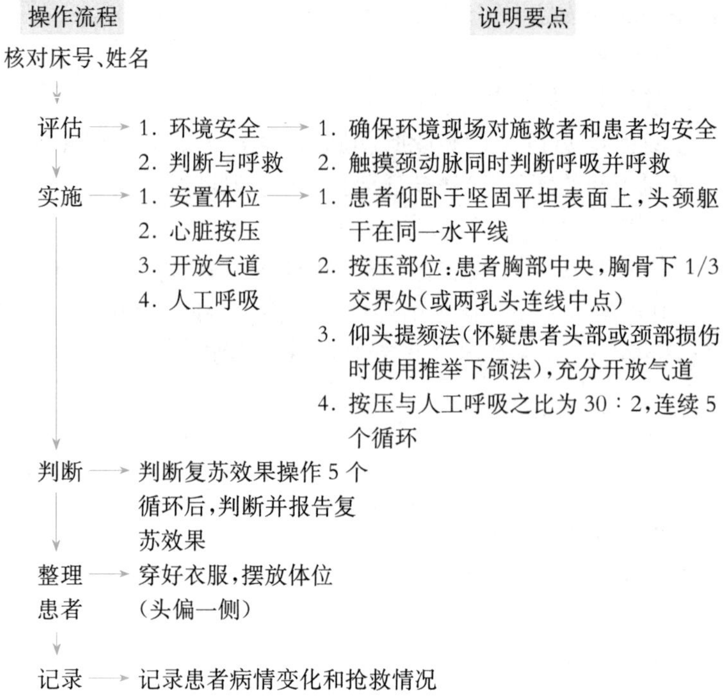

操作流程		说明要点
核对床号、姓名		
↓		
评估 →	1. 环境安全 →	1. 确保环境现场对施救者和患者均安全
	2. 判断与呼救	2. 触摸颈动脉同时判断呼吸并呼救
实施 →	1. 安置体位 →	1. 患者仰卧于坚固平坦表面上，头颈躯干在同一水平线
	2. 心脏按压	2. 按压部位：患者胸部中央，胸骨下 1/3 交界处(或两乳头连线中点)
	3. 开放气道	3. 仰头提颏法(怀疑患者头部或颈部损伤时使用推举下颌法)，充分开放气道
	4. 人工呼吸	4. 按压与人工呼吸之比为 30∶2，连续 5 个循环
判断 →	判断复苏效果操作 5 个循环后，判断并报告复苏效果	
整理患者 →	穿好衣服，摆放体位(头偏一侧)	
记录 →	记录患者病情变化和抢救情况	

图 9-1-1 心肺复苏工作流程

表 9-1-1 心肺复苏操作流程及评分标准(标准分 100 分)

程序	规范项目	分值	说明要点	评分标准
操作前准备 7 分	1. 仪表端庄，着装整洁	2	着装整洁，指甲剪短，双手洁净，态度和蔼可亲	一处不符合要求扣 1 分
	2. 准备 心肺复苏模型人、硬板床、枕头 治疗车 1) 上层：治疗盘、纱布、血压计、听诊器、手电筒、弯盘 2 个、抢救记录卡/单、速干手消液、笔 2) 下层：医疗垃圾桶、生活垃圾桶	5		少一件或一件不符合要求扣 1 分
操作流程 78 分	1. 评估环境：确保现场对施救者和患者均安全，并报告	4		未评估环境扣 2 分，未报告扣 2 分
	2. 判断与呼救 (1) 检查患者有无反应 (2) 检查是否无呼吸(终末叹气应看作无呼吸)，并同时检查脉搏(以上 2 项应在 5～10 秒钟完成) (3) 确认患者意识丧失，立即呼叫，启动应急反应系统	10	“王奶奶，我来看您了。王奶奶，您怎么了？能听到我说话吗？” 患者无意识 1001，1002……1006，患者无颈动脉搏动，无自主呼吸 “快来人，2 床需要抢救，请立即启动应急反应系统，推抢救车，拿除颤仪！” 抢救时间××点××分	未判断患者意识、呼吸、大动脉搏动各扣 3 分，未在时间内完成判断、未报告各扣 2 分，未呼救扣 3 分，一处不符合要求扣 1 分

续 表

程序	规范项目	分值	说明要点	评分标准
	3. 安置体位	5	患者仰卧于坚固的平坦表面上,去枕,头、颈、躯干在同一轴线上,双手放于身体两侧,身体无扭曲(口述)	未去枕仰卧、身体扭曲各扣3分,一处不符合要求扣1分
	4. 心脏按压 (1) 在患者右侧,解开衣领、腰带,暴露患者胸腹部 (2) 按压部位:患者胸部中央,胸骨下1/3交界处(或两乳头连线中点) (3) 按压方法:手掌根部重叠,手指翘起,两臂伸直,使双肩位于双手的正上方。垂直向下用力快速按压,按压深度5～6 cm,按压速度:100～120次/分,每次按压后使胸廓充分回弹(按压时间与放松时间为1∶1),尽量不要中断按压,中断时间控制在10秒内	20	按压部位:胸骨下半部,按压深度:胸骨下陷5～6 cm,按压速率:100～120次/分	未解衣领、未松裤带、未暴露胸腹部各扣3分,按压部位错误、方法错误及按压幅度、按压频率不符合要求各扣4分,一处不符合要求扣1分
	5. 开放气道 (1) 如明确有呼吸道分泌物,应当清理患者呼吸道,取下活动义齿 (2) 仰头提颏法(怀疑患者头部或颈部损伤时使用推举下颌法),充分开放气道	6	清除口鼻腔分泌物,取出活动义齿。颈部无损伤,采用仰头提颏法。颈部有损伤,采用推举下颌法	未检查口腔及清理异物扣2分,未开放气道或开放气道方法不正确扣2分
	6. 人工呼吸 (1) 立即给予人工呼吸2次,送气时捏住患者鼻子,呼气时松开,送气时间为1秒,见明显胸廓隆起即可 (2) 施以人工呼吸时应产生明显的胸廓隆起,避免过度通气,吹气同时观察胸廓情况 (3) 按压与人工呼吸之比为30∶2,连续5个循环	15		吹气漏气、吹气时间不符合要求、未观察胸廓情况各扣4分,一处不符合要求扣3分
	7. 判断复苏效果 操作5个循环后,判断并报告复苏效果 (1) 颈动脉搏动恢复 (2) 自主呼吸恢复 (3) 散大的瞳孔缩小,对光反射存在 (4) 收缩压大于60 mmHg (5) 面色、口唇、甲床和皮肤色泽转红 (6) 昏迷变浅,出现反射、挣扎或躁动	10	颈动脉恢复搏动,自主呼吸恢复,散大的瞳孔缩小,对光反射存在。收缩压大于60 mmHg,面色、口唇、甲床和皮肤色泽转红。昏迷变浅,出现反射、挣扎或躁动。复苏成功,请进一步生命支持。时间××点××分	检查动作不规范一处扣2分,未报告扣3分,口述不全一处扣1分
	8. 整理患者:穿好衣服,摆放体位(头偏一侧)	4	“王奶奶,您醒了?给您垫个枕头,把头偏向我这边,请您不用紧张,我们医护人员都会陪在您的身边。”	未穿好衣服、未摆放体位各扣2分

续 表

程序	规范项目	分值	说明要点	评分标准
	9. 洗手，记录患者病情变化和抢救情况	4		未洗手、未记录各扣2分
操作后评价15分	1. 按消毒技术规范要求分类整理使用后物品	2		一处不符合要求扣1分
	2. 护患沟通：充分体现人文关怀	3		一处不符合要求扣1分
	3. 关键环节 (1) 按时完成 (2) 抢救及时，程序正确，操作规范，动作迅速 (3) 注意保护患者安全，做好职业防护	5		一处不符合要求酌情扣1～2分
	4. 正确完成5个循环复苏，人工呼吸与心脏按压指标显示有效	5		一处不符合要求酌情扣1～2分
总分：100				

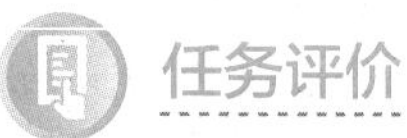

任务评价

心脏骤停应对任务学习检测见表9-1-2。

表9-1-2　心脏骤停应对任务学习检测

姓名：	专业：	班级：	学号：
任务分析	心脏骤停及判断		
	心肺复苏及其成功标志		
任务实施	操作前：CPR评估与体位		
	操作中：CPR的CAB		
	操作后：CPR效果评价		

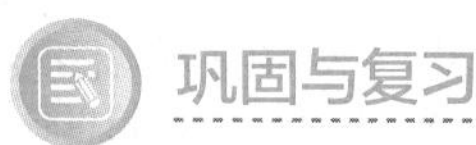

巩固与复习

单选题

一、单选题(扫描二维码)

二、案例题

患者女性，26岁，于2000年4月20日因“出血性休克、宫外孕”急诊手术。入手术室时，神志清醒，T 37.2℃，P 92次/分，BP100/60 mmHg，硬膜外麻醉成功后，突然出现意识丧失，面色苍白、口唇四肢末梢严重发绀，脉搏、心音、血压均测不出，血氧饱和度迅速下降至20%。

(1) 该患者可能发生了以下哪种情况(　　)。

A. 心脏骤停

B. 出血性休克

C. 呼吸衰竭

D. 心源性休克

E. 窒息

(2) 对该患者的诊断依据是(　　)。

A. 口唇四肢末梢严重发绀

B. 面色苍白

C. 意识丧失，脉搏、心音、血压均测不出

D. 血氧饱和度迅速下降至20%

E. 意识丧失

(3) 应该立即对患者进行(　　)。

A. 送医院急救

B. 心电监护

C. 吸氧

D. 心肺复苏

E. 建立静脉通路

（任洁娜　杨颖蕾）

任务二 跌倒应对

学习目标

1. 知识目标　能正确说出老人跌倒危险因素的评估和跌倒风险防范十要素。
2. 能力目标　能按照跌倒应对操作规程的要求规范工作。
3. 素质目标　在应对跌倒过程中注重人文关怀，具有高度责任感，具有良好的应急处理能力。

任务导入

任务描述：张爷爷，72 岁，自理老年人，半年前为陪伴脑卒中的老伴住进养老院。某日上午，张爷爷在室外晾晒衣服时不慎摔倒。照护人员急忙跑过去询问情况并让他先不要乱动，但是张爷爷边说“没事”边站了起来。照护人员看到张爷爷的右脚滴血，经检查发现老人右脚皮肤擦破导致出血。照护人员及时通知医生并向部门主管汇报。医生到场检查后安排护士为老人右脚伤口进行清创处理并联系家属，要求家属陪同老人到医院做进一步检查。经检查，老人除右脚受伤外无其他不良后果。

问题：按照急危应对，照护人员应该怎么协助做好张爷爷跌倒后的处理。

任务目标

1. 张爷爷右脚受伤处疼痛缓解。
2. 张爷爷没有伤口感染、伤口迁延不愈等不良后果发生。
3. 张爷爷能从这次跌倒中吸取教训，在活动中能尽量避免再次跌倒。

任务分析

老年人跌倒与普通成年人有很大区别，从跌倒的直接损伤到间接损伤来说都不同于一般成年人。为保证老年人的生命安全，应由照护人员加以照护。

一、导致老年人跌倒的危险因素

（一）生理因素

1. 步态和平衡功能受损　步态的稳定性下降和平衡功能受损是引发老年人跌倒的主要原因。老年人为弥补其活动能力的下降，可能会采取更加谨慎的缓慢踱步行走，造成步幅

变短、行走不连续、脚不能抬到一个合适的高度，使跌倒发生的危险性增加。另外，老年人中枢控制能力下降，对比感觉降低，躯干摇摆加大，反应能力下降，反应时间延长，平衡能力、协同运动能力下降，从而导致跌倒危险性增加。

2. 感觉系统功能下降　老年人常表现为视力、视觉分辨率、视觉的空间或深度感及视敏度下降，同时传导性听力损失、老年性耳聋等会影响听力，难以听到有关跌倒危险的警告声音或反应时间延长，从而增加了跌倒的危险性；老年人触觉降低也增加了跌倒的危险性。

3. 中枢神经系统退行性变　中枢神经系统的退行性变影响老年人的智力、肌力、肌张力、感觉、反应能力、反应时间、平衡能力、步态及协同运动能力，使跌倒的危险性增加。

4. 骨骼肌肉系统改变　老年人骨骼、关节、韧带及肌肉的结构、功能损害和退化是引发跌倒的常见原因。骨骼肌肉系统功能退化会影响老年人的活动能力、步态的敏捷性、力量和耐受性，使老年人举步时抬脚不高、行走缓慢、不稳，导致跌倒危险性增加。老年人骨质疏松会使与跌倒相关的骨折发生率增加。

（二）病理因素

部分老年性疾病也可导致老年人跌倒危险性增加。如泌尿系统疾病或其他原因伴随尿频、尿急、尿失禁等症状而匆忙去洗手间以及排尿性晕厥等也会增加跌倒的危险。

（三）药物因素

很多药物可以影响老年人的神智、精神、视觉、步态、平衡等方面而引起跌倒。可能引起跌倒的药物包括精神类药物（安定类、抗焦虑药等）、心血管类药物（抗高血压药等）和其他药物（降糖药、镇痛药、抗帕金森病药等）。

（四）心理因素

心理因素，如沮丧可能会削弱老年人的注意力，导致老年人对环境危险因素的感知和反应能力下降。另外，害怕跌倒也使行为能力降低，行动受到限制，从而影响步态和平衡能力而增加跌倒的危险。

（五）环境因素

昏暗的灯光，湿滑、不平坦的路面，在步行途中的障碍物，不合适的家具高度和摆放位置，楼梯台阶，走廊及卫生间没有扶手，只有蹲式便池等都可能增加跌倒的危险性，不合适的鞋子、过大过长的裤子和不适宜的行走辅助工具也与跌倒有关。室外的危险因素包括台阶和人行道缺乏修缮，雨雪天气、拥挤等都可能引起老年人跌倒。

（六）社会因素

老年人的教育和收入水平、卫生保健水平、享受社会服务和卫生服务的途径、室外环境的安全设计，以及老年人是否独居、与社会的交往和联系程度都会影响其跌倒的发生率。

二、老年人跌倒危险因素评估

医院常采用跌倒（坠床）危险因素评估表对住院患者进行高危患者评估和筛选，总分≥4分为跌倒（坠床）高危患者，需引起高度警惕。养老机构同样适用此表，总分≥4 分的老年人，照护人员应将其列为重点照护对象（表 9－2－1）。

表 9-2-1　老年人倒(坠床)危险因素评估

序号	老年人跌倒(坠床)危险因素	分值(分)
1	年龄≥70 岁	1
2	最近一年曾有不明原因跌倒(坠床)史	2
3	阿尔茨海默病	2
4	意识障碍	1
5	烦躁不安	4
6	肢体残缺或偏瘫	1
7	移动时需帮助	1
8	视力障碍	2
9	听力障碍	1
10	体能虚弱	2
11	头晕、眩晕、体位性低血压	2
12	不听劝告或不寻求帮助	1
13	服用影响活动的药物,如镇静安眠药、降压药、利尿剂、降血糖药、镇静安眠药、抗癫痫药、麻醉止痛剂	1～2
合计		

三、老年人跌倒的危害

老年人跌倒死亡率随年龄的增加而上升。跌倒除了导致老年人因脑血管意外等原因而直接死亡外,还因骨折或其他损伤而导致残疾与长期卧床,并发肺部感染、压疮等严重后果,跌倒后数月死亡的老年人在跌倒老年人中比较常见。老年人跌倒严重影响他们的身心健康,如跌倒后的恐惧心理可能会影响老年人的活动能力,使其活动范围受限,生活质量下降。

四、老年人跌倒的防范

1. 环境安全　对于虚弱而行动不便的老年人来说,养老院的环境安全对预防跌倒举足轻重:床单元设置合理,确保地面干燥,灯光照明适宜,走廊两侧、厕所安有扶手,浴室放置防滑垫,过道上不要堆积杂物,夜间有必要的照明,安装必要的报警和监控设备。

2. 物品放置　热水瓶、拖鞋、便器等物品摆放在老年人方便使用的位置。

3. 关爱老年人　肢体功能严重缺陷或功能障碍的老年人如厕时注意安全防范,原则上协助床上大小便,必要时由照护人员专人陪同如厕,患有高血压的老年人起床、变换体位时动作要缓慢。

4. 健康指导　鼓励老年人坚持体育锻炼,保持精神愉悦,多参加社交活动,治疗控制高血压、糖尿病等老年慢性病,避免使用不适当的药物等均可减少老年人跌倒的发生。

 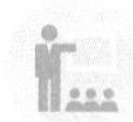

5．预防跌倒十要素　跌倒高危老年人、照护人员及家属知晓“预防跌倒十要素”。

(1) 行动不便、虚弱、无法自我照顾、智力下降的老年人，请照护人员或家属在旁陪伴，协助活动。

(2) 下床时请慢慢起来，特别是您在服用某种特殊药物时，如降压药、安眠药等。

(3) 当您需要协助时，请按呼叫铃，照护人员会来到您身边。

(4) 保持地面干净，如地面弄湿，应及时请照护人员处理。

(5) 将您的物品收纳于柜中，保持走道通畅。

(6) 卧床时请拉起床栏，特别是躁动不安、意识不清时。

(7) 请穿上合适尺码的衣裤，以免绊倒。

(8) 将您的生活用品放在容易取到的地方。

(9) 房间保持灯光明亮，使您的行动更方便。

(10) 上厕所时如您需要帮忙，请按呼叫铃。

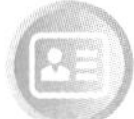

任务实施

一、老年人跌倒应对工作指引

老年人跌倒应对工作流程见图 9－2－1。

操作流程		说明要点
核对床号、姓名		
评估 →	1. 老年人的意识 2. 老年人的身体状况 3. 导致老年人跌倒的危险因素	→ 老年人跌倒后，不要急于扶起，要先判断情况，酌情处理
实施 →	1. 跌倒老人意识不清：指定人员拨打“120”急救电话，将老年人头偏一侧、清除口鼻腔分泌物，止血、包扎，抽搐者移至平软地面或身下垫软物，呼吸、心跳停止应立即进行胸外心脏按压 2. 跌倒老人意识清楚：搀扶或用轮椅将老人送回病床卧床休息并观察，检查身体有无骨折，止血包扎并送老年人就医	→ 1. 若老年人跌倒后意识不清应立即正确拨打急救电话 2. 抽搐者不要硬掰抽搐肢体，防止肌肉、骨骼受伤 3. 胸外心脏按压部位必须正确，避免导致肋骨骨折等 4. 救护过程中随时观察老年人的意识状态 5. 不随意搬动老人，尽量平卧休息
告知 →	预防跌倒的重要意义	
记录 →	跌倒后情况	

图 9－2－1　老年人跌倒应对工作流程

二、跌倒应对操作流程和评分标准

跌倒应对操作流程和评分标准见表 9－2－2。

表 9-2-2　跌倒应对操作流程和评分标准(100 分)

程序	规范项目	分值	说明要点	评分标准
操作前准备14分	1. 仪表端庄,着装整洁	4	着装整洁,指甲剪短,双手洁净,态度和蔼可亲	一处不符合要求扣1分
	2. 目的:及时、正确救护跌倒老人,避免因跌倒导致骨折、感染、心脑血管疾病等并发症	5		一项内容回答不全或回答错误扣1分
	3. 用物准备:手电筒、无菌纱布、绷带,必要时备轮椅或硬木板、冰袋	5		少一项扣1分
操作流程59分	1. 评估意识:轻拍老人肩部,并呼喊,判断其有无意识,无心跳呼吸应立即进行心肺复苏(口述)	5	"爷爷,您怎么啦?"口述(如意识不清楚呼叫护医生,并拨打"120"急救电话)	未评估扣5分,未口述扣2分
	2. 评估肢体有无骨折并保持呼吸道通畅 (1) 查看头部是否受伤 (2) 双手按压手臂,检查手臂是否受伤 (3) 依次检查左右髋关节是否肿痛 (4) 双手按压腿部查看双腿是否受伤 (5) 如无意识或言语不清者,保持呼吸道通畅,头偏一侧(口述)	15	"爷爷,现在我为您检查,看看有哪里受伤。" "爷爷,您头部有哪不舒服吗?" "我这样按压,您的手臂痛吗?" "爷爷,左边髋关节这痛吗?右边呢?" "腿部痛吗?"	未评估扣15分,评估不全一项扣3分
	3. 包扎止血,防止再受伤 (1) 用绷带将皮肤擦伤渗血处给予包扎 (2) 对皮肤瘀青者给予冰袋冷敷(口述)	10	"爷爷,您右脚皮肤擦破了,为了防止感染和再受伤,我给您简单包扎一下。"	一项不符扣2分,未口述扣3分
	4. 搀扶(必要时使用轮椅)老人回病床,并嘱其卧床休息并观察	5	"爷爷,我扶您回病床,您先躺床上休息啊。"	一处不符合要求扣2分
	5. 询问老年人的感受,并整理床单元	10	"您现在感觉怎么样? 还记得是怎么摔倒的吗? 头痛不痛? 这样躺着舒服吗?"	未询问老人感受扣5分,询问不全一处扣2分,体位不舒适扣2分
	6. 联系家属,并说明情况	5	"您好,我是照护员××,您父亲刚才不慎摔倒,请您赶紧过来。"	未联系家属扣5分,未说明情况扣2分
	7. 家属护送老人就医	5	"爷爷,您的右脚受伤,现在您家属送您去医院检查,我在这等您回来。"	未要求家属护送扣5分
	8. 洗手、记录	4		未洗手扣2分 未记录扣2分
操作后评价15分	1. 按消毒技术规范要求分类整理使用后物品	5		一处不符合要求扣1分
	2. 言语通俗易懂,态度和蔼,沟通有效	5		态度言语不符合要求各扣1分,沟通无效扣2分

续　表

程序	规范项目	分值	说明要点	评分标准
	3. 全过程动作熟练、规范，符合操作原则	5		一处不符合要求酌情扣1～2分
注意事项12分	1. 若老年人跌倒后意识不清或虽意识清醒，但初步判断情况较严重，应立即正确拨打急救电话 2. 有呕吐者，将头偏向一侧，并清理口、鼻腔分泌物，保持呼吸道通畅 3. 抽搐者，移至平整软地面或身体下垫软物，防止碰、擦伤，必要时牙间垫清洁毛巾、被子角、较厚的衣服等，防止舌咬伤，不要硬掰抽搐肢体，防止肌肉、骨骼损伤 4. 救护过程中随时观察老年人的意识状态 5. 胸外心脏按压部位必须正确，避免导致肋骨骨折等 6. 不随意扶起或搬动老年人，若搬动，保证平稳，尽量平卧休息	12		一项内容回答不全或回答错误扣2分
总分：100				

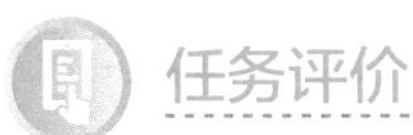

任务评价

跌倒应对任务学习检测见表9-2-3。

表9-2-3　跌倒应对任务学习自我检测

姓名：	专业：	班级：	学号：
任务分析	导致老年人跌倒的危险因素		
	老年人跌倒的危害		
任务实施	操作前：跌倒评估		
	操作中：应急救助		
	操作后：风险防范		

巩固与复习

单选题

一、单选题（扫描二维码）

二、案例题

张爷爷，73岁，在养老院晾晒衣服时不慎跌倒在地。

(1) 张爷爷跌倒后的处理不正确的是(　　)。

A. 观察神志

B. 询问跌倒史和先着地部位

C. 检测生命体征

D. 立即扶起老人

E. 重点检查受伤部位

(2) 照护人员看到张爷爷的右脚滴血，经检查发现老年人右脚皮肤擦破导致出血，照护人员给予包扎止血，下列不是包扎止血目的是(　　)。

A. 固定敷料、夹板和受伤部位

B. 保护伤口，减少感染和再受伤

C. 减少出血，预防休克

D. 减轻医院医生的工作任务

E. 保护内脏和血管、神经、肌腱等重要解剖结构，防止肿胀

(3) 在跌倒(坠床)危险因素评估表中，分值正确的是(　　)。

A. 年龄≥70 岁，得 1 分

B. 视力障碍，得 4 分

C. 体能虚弱，得 4 分

D. 烦躁不安，得 3 分

E. 头晕、眩晕、体位性低血压，得 4 分

(吴卫群)

任务三 异物卡喉应对

学习目标

1. 知识目标　能正确说出气道异物梗阻的危害，梗阻时的症状表现。
2. 能力目标　能根据具体情况，采用正确的方式，协助老人排出喉头或气道异物。
3. 素质目标　在协助老人排出气道异物过程中注重人文关怀，具有高度责任感，具有良好的沟通能力。

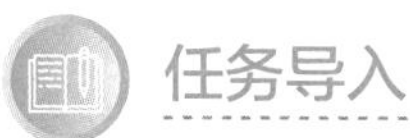

任务导入

任务描述：李爷爷，74岁，住在某老年福利院，入院评估为中度认知功能障碍（阿尔茨海默病）。某日，李爷爷的儿子带龙眼来看望他，告诉他等自己洗手后给他剥开了吃。可就在李爷爷的儿子洗手时，李爷爷自己剥起龙眼吃，结果龙眼核卡在了喉部。李爷爷脸涨得通红并很快面色青紫、双眼圆瞪、双手乱抓喉部，表情极为痛苦。正好照护人员和李爷爷的儿子回来看到这一幕，照护人员立即判断李爷爷发生了异物卡喉。

问题：照护人员判断李爷爷发生了异物卡喉后应该怎么进行紧急救助？

任务目标

1. 立即用海姆立克法协助李爷爷排出卡喉的龙眼核，让呼吸道保持通畅。
2. 缓解李爷爷紧张情绪，使之能配合操作。
3. 李爷爷未发生窒息、喉头水肿甚至心跳、呼吸骤停等严重后果。
4. 李爷爷在照护人员的精心照护下，吃东西更加谨慎，不再发生类似急危事件。

任务分析

一、喉头或气管异物原因及识别

喉头或气管异物（异物卡喉）简称气道异物，常见于老年人和儿童，某些疾病（如精神病、阿尔茨海默病等）患者也较易发生，尤其进食过快者、抢食和暴食者、边进食边从事其他活动者、进食滑溜且大小适宜的食物或异物等更易发生。一旦发生气道异物，极易导致窒息而危及生命。因此，在养老机构、幼儿园等工作人员中普及海姆立克急救法等气道异物的紧急救助技术，以及提高人们预防气道异物的理念与常识，有着非同寻常的意义。

（一）喉头或气管异物（异物卡喉）常见原因

（1）抢食和暴食者多见于精神障碍的患者、中重度阿尔茨海默病患者。其原因多是服用抗精神病药物发生锥体外系不良反应，出现吞咽肌运动不协调而使食物卡住咽喉甚至误入气管。

预防噎食要点：进食时随时提醒老年人细嚼慢咽；对不能自行进食者，必须把固体食物切成小块儿，喂饭时确认上一口已经完全咽下才能喂下一口，切不可操之过急。尤其在吃汤圆、水饺、年糕等滑溜或黏性食物时更要注意，千万不要整个放在老年人口中。他们最好不吃此类食物。

（2）药物不良反应或癫痫。在进食时抽搐发作或药物反应致咽喉肌运动失调所致。

（3）边讲话嬉笑边进食进水，尤其是坚果、果仁、糖块、甜果冻等细小或光滑的食物，在说笑时通过开放的会厌软骨处滑入喉头甚至气管。

预防异物进入气道的要点：避免进食进水时说笑，不要口含小、圆、滑的物品如硬币、弹球、纽扣等。

（二）喉头或气管异物（异物卡喉）的识别

（1）异物卡住喉头甚至进入气管后，如果部分堵塞气道，可出现突然呛咳、不能发声、呼吸困难、面色口唇发绀等。双眼圆瞪、双手掐住喉部，表情痛苦、惊恐，伴有濒死感。

（2）异物进入气道后，严重者可完全堵塞气道，迅速出现窒息，甚至呼吸、心脏骤停。

（三）喉头或气管异物（异物卡喉）的危害

不管是异物卡喉，还是呕吐物误吸或痰液堵塞，都会造成老年人严重呼吸困难甚至窒息，可威胁生命，必须在数分钟内紧急清除进入喉头或气管的异物，恢复呼吸道通畅。

二、海立克急救法

当异物进入气道时，应立即采用海姆立克急救法（Heimlich Maneuver，也称海氏手技、海氏冲击法）进行抢救，紧急排除进入气道的异物，保持呼吸道通畅。

如果将人的肺部设想成一个气球，气管就是气球的气嘴，假如气嘴被阻塞，可以用手快速捏挤气球，气球受压时球内空气上移，从而将出口的阻塞物冲出。

海姆立克急救法的具体操作：照护人员环抱老年人，向其上腹部迅速施压，造成膈肌突然上升，胸腔压力骤然增加。由于胸腔是密闭的，只有气管一个开口，故气管和肺内的大量气体（450～500 mL）就会突然涌向气管，将异物冲出，恢复气道通畅。该法被称为“生命的拥抱”或“人工咳嗽”，但不如老年人主动咳嗽有效。

任务实施

一、老年人异物卡喉应对工作指引

老年人异物卡喉应对工作流程见图 9－3－1。

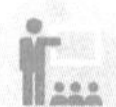

操作流程		说明要点
操作前	1. 评估老人身体状况、意识状态、能否站立 2. 安抚老人情绪，沟通取得配合 3. 环境准备、照护者与老年人的姿势准备	1. 首先用手指取出或其他方法排除异物，在无效且情况紧急时才用海姆立克急救法 2. 因老年人胸腹部组织的弹性及顺应性差，故易致腹部或内脏破裂及出血、肋骨骨折等，故需严格把握冲击力度
操作中	1. 清醒老年人 若老年人咳嗽或照护人员无法用手指取出喉部异物，则应紧急采取海姆立克急救站立位法，帮助老年人去除气道异物 2. 意识不清老年人 不能站立的老年人，就地仰卧，头偏向一侧，应紧急采取海姆立克急救卧位法，帮助老年人去除气道异物	平时可告知老年人若发生噎食且身边无人时，可自己用力咳嗽，也可自己将上腹部压向任何坚硬、突出的物体（如椅背等）上，并反复实施 1. 对于极度肥胖的噎食老年应采用胸部冲击法。 2. 若老年人已经发生心脏骤停清除气道异物后立即实施心肺复苏。
操作后	询问老年人有无不适，检查有无并发症发生	必要时转送医院继续诊治

图 9-3-1 老年人异物卡喉应对工作流程

四、异物卡喉操作流程及评分标准

异物卡喉操作流程及评分标准（标准分 100 分）见表 9-3-1、表 9-3-2。

表 9-3-1 海姆立克急救法（成人站立法）

程序	规范项目	分值	说明要点	评分标准
操作前准备4分	护士着装整洁规范，仪表端庄大方	2	着装整洁，指甲剪短，双手洁净，态度和蔼可亲	一处不符合要求扣 1 分
	评估患者：询问、了解患者的身体状况，取得患者配合	2	评估老年人身体情况，有无意识不清，是否能够站立或坐起	一处不符合要求扣 1 分
操作流程80分	1. 巡视病房，发现患者被异物卡喉（呈海姆立克征：双手或一手捂住脖子，呈“V”字形）	5		不能及时发现患者问题扣 5 分
	2. 判断患者意识呼吸道梗阻程度	8	观察患者，询问患者“您被异物卡住了吗?” （口述）如患者点头表示“是的”，或患者不能说话、面色口唇发绀、呼吸微弱或暂停	一处不符合要求扣 1 分
	3. 立即呼救。看、记时间	5	（口述）“快来人，快去通知医生，这里有人被异物卡喉了。”	未呼救扣 3 分，未计时扣 2 分

续　表

程序	规范项目	分值	说明要点	评分标准
	4. (1) 能站立且体形较瘦的老人，采用腹部冲击法协助其排出异物 (2) 能站立但体形偏肥胖者，采用胸部冲击法协助其排出异物	20	(1) 使患者站立，施救者站在患者背后，一手握拳，以大拇指侧对准患者剑突与肚脐之间的腹部。具体在肚脐上两横指处 (2) 使患者站立，施救者站在患者背后。一手握拳，以大拇指侧对准患者胸骨下半段中央	手法一处不正确扣10分。其他一处不符合要求扣1分
	5. 用左手将患者背部推向前，使患者处于前倾。头部略低，嘱患者张嘴。有利于呼吸道异物被排出	15		一处不符合要求扣1分
	6. 另一手从前方置于拳头下并握紧，双手急速冲击，向上方压迫其腹部，反复有节奏、有力地进行。重复以上手法，直至将堵住气管、喉部的食物硬块等异物冲出。看、记时间	20		手法一处不正确扣10分，未记时扣2分，其他一处不符合要求扣1分
	7. (口述)配合医生实施急救措施，遵医嘱予以心电监护、吸氧等处理	5		未口述扣5分，一项口述不全扣1分
	操作速度：完成时间3分钟以内	2		操作时间每超过规定时限20%扣1分
操作后评价10分	1. 正确指导患者及家属	5	(1) 告知患者嘴要张开，有利于呼吸道异物被排出 (2) 告知患者家属喂食时注意事项：指导其家属喂食时将床头摇高，喂食不可过快过量；食物不可过大过硬，以软烂清淡饮食为主	一处不符合要求扣1分
	2. 语言通俗易懂，态度和蔼，沟通有效	2		一处不符合要求扣1分
	3. 全过程动作熟练、规范，符合操作原则	3		原则性操作程序颠倒一处扣2分
回答问题6分	1. 操作目的 抢救突然被异物卡喉、呼吸道完全梗阻的患者 注意事项 (1) 此急救法不适用呼吸道部分梗阻的患者，如气体交换良好，应鼓励其有效咳嗽并自主呼吸。如患者咳嗽乏力或呼吸道完全梗阻，则立刻使用此手法 (2) 急救法手法力度不宜过大，以免引起肋骨骨折、腹部或胸腔内脏的破裂。在成功抢救患者后应检查有无并发症的发生	6		一项内容回答不全或回答错误扣1分

表 9-3-2　海姆立克急救法(成人卧位)

程序	规范项目	分值	说明要点	评分标准
操作前准备 2 分	护士准备:着装整洁规范,仪表端庄大方	2	着装整洁,指甲剪短,双手洁净	一处不符合要求扣 1 分
操作流程 82 分	1. 巡视病房,发现患者被异物卡喉(呈海姆立克征:双手或一手捂住膀子呈“V”字形)。评估现场环境	5		不能及时发现患者问题扣 5 分,未评估环境扣 2 分
	2. 判断患者意识、呼吸道梗阻程度,报告判断结果	5	在老人耳边大声呼叫,判断意识。判断老人呼吸情况	一处不符合要求扣 1 分
	3. 立即呼救。看、记时间	5	(口述)“快来人,快去通知医生,这里有人被异物卡喉了。”	未呼救扣 3 分,未记时扣 2 分
	4. 安置体位	10	成人海姆立克急救法(卧位):取患者于仰卧位,(口述)如是软床,胸下应垫胸外按压板	体位不对扣 5 分,软床未放按压板扣 5 分
	5. 开放气道:仰头抬颏法开放气道	15	(1) 操作者一手置于患者前额,手掌向下后方施力,使头充分后仰 (2) 另一手食指、中指将颏部抬起,使耳垂与下颌角连线与地面垂直	开放气道方式错误扣 10 分,开放气道不足扣 5 分
	6. 施救者骑跨在患者大腿外侧,一手以掌根按压肚脐与剑突之间的腹部,另一手掌覆盖其手掌上,进行冲击性地、快速地向前上方压迫,反复至呼吸道异物被冲出	25		手法一处不正确扣 10 分,其他一处不符合要求扣 1 分
	7. 观察口腔,如异物已被冲出,迅速用手指从口腔一侧取出。看、计时间	10		未清理异物扣 5 分,未计时扣 2 分
	8. (口述)配合医生实施急救措施,遵医嘱予以心电监护、吸氧等处理。如颈动脉搏动消失、呼吸心跳停止,应立即进行心肺复苏	5		未口述扣 5 分,一项口述不全扣 1 分
	操作速度:完成时间 3 分钟以内	2		操作时间每超过规定时限 20% 扣 1 分
操作后评价 10 分	1. 正确指导患者及家属	5	告知患者家属喂食时的注意事项,指导其家属喂食时将床头摇高,喂食不可过快过量。食物不可过大过硬,以软烂清淡饮食为主	一处不符合要求扣 1 分

续　表

程序	规范项目	分值	说明要点	评分标准
	2. 语言通俗易懂，态度和蔼，沟通有效	2		一处不符合要求扣1分
	3. 全过程动作熟练、规范，符合操作原则	3		原则性操作程序颠倒一处扣2分
回答问题6分	1. 操作目的 抢救突然被异物卡喉、呼吸道完全梗阻、意识不清或不能站立的患者 2. 注意事项 (1) 此急救法不适用于呼吸道部分梗阻的患者，如气体交换良好，应鼓励其有效咳嗽并自主呼吸。如患者咳嗽乏力或呼吸道完全梗阻，则立刻使用此手法 (2) 此急救法手法力度不宜过大，以免引起肋骨骨折、腹部或胸腔内脏的破裂。在成功抢救患者后应检查有无并发症的发生	6		一项内容回答不全或回答错误扣1分

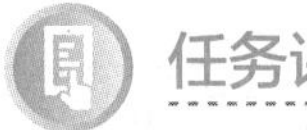

任务评价

异物卡喉应对任务学习检测见表 9-3-3。

表 9-3-3　异物卡喉应对任务学习检测

姓名：	专业：	班级：	学号：
任务分析	喉头或气管异物原因及识别		
	海姆立克急救法		
任务实施	操作前：评估与准备		
	操作中：气道异物清除	清醒老年人的气道异物清除 意识不清老年人的气道异物清除	
	操作后：询问和检查		

巩固与复习

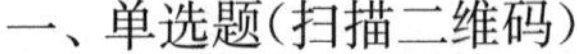

单选题

一、单选题(扫描二维码)

二、案例题

78 岁的李大爷为脑梗后遗症患者，某日其儿子回家看望父母时带了李大娘爱吃的糯米红枣糕，李大爷看得直流口水。自从脑梗后吞咽功能变差，这些比较黏的东西家人从不让吃。趁家人不注意时，李大爷偷吃了一口，不到 1 分钟，李大爷突然呼吸困难，嘴唇发绀，脸

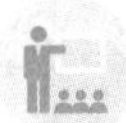

色通红，不停地用活动灵便的左手捏自己的脖子，话也说不出来。

(1) 李大爷发生了什么情况(　　)。

A. 心梗　　B. 中风　　C. 癫痫发作　　D. 气道异物梗阻　　E. 窒息

(2) 以下急救方法错误的是(　　)。

A. 拨打“120”

B. 嘱患者多喝水

C. 鼓励患者咳嗽

D. 采取海姆立克急救法

E. 呼吸心跳骤停者立刻进行心肺复苏

(刘　盈)

任务四 烫伤应对

学习目标

1. 知识目标　能正确说出老人烫伤的原因和判断烫伤的程度。
2. 能力目标　能按照烫伤应对操作规程的要求规范工作。
3. 素质目标　在应对烫伤过程中注重人文关怀，具有高度责任感，具有良好的应急处理能力。

任务导入

任务描述：李爷爷，87 岁，患阿尔茨海默病 5 年，住在某老年医疗中心的认知症病区。某日午餐时间，老年人自行用微波炉加热食物。照护人员告诉李爷爷用微波炉加热食物有发生烫伤的危险，同时接过老人手里的饭盒放入微波炉中加热，并告诉李爷爷加热后送到房间。可就在照护人员在为糖尿病老年人发放餐前药时突然听到李爷爷在备餐间呼叫，同时听到饭盒掉在地上的声音。照护人员急忙跑去查看，发现李爷爷站在备餐间不知所措，甩着右手、跺着右脚，看到照护人员跑进来，带着哭腔解释："不知道饭盒这么烫……"照护人员边安慰李爷爷，边检查他的手脚，发现其右手和右脚被烫伤，立即进行紧急处理。

问题：按照急危应对，照护人员应该怎么协助做好李爷爷烫伤后的处理？

任务目标

1. 李爷爷烫伤引起的组织损伤较轻，未发生感染、休克等严重后果。
2. 李爷爷在老年医疗中心得到更加悉心的照护与保护，未再发生类似伤害事件。

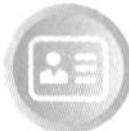

任务分析

由于老年人的生理、病理等原因，烫伤是老年人中最常见的意外伤害之一，可引起老年人剧烈疼痛等不适，严重者可导致休克、感染、影响自我形象等严重后果。老年人常身患糖尿病等多种慢性疾病，一旦烫伤，愈合难度更大。所以，预防老年人烫伤是老年照护的首要任务之一。此外，养老机构的照护人员应了解烫伤面积估算及烫伤深度评估等相关知识，掌握老年人不慎烫伤以后"泡、脱、盖、送"等应急处理方法。

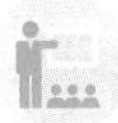

一、老年人烫伤的原因

（一）生理因素

老年人因神经系统及皮肤组织老化而导致痛、温觉减退，若使用热水袋或洗澡等温度和时间不当，一旦感觉皮肤疼痛或者有烧灼感时，往往已经造成皮肤烫伤。另外，老年人行动不便或者视力减退，日常生活中不小心碰倒热水杯或热水瓶等很容易被烫伤。

（二）病理因素或治疗不当

(1) 患有糖尿病、脉管炎、心血管疾病的老年人周围神经病变，痛觉减退，沐浴或泡脚时很容易烫伤。

(2) 老年人生病采用中医治疗时，中医拔罐、艾灸、针灸等理疗时，理疗器温度过高或者操作技术不当都会造成烫伤。

二、烧伤与烫伤

烧伤泛指由热力（火焰、热液、蒸汽及高温固体）、电能、放射线、化学腐蚀剂等致伤因子作用于人体引起的始于皮肤，由表及里的损伤。

烫伤是指由高温液体（沸汤、沸水、热油）、高温蒸汽或高温固体（烧热的金属等）所致的损伤，是烧伤中最常见的类型。老年人与儿童是烫伤的高危人群，重点在于预防烫伤，关键在于烫伤后立即采取正确的处理方法。

三、烫伤（烧伤）程度的判断

烫伤程度取决于其面积和深度。

（一）烫伤面积估算

1. 手掌法　五指并拢的一只手为体表面积的 1%，用于估算小面积烫伤。

2. 新九分法　适用于成年人（包括老年人），Ⅰ°烫伤不计入其中，具体如表 9-4-1。

表 9-4-1　烫伤面积估算（新九分法）

部位	成人各部位面积
头面颈部	共计 1 个 9% 头发部 3%、面部 3%、颈部 3%
双上肢	2 个 9%，共计 18% 双手 5%、双前臂 6%、双上臂 7%
双下肢	5 个 9%加 1%，共计 46% 双臀 5%、双足 7%、双小腿 13%、双大腿 21%
躯干	3 个 9%，共计 27% 腹侧 13%、背侧 13%、会阴 1%

新九分法口诀（诵一诵、指一指）：三、三、三，五、六、七，五、七、十三、二十一、十三、十三、会阴一。

（二）烫伤深度估计

1. 皮肤及皮下组织的结构　评估烫伤深度之前，必须先了解皮肤及皮下各层软组织的结构，包括皮肤（表皮、真皮）、皮下组织与肌肉，与烫伤深度及其症状密切相关的是皮肤与皮下组织的结构。

2. 烫伤深度评估　常用三度四分法评估烫伤深度。烫伤深度，由轻到重、由浅至深分为三度：Ⅰ°烫伤、Ⅱ°（又分为浅Ⅱ°和深Ⅱ°）烫伤、Ⅲ°烫伤，不同深度烫伤的表现和预后见表 9-4-2。

表 9-4-2　烫伤的表现与预后

烫伤分度		局部症状、体征	损伤深度及预后
Ⅰ°烫伤		局部红、肿、热、痛，烧灼感，无水疱	(1) 仅伤及表皮生发层 (2) 3～5 天愈合，不留瘢痕
Ⅱ°烫伤	浅Ⅱ°烫伤	水疱较大、创面底部肿胀发红，感觉过敏、剧痛	(1) 伤及真皮的乳头层 (2) 2 周可愈合，不留瘢痕
	深Ⅱ°烫伤	水疱较小，皮温稍低，创面呈浅红或红白相间，感觉迟钝、微痛	(1) 伤及真皮深层 (2) 3～4 周愈合，留有瘢痕
Ⅲ°烫伤		形成焦痂。创面无水疱、蜡白或焦黄，皮温低，感觉消失	(1) 伤及皮肤全层，达皮下、肌肉、骨等 (2) 2～4 周焦痂分离，肉芽组织生长，形成瘢痕

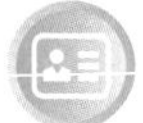
任务实施

一、老年人烫伤应对工作指引

老年人烫伤应对工作流程见图 9-4-1。

二、烫伤后应对操作流程及评分标准

烫伤后应对操作流程及评分标准见表 9-4-3。

表 9-4-3　烫伤后应对操作流程及评分标准（标准分 100 分）

程序	规范项目	分值	说明要点	评分标准
操作前准备27分	1. 仪表端庄，着装整洁	4	着装整洁，指甲剪短，双手洁净，态度和蔼可亲	一处不符合要求扣 1 分
	2. 目的：了解伤情，减轻因烫伤后所致的疼痛、肿胀和起水泡，避免感染等并发症。	5		一项内容回答不全或回答错误扣 1 分
	3. 评估 (1) 评估老年人烫伤的部位 (2) 评估老年人烫伤的程度 (3) 环境评估：环境光线充足、室内安静 (4) 老年人准备：离开危险现场，取舒适体位 (5) 沟通：向老年人说明处理的目的，取得配合	10	“爷爷您好！我是护士××。您刚才开水烫到了哪里？还有其他地方吗？让我检查一下。我先扶您回病床，我去准备一下用物，请您稍等。”	未评估扣 5 分，评估不全一项扣 2 分，未解释扣 2 分

续 表

程序	规范项目	分值	说明要点	评分标准
	4. 洗手并用干毛巾擦干	3		不洗手扣2分
	5. 用物准备:干毛巾、冰袋、洗脸盆、烫伤膏、一次性治疗巾、一次性无菌棉签等	5		少一件或一件不符合要求扣1分
操作流程48分	1. 将脸盆盛冷水,向老年人解释	8	"爷爷您好!为了防止余热损伤、起泡,减轻疼痛和肿胀,我将用冷水为您浸泡烫伤的部位,在浸泡过程中,您如感觉不适,请您及时告诉我。"	不解释扣3分,一处不符合要求扣1分
	2. 根据老人病情采取舒适的体位	4	"爷爷,您这样躺着舒服吗?"	不取体位扣4分,体位不舒适扣2分
	3. 在烫伤部位垫一次性治疗巾	5	"爷爷,为了避免弄湿床单,我在您手下铺上治疗巾。"	一处不符合要求扣1分
	4. 将盛有冷水的脸盆放在治疗巾上,将烫伤的部位浸在冷水中	8	"来,爷爷,我们把手放进脸盆浸泡,可能会有点凉,还好吗?"	一处不符合要求扣1分
	5. 将脸盆撤下,用毛巾包裹冰块,冰敷烫伤的部位	5	"爷爷,为了减轻疼痛,我再为您冰敷一下烫伤的部位。"	一处不符合要求扣1分
	6. 检查烫伤膏的有效期,并将烫伤膏涂抹于烫伤部位	8	"爷爷,我们涂上烫伤膏,感觉怎么样?"	不询问感受扣3分,一处不符合要求扣1分
	7. 整理床单位	5	"爷爷,您先休息,我会随时过来看您的,您有什么需要请按床头铃,床头铃我放您枕边了。"	动作粗鲁扣5分,呛咳扣5分,一处不符合要求扣1~3分
	8. 洗手、记录	5		未洗手扣2分,未记录扣3分
操作后评价15分	1. 按消毒技术规范要求分类整理使用后物品	5		一处不符合要求扣1分
	2. 言语通俗易懂,态度和蔼,沟通有效	5		态度言语不符合要求各扣1分,沟通无效扣2分
	3. 全过程动作熟练、规范,符合操作原则	5		一处不符合要求酌情扣1~2分
注意事项10分	1. 老年人烫伤后应迅速脱离热源,以免继续损伤。时间紧迫时,照护人员不必在自身充分准备后才帮助老年人处理烫伤	10		一项内容回答不全或回答错误扣2分

续 表

程序	规范项目	分值	说明要点	评分标准
	2. 若烫伤部位不是手或足，不能将伤处浸泡在冷水中“冷却治疗”，则可将受伤部位用毛巾包好，再在毛巾上浇水，或用冰块敷效果更佳 3. 冲洗降温后，脱下烫伤处的衣物，脱衣过程必须谨慎，严防加大创面，必要时可以剪掉伤处的衣物 4. 若伤处水疱已破，不可浸泡，以防感染。可用无菌纱布或保暖干净手帕包裹冰块，冷敷伤处周围，立即就医 5. Ⅲ°烫伤立即用清洁的被单或衣服简单包扎，避免污染和再次损伤，创面不要涂擦药物，保持清洁，立即报告，迅速就医			
总分：100				

操作流程　　　　说明要点

核对床号、姓名

↓

评估 → 1. 老年人的烫伤程度 → 通过老年人的烫伤程度和部位进行相应的处理

2. 老年人的烫伤部位

3. 导致老年人烫伤的危险因素

↓

实施 → 1. 1°烫伤：立即将伤处浸在凉水中进行“冷却治疗”，如有冰块敷于伤处效果更佳，烫伤膏涂于烫伤部位

2. Ⅱ°烫伤：用凉水低压冲洗，或进行30分钟“冷却治疗”，冲洗降温后，脱下烫伤处的衣物，用干净的布或衣服、毛巾等盖住伤处，保护水泡，预防感染，上述处理后立即送往医院就医

3. Ⅲ°烫伤：立即用清洁的被单或衣服简单包扎，保持清洁

→ 1. 若穿着衣服或鞋的部位烫伤，切勿急忙脱去烫伤部位的鞋袜或衣裤，应先用冷水直接冲洗伤处及周围，然后脱去鞋袜或衣裤

2. 冷却治疗在烫伤后立即进行，时间越早、水温越低，效果越好，但水温不能低于5℃

3. 切勿用酱油、牙膏、肥皂等涂抹伤处，以免延误病情，导致感染

4. 若烫伤处水泡已破，不可浸泡

5. 如发现老年人面色苍白、神志不清，立即报告，迅速就医。拨打“120”急救电话

↓

告知 → 老年人预防烫伤的方法

↓

记录 → 烫伤和处理情况

图9-4-1　老年人烫伤应对工作流程

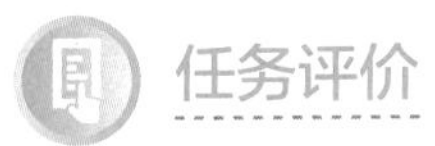

任务评价

烫伤应对任务学习检测见表 9-4-4。

表 9-4-4　烫伤应对任务学习检测

姓名：　　　　专业：　　　　班级：　　　　学号：		
任务分析	老年人烫伤的原因	
	烧伤与烫伤	
	烫伤(烧伤)程度的判断	
任务实施	操作前:评估与准备	
	操作中:烫伤的紧急处理	
	操作后:预防	

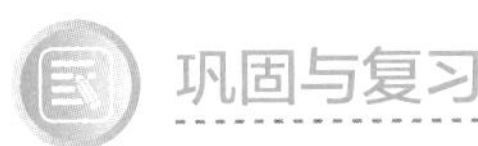

巩固与复习

单选题

一、单选题(扫描二维码)

二、案例题

侯爷爷,73 岁,住在某养老服务中心,患有认知症 4 年。某个夏天,穿着短袖的侯爷爷在卧室倒开水时不慎倒在右前臂上,因为剧烈疼痛立即呼救,照护人员及时赶到。

(1) 照护人员发现侯爷爷右前臂被烫伤后,应立即实施哪项措施(　　)。

A. 脱下上衣

B. 跑去医务室找医生帮忙

C. 拨打急救电话

D. 去食堂冰箱取来冰袋冷敷右前臂伤处

E. 将侯爷爷就近带至卫生间,将伤处冲凉水或浸泡在水中至少 30 分钟

(2) 上述应对烫伤的措施,关于其作用不正确的说法是(　　)。

A. 止痛

B. 减轻肿胀

C. 防止伤口感染

D. 降温、减轻余热损伤

E. 防止起泡

(3) 侯爷爷从医院返回养老服务中心后,照护人员发现其右前臂掌侧面密布大小不等的水疱,张力大,少数破裂后基底部潮红。侯爷爷一直喊痛,判断侯爷爷的烫伤程度是(　　)。

A. Ⅰ°

B. 浅Ⅱ°

C. 深Ⅱ°

D. Ⅲ°和浅Ⅱ°

E. Ⅲ°

（吴卫群）

参考文献 Refernce

[1] 化前珍,胡秀英.老年护理学[M].第四版.北京:人民卫生出版社,2017.

[2] 孙建萍,张先庚.老年护理学[M].第四版.北京:人民卫生出版社,2018.

[3] 张丽君.老年护理技术[M].北京:人民卫生出版社,2019.

[4] 廖喜琳,刘武,周琦.护理综合实训指导[M].西安:西安交通大学出版社,2020.

[5] 冯晓丽,李勇.老年照护(初级)[M].北京:中国人口出版社,2019.

图书在版编目(CIP)数据

老年护理:教学一体化工作页/廖喜琳,阳绿清主编. —上海: 复旦大学出版社, 2022.9
护理专业双元育人教材
ISBN 978-7-309-16399-5

Ⅰ. ①老… Ⅱ. ①廖… ②阳… Ⅲ. ①老年医学-护理学-教材 Ⅳ. ①R473

中国版本图书馆 CIP 数据核字(2022)第 164616 号

老年护理:教学一体化工作页
廖喜琳　阳绿清　主编
责任编辑/高　辉

复旦大学出版社有限公司出版发行
上海市国权路 579 号　邮编: 200433
网址: fupnet@fudanpress.com　http://www.fudanpress.com
门市零售: 86-21-65102580　团体订购: 86-21-65104505
出版部电话: 86-21-65642845
上海四维数字图文有限公司

开本 787×1092　1/16　印张 16.5　字数 391 千
2022 年 9 月第 1 版
2022 年 9 月第 1 版第 1 次印刷

ISBN 978-7-309-16399-5/R · 1969
定价: 50.00 元

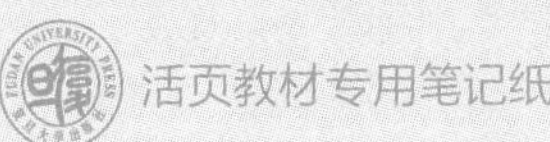
活页教材专用笔记纸

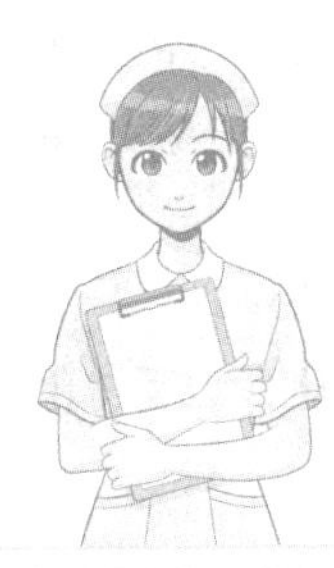

项目一

孕妇产前照护及分娩准备

任务一　腹部四步触诊及胎心音听诊

学习目标

1. 知识目标　能正确判断孕周、胎先露、胎方位、胎先露是否衔接，估计胎儿大小及羊水量，了解胎心音是否正常，监测胎儿在宫内的情况，说出胎先露的部位并掌握胎心音听诊的方法。

2. 能力目标　能按照腹部四步触诊及胎心音听诊规程的要求规范操作。

3. 素质目标　在腹部四步触诊及胎心音听诊过程中关爱孕产妇，动作轻柔，具有高度责任感和良好的亲和能力。

实操案例

任务描述：张某，女，33岁，孕1产0，孕37周，定期到产科门诊行常规产检。如何判断该孕妇的胎位？胎心音是否正常？

问题：产科护士应该怎样对张某行腹部四步触诊及胎心音听诊？

任务目标

1. 通过评估，正确判断孕周、胎先露、胎方位、胎先露是否衔接，估计胎儿大小及羊水量。

2. 根据孕周、胎先露，为张某实施腹部四步触诊及胎心音听诊，过程顺利。

3. 实施胎心音听诊位置正确及预约下次产检时间。

任务分析

张某，女，33岁，孕1产0，孕37周，定期到产科门诊行常规产检。产前检查与孕期保健包括对孕妇进行规范的产前检查、健康教育与指导、胎儿健康的监护与评估、孕期营养及体重管理和用药指导等，是降低孕产妇和围产儿并发症的发生率及死亡率，减少出生缺陷的重要措施。规范的产前检查能够及早防治妊娠并发症或合并症，及时发现胎儿异常，评估孕妇及胎儿的安危，确定分娩时机和分娩方式，保障母婴安全。

一、产前检查的时间、次数及孕周

合理的产前检查时间及次数不仅能保证孕期保健的质量，也能节省医疗卫生资源。

针对发展中国家无合并症的孕妇，世界卫生组织（2016 年）建议产前检查次数至少 8 次，分别为：妊娠<12 周、21 周、26 周、30 周、34 周、36 周、38 周和 40 周。根据我国《孕前和孕期保健指南（2018 年）》，目前推荐的产前检查孕周分别是：妊娠 6～13 周，14～19 周，20～24 周，25～28 周，29～32 周，33～36 周，37～41 周（每周 1 次），有高危因素者，可酌情增加次数。

二、产前检查

（一）腹部检查

1. 腹部检查　孕妇排尿后仰卧，头部稍垫高，露出腹部，双腿略屈曲稍分开，使腹肌放松。检查者站在孕妇右侧进行检查。

（1）视诊：注意腹形及大小。腹部有无妊娠纹、手术瘢痕及水肿等。

（2）触诊：妊娠中晚期，应采用四步触诊法（four maneuvers of Leopold）检查子宫大小、胎产式、胎先露、胎方位以及胎先露部是否衔接。在做前 3 步手法时，检查者面向孕妇头侧，做第 4 步手法时，检查者则应面向孕妇足端。

第 1 步手法：检查者两手置子宫底部，了解子宫外形，估计胎儿大小与孕周数是否相符。然后以两手指腹相对轻推，判断宫底部的胎儿部分，胎头硬而圆且有浮球感，胎臀软而宽且形状不规则。

第 2 步手法：检查者左右手分别置于腹部左右侧，一手固定，另一手轻轻深按检查，触及平坦饱满者为胎背，可变形的高低不平部分是胎儿肢体，有时感到胎儿肢体活动。

第 3 步手法：检查者右手拇指与其余 4 指分开，置于耻骨联合上方握住胎先露部，进一步查清是胎头或胎臀，左右推动以确定是否衔接。若胎先露部仍浮动，表示尚未入盆。若已衔接，则胎先露部不能推动。

第 4 步手法：检查者左右手分别置于胎先露部的两侧，向骨盆入口方向向下深按，再次核对胎先露部的诊断是否正确，并确定胎先露部入盆的程度。

2. 胎方位　胎儿先露部指示点与母体骨盆的关系。头先露以枕骨为指示点，而臀先露以骶骨为指示点。胎方位的描述总是涉及孕妇骨盆的左侧或右侧。

3. 胎先露　胎儿最先进入部分与骨盆入口的关系。分头先露、臀先露或肩先露。

4. 胎产式　胎儿纵轴与母体纵轴的关系，分纵产式、斜产式或横产式。

5. 衔接　指胎儿先露部最宽的径线（头先露是双顶径，臀先露是坐骨结节间径）通过骨盆入口平面。如头先露，胎头颅骨最低点达到或低于坐骨棘水平为衔接。

（二）胎心音听诊技术

胎心音听诊是指临床用多普勒听诊器经孕妇腹部听诊胎儿心音，是了解胎儿宫内情况常用的手段之一。

1. 关于胎心音

（1）正常胎心音为每分钟 110～160 次，规则、无间隙。胎动时，胎心跳动略增快。

（2）如胎心跳动超过 160 次每分或少于 110 次每分，或心跳不规则、时快时慢、跳跳停停、中间有间隙等均属不正常，应及时进行进一步检查。

（3）产程中听胎心音的时间间隔：第一产程潜伏期每隔 1～2 小时听 1 次，活跃期每隔

15～30 分钟听 1 次；第二产程每隔 5～10 分钟听 1 次；均选择宫缩间歇期间听诊胎心音。

2. 胎心听诊位置　胎心在靠近胎背上方的孕妇腹壁上听得最清楚。

(1) 枕先露时，胎心在脐右(左)下方听得最清楚。

(2) 臀先露时，胎心在脐右(左)上方听得最清楚。

(3) 肩先露时，胎心在靠近脐部下方听得最清楚。

3. 听胎心音时须区别的声音

(1) 脐带杂音：若胎儿脐带血液循环受到某种原因影响受阻时，可引起一种酷似吹风样的声音，即为脐带杂音。脐带杂音是一种单音，速率与胎心音相同。

(2) 子宫杂音：当血流经过胀大的子宫血管时，可出现一种性质为吹风样、音调低沉有力的响声。这种子宫血管杂音的速率与孕妇的脉搏速度相同。

(3) 腹主动脉音：孕妇的腹主动脉搏动，亦能产生一种与子宫血管杂音相似的声音，这种动脉血管音似敲鼓一样的“咯咯”作响，速率亦与孕妇脉搏相同。

(4) 胎动音：胎儿肢体撞击子宫壁时，可引起一种没有一定规律的杂音，而且部位多变化，时有时无。

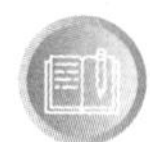

任务实施

一、操作流程(考试流程)

各位考官好！我是××号考生，我要操作的是腹部四步触诊，用物已经准备完毕，请问可以开始操作了吗？(口述)

(一) 概念考核

四步触诊是产科常用的一种检查技术，用以判定胎产式、胎先露、胎方位、子宫大小及胎先露是否衔接。胎心音是胎儿在子宫内心脏跳动的声音，正常胎心音音色清脆、节律整齐(像钟表的嘀嗒声)。(口述)

(二) 评估

1. 孕妇评估　评估孕周，检查孕妇腹部局部皮肤，胎方位，解释操作目的，嘱孕妇排空膀胱。

2. 环境评估　环境是否舒适、安全，能否保护孕妇隐私；光线是否充足。

(三) 操作准备

1. 助产士准备　着装整齐，洗手(并温暖双手)，剪指甲，戴口罩。

2. 孕妇准备　排空膀胱。

3. 物品准备　一次性垫单、超声多普勒、耦合剂、消毒液、卫生纸、笔、纸、秒表，必要时备屏风。

(四) 操作实施

1. 四步触诊法

(1) 核对孕妇及腕带上信息。

(2) (口述)向孕妇解释操作目的，取得配合。注意保护隐私，必要时用幕帘或屏风

遮挡。

(3)(操作)协助孕妇取仰卧屈膝位,头部稍垫高,暴露腹部,双腿略曲稍分开,腹肌放松。

第1步手法:检查者两手置子宫底部,了解子宫外形,估计胎儿大小与孕周数是否相符。然后以两手指腹相对轻推,判断宫底部的胎儿部分,胎头硬而圆且有浮球感,胎臀软而宽且形状不规则。

第2步手法:检查者左右手分别置于腹部左右侧,一手固定,另一手轻轻深按检查,触及平坦饱满者为胎背,可变形的高低不平部分是胎儿肢体,有时感到胎儿肢体活动。

第3步手法:检查者右手拇指与其余4指分开,置于耻骨联合上方握住胎先露部,进一步查清是胎头或胎臀,左右推动以确定是否衔接。若胎先露部仍浮动,表示尚未入盆。若已衔接,则胎先露部不能推动。

第4步手法:检查者左右手分别置于胎先露部的两侧,向骨盆入口方向向下深按,再次核对胎先露部的诊断是否正确,并确定胎先露部入盆的程度。

2. 胎心听诊

(1)(操作)用四步触诊法判断胎背的位置,将多普勒探头涂上耦合剂置于胎背对应母体腹壁处,寻找听胎心音最强处,听诊胎心音,听到如钟表的"嘀嗒"双音后,计数1分钟。正常胎心音为双音,第1音与第2音相接近,速度较快,节律规整,正常胎心音为110～160次1分钟。

(2)(操作)用卫生纸分别擦净孕妇腹部和探头的耦合剂,协助孕妇穿好衣裤。

(3)(口述)告知孕妇正常胎心率的范围:110～160次1分钟。告知孕妇此次听诊的结果为实时监测结果。

(4)(口述)告知孕妇自我检测胎动的方法:孕期自我胎动计数:数胎动是孕妇自我监护胎儿情况的一种简易有效的方法。孕妇18～20周开始自感有胎动,一般每小时3～5次。过频或过少均应警惕胎儿宫内缺氧而导致胎儿窘迫。缺氧早期胎儿烦躁不安,表现为胎动明显增多,当缺氧严重时,胎动减少减弱或消失,胎动消失后,胎心一般在24～48小时内消失,胎死宫内。孕妇自28周开始应学会自数胎动,计数方法:每天早、中、晚固定时间各数1小时,每小时大于3次(连续胎动为1次),说明胎儿情况良好。也可以将早、中、晚3次胎动次数的和乘4,即12小时胎动计数;12小时胎动达30次以上,说明胎儿情况良好,少于20次,说明胎儿异常,应及时就诊,如果胎动少于10次,则提示胎儿宫内缺氧。

(五)操作结束整理

(1)(操作)整理用物、洗手并记录听诊胎心音时间及次数。

(2)(口述)告知检查结果及注意事项,预约下次产检时间。

(3)(操作)整理用物,洗手。

报告考官,操作完毕。

二、操作流程及评分标准

操作流程及评分标准见表1-1-1。

表1-1-1 腹部四步触诊及胎心音听诊操作流程及评分标准(标准分100分)

程序	考核内容	考核要点	说明要点	评分标准	分值	扣分	得分
操作前准备15分	概念考核	1. 腹部四步触诊 2. 胎心音听诊	1. 妊娠中晚期,应采用四步触诊法,检查子宫大小、胎产式、胎先露、胎方位以及胎先露部是否衔接。在做前3步手法时,检查者面向孕妇头侧,做第4步手法时,检查者则应面向孕妇足端 2. 胎心音听诊是指临床用多普勒听诊器经孕妇腹部听诊胎儿心音,是了解胎儿宫内情况常用的手段之一	每有一项未口述或口述不正确,扣1分,最多扣2分	2		
	物品准备	一次性垫单、超声多普勒、耦合剂、消毒液、卫生纸、笔、纸、秒表,必要时备屏风		每少口述(操作)一项扣1分,最多扣8分	8		
	评估	1. 孕妇评估:评估孕周,检查孕妇腹部局部皮肤,胎方位,解释操作目的,嘱孕妇排空膀胱 2. 多普勒听诊仪性能 3. 环境评估:环境是否舒适、安全,能否保护孕妇隐私;光线是否充足	向孕妇解释操作目的,取得配合。注意保护隐私,必要时用幕帘或屏风遮挡	未评估扣2分,评估不全一项扣1分	3		
	操作准备	1. 着装整齐 2. 洗手		不洗手扣2分,一处不符合要求扣1分	2		
操作流程70分	操作实施	1. 腹部四步触诊 协助孕妇取仰卧屈膝位,头部稍垫高,暴露腹部,双腿略曲稍分开,腹肌放松。 第1步手法:检查者两手置子宫底部,了解子宫外形,估计胎儿大小与孕周数是否相符。然后以两手指腹相对轻推,判断宫底部的胎儿部分,胎头硬而圆且有浮球感,胎臀软而宽且形状不规则	1. "请问您孕几周"(口述) 2. "胎动每小时几次"(口述) 3. 孕妇排空膀胱(口述) 4. 检查孕妇腹部皮肤完整,无宫缩(口述)	每一步手法未操作或操作不正确,扣7分;每一项口述内容未口述或口述错误扣1分,最多扣32分	32		

续　表

程序	考核内容	考核要点	说明要点	评分标准	分值	扣分	得分
		第2步手法：检查者左右手分别置于腹部左右侧，一手固定，另手轻轻深按检查，触及平坦饱满者为胎背，可变形的高低不平部分是胎儿肢体，有时感到胎儿肢体活动 第3步手法：检查者右手拇指与其余4指分开，置于耻骨联合上方握住胎先露部，进一步查清是胎头或胎臀，左右推动以确定是否衔接。若胎先露部仍浮动，表示尚未入盆。若已衔接，则胎先露部不能推动 第4步手法：检查者左右手分别置于胎先露部的两侧，向骨盆入口方向向下深按，再次核对胎先露部的诊断是否正确，并确定胎先露部入盆的程度					
		2. 胎心音听诊 (1) 触清胎方位，判断胎背的位置 (2) 选择宫缩间歇期，将胎心听筒(或多普勒胎心仪探头)置于适当位置 ① 枕先露位于孕妇脐部下方左或右 ② 臀先露位于近脐部上方左或右 ③ 横位时位于脐周围 (3) 听到"嘀嗒"双音后，计数1分钟。操作过程中，观察孕妇有无不适，胎心音节律和速度是否正常，如有异常及时处理并报告医生 (4) 清洁局部皮肤，整理衣物，协助孕妇取舒适体位	1. "宝妈，我们准备听胎心音，听宝贝心脏跳动的声音"(口述) 2. 告知孕妇正常胎心率的范围：110～160次1分钟和本次听诊胎心率结果(口述)	每有一项未操作或操作不正确，扣6分；口述内容未口述或口述错误扣2分，最多扣32分	32		

续 表

程序	考核内容	考核要点	说明要点	评分标准	分值	扣分	得分
		(5) 告知孕妇正常胎心率的范围：110～160次/分和本次听诊胎心率结果					
		3. 腹部四步触诊及胎心音听诊结束 (1) 告知孕妇胎先露部位、胎方位、胎头是否衔接 (2) 告知下次产检时间 (3) 指导孕妇掌握自我监测胎动的方法	1. 孕期自我胎动计数：数胎动是孕妇自我监护胎儿情况的一种简易有效的方法 2. 孕妇18～20周开始自感有胎动，一般每小时3～5次 3. 计数方法：每天早、中、晚固定时间各数1小时（口述）	每有一项未操作或操作不正确扣1分，口述内容未口述或口述错误扣1分，最多扣6分	6		
操作后评价15分	用物处理	按消毒技术规范要求分类整理使用后物品		一处不符合要求扣1分	2		
	工作人员评价	1. 孕妇对检查过程满意，无不适感受 2. 孕妇知道胎先露、胎方位、胎头是否衔接 3. 孕妇明确注意事项及下次产检时间 4. 听诊位置正确，了解到胎儿胎心节律 5. 孕妇及家属对操作过程满意，孕妇了解胎儿在宫内安全，无焦虑与恐惧		检查不符合要求各扣1分；沟通无效扣2分	5		
	注意事项	1. 注意保暖并保护孕妇隐私 2. 检查的位置注意保持正确。始终立于孕妇右侧，第1步至第3步面向孕妇，最后一步面向孕妇的足部 3. 动作轻柔，注意子宫敏感度，随时注意观察孕妇表情 4. 听胎心音时要与子宫杂音、腹主动脉音、胎动音及脐带杂音相鉴别		一项内容回答不全或回答错误扣1分	5		

续　表

程序	考核内容	考核要点	说明要点	评分标准	分值	扣分	得分
		5. 注意胎心音的节律和速度。若胎心音少于110次/分或大于160次/分，应当立即触诊孕妇脉搏做对比鉴别，必要时吸氧，改变体位，进行胎心监护，并及时报告医生（口述）					
	其他	操作正确、熟练、流畅符合操作原则		一处不符合要求扣1～2分	3		
	时间要求	10分钟		超时扣2分			
总分	100分						

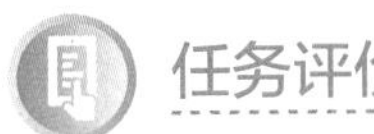

任务评价

任务评价详见表1-1-2。

表1-1-2　任务评价表

姓名：	专业：	班级：	学号：
任务分析	产前检查的时间、次数及孕周		
	产前检查包括腹部检查、听诊胎心音		
	孕妇自我检测胎动的方法		
任务实施	操作前：评估与准备		
	操作中：腹部四步触诊与胎心音听诊		
	操作后安置与整理		

巩固与复习

单选题

1. 某女，妊娠32周，胎位枕左前，腹壁听诊胎心音最清楚的位置是（　　）。
   A. 耻骨联合上方　　B. 脐右下方　　C. 脐右上方
   D. 脐左下方　　E. 脐左上
2. 四步触诊法第4步的目的是（　　）。

A. 核对先露部的诊断是否正确并确定胎先露部入盆程度
B. 估计胎儿大小与妊娠月份是否相符
C. 判断宫底部的胎儿部分
D. 分辨胎背及胎儿四肢
E. 查宫体大小

3. 一般初产妇开始自觉胎动的时间是在妊娠第(　　)。
A. 14～16 周　　B. 18～20 周　　C. 22～24 周
D. 26～28 周　　E. 30～32 周

4. 某女，32 岁，孕 29 周，产前宣教每日数胎动次数，下面情况中需找医生处理的是(　　)。
A. 胎动 3 次/小时　　B. 胎动 5 次/小时　　C. 胎动 10 次/小时
D. 胎动 8 次/12 小时　　E. 胎动 36 次/12 小时

5. 某女，30 岁，孕 1 产 0。现停经 8 个月，产前检查：宫高 29 cm，腹围 90 cm，胎背位于母体腹部左侧，胎头在耻骨联合上方。胎心听诊最清楚的部位是(　　)。
A. 脐上右侧　　B. 脐上左侧　　C. 脐下右侧
D. 脐下左侧　　E. 靠脐部

6. 护士听诊胎心后，告诉孕妇胎儿胎心正常，则该胎儿的胎心率所属范围应是(　　)。
A. 100～140 次/分　　B. 100～160 次/分　　C. 120～140 次/分
D. 120～150 次/分　　E. 110～160 次/分

7. 四步触诊法中，能间接推算妊娠月份的步骤是(　　)。
A. 第 1 步触诊　　B. 第 2 步触诊　　C. 第 3 步触诊
D. 第 4 步触诊　　E. 以上均不能

（刘青艳　黎凤民）

任务二　乳房护理

学习目标

1. 知识目标　能正确说出乳头异常的自我护理方法。
2. 能力目标　能按照乳头异常操作规程的要求规范操作。
3. 素质目标　通过指导使产妇掌握乳头异常的自我护理方法，及早纠正，使产妇能继续母乳喂养。

实操案例

任务描述：张某，女，产后 2 天，发现乳头凹陷，母乳喂养困难，宝宝吸吮不到乳头，宝宝哭闹，妈妈焦急万分，不知所措。

问题：育婴员应该怎样指导张某乳头异常的自我护理？

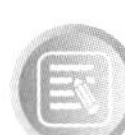

任务目标

1. 通过评估，掌握乳头异常的护理方法。
2. 通过指导使产妇掌握乳头异常的自我护理方法，及早纠正，使产妇能继续母乳喂养。

任务分析

常见的母乳喂养低效或无效有以下几种：乳头平坦、乳头凹陷、乳头皲裂等。

一、乳头平坦

是指乳头直径虽然在标准范围内，但是却不够突出。

二、乳头凹陷

是指乳头不能凸出而是向内凹陷。乳头凹陷的发生一般是由于先天发育引起，乳腺导管短缩，部分组织纤维化挛缩，乳头平滑肌发育不良。乳头凹陷是母乳喂养不足的常见原因之一，也是引起局部感染和肿瘤性疾病的重要原因之一。

三、乳头皲裂

主要由于婴儿含接乳头不正确及过多使用了肥皂等刺激性物质引起，轻症可在每次哺乳后挤出少量奶汁涂在奶头上(乳汁有一定的抑菌作用,同时含丰富的蛋白质利于损伤组织修复),严重者不能直接哺乳,可挤出奶汁进行喂哺。

任务实施

一、操作流程(考试流程)

各位考官好！我是××号考生,我要操作的是乳房护理,用物已经准备完毕,请问可以开始操作了吗?(口述)

(一) 概念考核

乳头平坦是指乳头直径虽然在标准范围内,但是却不够突出。乳头凹陷是指乳头不能凸出而是向内凹陷。乳头皲裂主要由于婴儿含接乳头不正确及过多使用了肥皂等刺激性物质引起。(口述)

(二) 评估

1. 产妇　乳头情况,乳汁分泌级婴儿喂养情况;对乳头异常的心理反应,合作程度;对乳头异常护理所具有的认知。

2. 告知　告知产妇操作目的、方法及配合要求。

(三) 操作准备

1. 操作者准备　着装整洁、仪表符合要求,修剪指甲、七步洗手法洗手、戴口罩。

2. 环境准备　室温适宜,屏风遮挡。

3. 物品准备　按需备齐用物。

4. 产妇准备　嘱其洗净双手。

(四) 操作实施

1. (口述)核对解释　核对产妇,说明操作目的,取得配合。

2. (操作)热敷　用毛巾热敷乳房3～5分钟。

3. (操作)按摩　手指并拢从乳房根部螺旋式按摩。

4. (操作)矫正乳头平坦和凹陷　对于乳头平坦和凹陷者,在妊娠中期以后即应开始予以纠正。

(1) (操作)乳头伸展练习:将两拇指(或两食指,或其他手指组合)平行放在乳头左右两侧,慢慢由乳头先两侧横向拉开,通过牵拉乳晕使乳头突起;再将两拇指放在乳房上、下方,用同样的方法滑动手指,向上向下纵向拉开,使乳头突起,如此反复15分钟,每天2次。

(2) (操作)乳头牵拉练习:产妇用一手托住乳房,另一手拇指和中、食指抓住乳头向外牵拉,重复10～20次,每天2次。

(3) (操作)佩戴乳头纠正器:从妊娠7个月起佩戴乳头纠正器。乳头纠正器对乳头周围组织起稳定作用,柔和压力使内陷的乳头外翻,并经由中间小孔保持持续突起。

(4) (操作)利用负压吸引的作用使乳头突出。

(5) 指导正确哺乳:婴儿饥饿时先吸吮平坦一侧,采取正确的哺乳知识,使用乳头保护器等。

5. (口述)保护乳头　妊娠后期用温水清洗乳头,哺乳后清洗乳头,勿让婴儿含乳头

而睡。

6. (口述)乳头皲裂护理

(1) 哺乳前,湿热敷乳房 3～5 分钟,按摩乳房,使乳晕变软后哺乳。

(2) 哺乳姿势、方法正确。

(3) 缩短每次哺乳时间,增加哺乳次数。

(4) 哺乳结束,食指轻压婴儿下颌拉出乳头,避免在口腔负压情况下拉出乳头引起疼痛和局部皮肤损伤。

(5) 哺乳后挤出一滴乳汁涂抹在乳头上,待自然干燥。

(6) 乳头皲裂重症不能直接哺乳者,可挤出乳汁后喂给婴儿。

(7) 按医嘱涂敷药膏。

(五) 操作结束整理

1. (口述)健康教育　协助产妇采取舒适体位,询向产妇感受,对产妇进行针对性指导。

2. (操作)整理病床单元　妥善处理用物,洗手。

报告考官,操作完毕。

二、操作流程及评分标准

操作流程及评分标准见表 1－2－1。

表 1－2－1　乳房异常护理操作流程及评分标准(标准分 100 分)

程序	考核内容	考核要点	说明要点	评分标准	分值	扣分	得分
操作前准备18分	概念考核	常见的乳头异常情况	乳头平坦、乳头凹陷、乳头皲裂	每有一项未口述或口述不正确,扣 1 分,最多扣 3 分	3		
	物品准备	盆、毛巾、温水、按摩油、必要时备乳头纠正器、药膏		每少口述(操作)一项扣 1 分,最多扣 6 分	6		
	评估	1. 产妇:乳头情况,乳汁分泌及婴儿喂养情况;对乳头异常的心理反应,合作程度;对乳头异常护理所具有的认知 2. 告知:告知产妇操作目的、方法及配合要求	“宝妈,怎么啦! 宝宝哭闹,宝宝吸吮不到乳头呀,我来帮你哈”	未评估扣 3 分,评估不全一项扣 1 分	5		
	操作准备	1. 操作者准备:着装整洁、仪表符合要求,修剪指甲、七步洗手法洗手、戴口罩		不洗手扣 2 分,一处不符合要求扣 1 分	4		

续 表

程序	考核内容	考核要点	说明要点	评分标准	分值	扣分	得分
		2. 环境准备：室温适宜，屏风遮挡 3. 物品准备：按需备齐用物 4. 产妇准备：嘱其洗净双手					
操作流程67分		1. 核对解释：核对产妇，说明操作目的，取得配合 2. 热敷：用毛巾热敷乳房3～5分钟	用毛巾热敷(口述)		2 6		
		3. 按摩：手指并拢从乳房根部螺旋式按摩	按摩手法(口述)		10		
		4. 矫正乳头平坦和凹陷：对于乳头平坦和凹陷者，在妊娠中期以后即应开始予以纠正 (1) 乳头伸展练习：将两拇指(或两食指，或其他手指组合)平行放在乳头左右两侧，慢慢由乳头先两侧横向拉开，通过牵拉乳晕使乳头突起；再将两拇指放在乳房上、下方，用同样的方法滑动手指，向上向下纵向拉开，使乳头突起，如此反复15分钟，每天2次 (2) 乳头牵拉练习：产妇用一手托住乳房，另一手拇指和中、食指抓住乳头向外牵拉，重复10～20次，每天2次 (3) 佩戴乳头纠正器：从妊娠7个月起佩戴乳头纠正器。乳头纠正器对乳头周围组织起稳定作用，柔和压力使内陷的乳头外翻，并经由中间小孔保持持续突起 (4) 利用负压吸引的作用使乳头突出	乳头伸展练习 乳头牵拉练习 指导佩戴乳头纠正器 利用负压吸引	乳头伸展练习手法一项不正确扣5分，最多扣10分 乳头牵拉练习手法一项不正确扣5分，最多扣10分 佩戴乳头纠正器正确、负压吸引、指导方法正确、产妇接受一项不正确扣1分，最多扣5分	10 10 5		

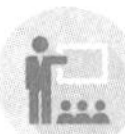

续　表

程序	考核内容	考核要点	说明要点	评分标准	分值	扣分	得分
	操作实施	(5) 指导正确哺乳：婴儿饥饿时先吸吮平坦一侧，采取正确的哺乳知识，使用乳头保护器等	指导正确哺乳				
		5. 保护乳头：妊娠后期用温水清洗乳头，哺乳后清洗乳头，勿让婴儿含乳头而睡	保护乳头	指导方法不正确扣 5 分	5		
		6. 乳头皲裂的护理 (1) 哺乳前，湿热敷乳房 3～5 分钟，按摩乳房，使乳晕变软后哺乳 (2) 哺乳姿势、方法正确 (3) 缩短每次哺乳时间，增加哺乳次数 (4) 哺乳结束，食指轻压婴儿下颌拉出乳头，避免在口腔负压情况下拉出乳头引起疼痛和局部皮肤损伤 (5) 哺乳后挤出一滴乳汁涂抹在乳头上，待自然干燥 (6) 乳头皲裂重症不能直接哺乳者，可挤出乳汁后喂给婴儿 (7) 按医嘱涂敷药膏	乳头皲裂的护理	每有一项未操作或操作不正确，扣 2 分；每一项口述内容未口述或口述错误扣 1 分，最多扣 14 分	14		
		操作结束 健康教育：协助产妇采取舒适体位，询问产妇感受，对产妇进行针对性指导	1. 健康教育：协助产妇采取舒适体位 2. 询问产妇感受，对产妇进行针对性指导（口述）	每有一项未操作或操作不正确扣 1 分，体位不舒适扣 2 分；口述内容未口述或口述错误扣 1 分，最多扣 5 分	5		
操作后评价 15 分	用物处理	按消毒技术规范要求分类整理使用物品后洗手		一处不符合要求扣 1 分	2		

续 表

程序	考核内容	考核要点	说明要点	评分标准	分值	扣分	得分
	工作人员评价	1. 关心产妇沟通技巧良好 2. 动作正确熟练 3. 产妇乳房皮肤无红肿、破损 4. 指导正确熟练，产妇配合		态度言语不符合要求各扣1分；沟通无效扣2分	4		
	注意事项	1. 操作前洗净双手，修剪指甲 2. 用毛巾热敷乳房3～5分钟，螺旋式按摩乳房 3. 操作时手指不能直接牵拉乳头 4. 指导产妇婴儿正确的含接乳头姿势，避免乳头皲裂		一项内容回答不全或回答错误扣1分	4		
		全过程动作熟练、规范，符合操作原则		一处不符合要求扣1～2分	5		
	时间要求	8分钟		超时扣2分			
总分	100分						

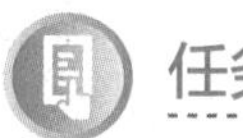

任务评价

任务评价详见表1－2－2。

表1－2－2　任务评价表

姓名：	专业：	班级： 学号：
任务分析	乳头异常评估	
	乳头平坦、乳头凹陷、乳头皲裂护理	
	识别异常情况并及时报告	
任务实施	操作前：评估与准备	
	操作中：热敷、按摩、矫正乳头、指导保护乳头、乳头皲裂护理	
	操作后安置与整理	

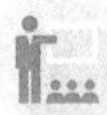

巩固与复习

单选题

1. 世界卫生组织建议给予(　　)内的婴儿纯母乳喂养，并且建议母乳喂养持续到2岁。
   A. 3个月　B. 4个月　C. 5个月　D. 6个月
2. 产后2～3天的乳汁称为(　　)。
   A. 初乳　B. 过渡乳　C. 成熟乳　D. 晚乳
3. "早开奶"是指在新生儿出生后(　　)内开始母乳喂养。
   A. 半个小时　B. 1小时　C. 2小时　D. 3小时
4. 在开始哺乳后，每日正常乳房护理应包括(　　)。
   A. 照常洗澡，但尽可能避免用肥皂、油膏等擦洗乳头
   B. 在哺乳结束后让乳头暴露在空气中
   C. 哺乳结束后挤出乳汁并涂在乳头上
   D. 以上各点都是
5. 乳房肿胀最常见的原因是(　　)。
   A. 出生后最初几天没有做到充分有效的母乳喂养
   B. 妈妈乳头过小
   C. 妈妈因剖腹产术后伤口疼痛
   D. 宝宝吸吮有力
6. 每24小时喂哺次数应不少于(　　)。
   A. 10～16次　B. 6～8次　C. 8～12次　D. 6～10次
7. 正常分娩的母婴皮肤接触应该在产后(　　)。
   A. 20分钟以内　B. 30分钟以内　C. 40分钟以内　D. 60分钟以内
8. 关于产后凹陷乳头护理措施哪项不正确(　　)。
   A. 使用乳头矫正器　B. 运用十字牵拉法
   C. 宝宝勤吸吮　D. 及时人工喂养

（刘青艳　黎凤民）

任务三 胎动监测

学习目标

1. 知识目标　能正确说出计数胎动的意义及胎动的正常值。

2. 能力目标　能够根据胎动的特点，教会孕妇自数胎动。

3. 素质目标　在教孕妇自数胎动中关爱孕妇及胎儿，具有高度责任感和良好的亲和能力。

实操案例

任务描述：唐某，女，孕 32 周。

问题：育婴员应该怎样对唐某实施胎动监测的健康指导？

任务目标

根据操作要求，为唐某实施胎动监测指导，过程顺利。

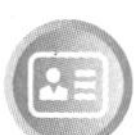

任务分析

一、胎动的概念

胎动是指胎儿的躯体活动，常因冲击子宫壁而使孕妇感觉到。

二、胎动的出现时间

一般于妊娠 18～20 周开始自觉胎动，24 周以后会出现比较明显的胎动，并出现一定的规律性。少部分孕妇感觉不到明显的胎动，主要原因是肥胖或胎动的幅度比较小，不易觉察。而产妇因个体的差异化，可能在 3 个多月或 4 个月的时候就能感受到胎动。随妊娠进展逐渐增强，至妊娠 32～34 周达高峰，妊娠 38 周后逐渐减少，腹部检查有时可以看到或触到胎动。

三、胎动的次数

正常的胎动是胎儿情况良好的表现。胎动计数是孕妇自我监护胎儿宫内情况的一种重要手段，应教会孕妇计数胎动。一般建议孕妇在 28 周左右开始数胎动，胎动记录对于了解

胎儿与孕妈孕期各方面的状况皆有重要意义。正常胎动每小时3～5次，或者每2小时胎动次数≥6次为正常，胎动次数<6次或减少50%者，提示有胎儿宫内缺氧的可能，应立即就诊。

四、怎样数胎动

时间：每天早、中、晚，固定一个自己最方便的时间，数3次胎动，每次数1个小时。

姿势：找一个安静的环境，以自己舒适的姿势，把脚垫高，手放在肚子上，集中精神，感受宝宝的胎动。

怎么数：计算胎动的次数要根据宝宝连续的动作来算，如果只是动了一下就停下来了，那就计算为1次，如果动了好几下才停下来，那也只能计算为1次。

计算方法：(早＋中＋晚)×4＝12小时胎动数

如果孕妈时间有限，可以固定每天2个小时计数胎动，2小时内应有6～10次以上胎动。胎动计数是孕妇自我监护胎儿宫内情况的一种重要手段，坚持自数胎动，是孕妇和胎儿很好的一种感情链接，长期数胎动，孕妈跟宝宝建立深厚的感情，感知自己宝宝的安危及运动，可以使孕妈精神上满足，心态平和，不焦虑，有安全感。

任务实施

一、操作流程(考试流程)

各位考官好！我是××号考生，我要操作的是胎动的监测，用物已经准备完毕，请问可以开始操作了吗？(口述)

(一) 概念考核

胎动是指胎儿的躯体活动，常因冲击子宫壁而使孕妇感觉到。胎动计数是孕妇自我监护胎儿宫内情况的一种重要手段，应教会孕妇计数胎动。一般建议孕妇在28周左右开始数胎动，胎动记录对于了解胎儿与孕妈孕期各方面的状况皆有重要意义。正常胎动每小时3～5次，或者每2小时胎动次数≥6次为正常，胎动次数<6次或减少50%者，提示有胎儿宫内缺氧的可能，应立即就诊。适合于28周以上的孕妇。(口述)

(二) 评估

(1) 环境干净、整洁，安全，室内空气新鲜，温、湿度适宜(温度保持在25℃左右)。

(2) 评估孕妇是否饥饿。

(3) 评估孕妇有无其他不适。

(三) 操作准备

1. 环境　舒适宽敞的环境。

2. 孕妇　穿宽松的衣服，避免穿紧身衣裤。

3. 操作人员　护理人员除去手上、身上影响活动的饰品，着装整齐、清洁双手，温暖双手。

(四) 操作实施

(1) 指导孕妇找一个安静的环境，以及孕妇自己舒适的姿势。

(2) 把脚垫高，手放在肚子上，集中精神，感受宝宝的胎动。每天早、中、晚，固定一个自己最方便的时间，数3次胎动，每次数1个小时。

(口述)注意：自数胎动不要在饱餐或者饥饿状态下进行，也不要在嘈杂噪音大的环境下进行。

(五) 整理结束

整理用物，洗手，记录。

二、操作流程及评分标准

流程及评分标准见表1-3-1。

表1-3-1 胎动监测操作流程及评分标准(标准分100分)

程序	考核内容	考核要点	说明要点	评分标准	分值	扣分	得分
操作前准备	概念与功能考核	1. 定义 2. 功能	1. 定义：胎动是指胎儿的躯体活动，常因冲击子宫壁而使孕妇感觉到 2. 一般于妊娠18～20周开始自觉胎动，24周以后会出现比较明显的胎动，并出现一定的规律性，至妊娠32～34周达高峰 3. 一般建议孕妇在28周左右开始数胎动	一项未口述扣5分，或口述不正确，扣2分	15		
	训练时间	每天上午、下午、晚上各1次	宝宝动一次可用正字笔画表示，或者用黄豆等其他物品代替	本项未口述或口述不正确，扣1分	3		
	评估	1. 环境安全，温、湿度适宜 2. 孕妇是否饥饿 3. 孕妇有无其他不适	孕妇精神好，无饥饿及其他不适	每少口述(操作)一项扣1分，最多扣6分	6		
	物品准备	笔、纸(也可用黄豆等其他物品代替)、宽松衣物、可放轻音乐。		物品准备不全或口述不正确一项扣2分	6		
	操作准备	1. 操作人员：除去手上、身上影响活动的饰品，着装整齐、清洁双手，温暖双手 2. 孕妇：穿宽松的衣服，避免穿紧身衣裤		一项不正确扣2分	6		

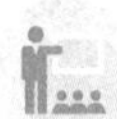

续　表

程序	考核内容	考核要点	说明要点	评分标准	分值	扣分	得分
操作流程	操作实施	指导孕妇找一个安静的环境，以孕妇自己舒适的姿势，把脚垫高，手放在肚子上，集中精神，感受宝宝的胎动 每天早、中、晚，固定一个自己最方便的时间，数3次胎动，每次数1个小时	“孕妈，来，我们放松，像我这样把手放在肚子上，集中精神，感受宝宝的胎动。我们每天早、中、晚各数1次胎动，每次数1个小时。1天一共数3次胎动，再乘以4，这样就得到12小时的胎动了”	方法不正确，一项扣2分	30		
操作后评价	操作后整理	指导孕妇洗净双手，让其取舒适体位，整理物品	“孕妈，我们数完胎动啦，刚才您做得非常好，这样您舒服吗？您可以选择舒适的体位或者活动了哈”	未整理用物一项扣2分，未指导取舒适体位扣2分	10		
	工作人员评价	1. 普通话标准 2. 声音清晰响亮 3. 仪态大方 4. 操作前、操作中与孕妇亲切交流		态度言语不符合要求各扣2分；沟通无效扣3分	10		
	注意事项	1. 自数胎动一般在环境安全，温、湿度适宜的环境下进行 2. 孕妇无饥饿及无其他不适 3. 孕妇穿宽松的衣服，避免穿紧身衣裤 4. 用笔和纸或者其他物品做好标志，避免混乱		一项不正确，扣2分，最多扣8分	8		
	时间要求	10分钟		超时扣6分	6		
总分	100分						

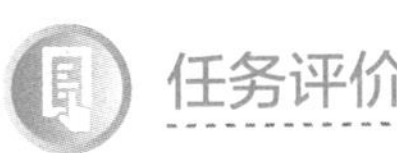

任务评价

任务评价详见表1－3－2。

表 1-3-2 任务评价表

姓名：	专业：	班级：	学号：
任务分析	胎动的概念		
	监测胎动的意义		
	自数胎动的时间		
任务实施	操作前:评估与准备		
	操作中:自数胎动的方法		
	操作后安置与整理		

巩固与复习

单选题

1. 一般于妊娠(　　)开始自觉胎动。
   A. 18～20 周　B. 16～18 周　C. 24～28 周　D. 32～34 周
2. 一般建议(　　)周开始自数胎动。
   A. 24　B. 20　C. 28　D. 30
3. 建议每天在不同时间段一共自数胎动次数是(　　)。
   A. 10　B. 8　C. 6　D. 3
4. 每小时胎动一般是(　　)次。
   A. 2～4　B. 3～5　C. 4～6　D. 6～8
5. 每 2 小时胎动次数(　　)为正常。
   A. ≥6 次　B. ≥5 次　C. ≥10 次　D. ≥12 次
6. 胎动次数<(　　)次数或减少(　　)者,提示有胎儿宫内缺。
   A. 4、50%　B. 4、30%　C. 6、50%　D. 6、30%
7. 12 小时内的胎动少于(　　)提示可能宫内缺氧。
   A. 10 次　B. 6 次　C. 12 次　D. 8 次

(刘青艳　黎凤民)

任务四　待产包准备

学习目标

1. 知识目标　能正确说出待产物品的内容。

2. 能力目标　能够根据分娩的特点，教会待产妇自己个性化地准备待产物品。

3. 素质目标　在指导待产妇准备待产物品时，通过有效沟通，使育婴员具有高度责任感和良好的亲和能力。

实操案例

任务描述：唐某，女，孕 39 周。

问题：育婴员应该怎样指导待产妇准备待产物品？

任务目标

根据分娩产妇及新生儿的特点，指导待产妇准备待产妇及新生儿使用物品齐全。

任务分析

唐女士孕 39 周，随时可能临产，因此需要指导待产妇准备待产妇及新生儿使用物品。为了做好分娩的物品准备，保证待产妇、新生儿所需用品齐全，通常将所有物品装在一个包里，称作待产包。

任务实施

一、操作流程(考试流程)

各位考官好！我是××号考生，我要操作的是待产包的准备，用物已经准备完毕，请问可以开始操作了吗？(口述)

二、操作实施

1. 操作准备　背包 1 个、手提包 1 个、手推车 1 辆。

2. 准备物品

(1) 随身物品：待产妇的身份证、产检证明、母子健康手册、医保卡、银行卡、手机、照相机笔、笔记本等，装入背包。

(2) 待产妇用品：内衣、一次性内裤、睡衣、外套、帽子、围巾、拖鞋、袜子；护理垫、产妇专用卫生巾、马桶垫；毛巾、脸盆、洗漱用品、梳子、镜子；水杯、碗、勺子、筷子、面巾纸；湿巾纸、保温桶、衣架；巧克力、功能性饮料等，装入手提包。

(3) 新生儿用品：纸尿裤、隔尿垫、棉尿布、一次性尿巾垫、婴儿毛巾、婴儿服、包被(毯)、袜子、帽子、奶粉、洗护用品(沐浴液、洗发液、抚触油)、奶瓶、吸奶器、勺、碗等，装入手提包。

(4) 将准备好的待产包放入指定位置。

3. 整理　操作结束将所用物品送回物品架摆放整齐。

三、操作流程及评分标准

流程及评分标准见表 1-4-1。

表 1-4-1　准备待产物品流程及评分标准(标准分 100 分)

程序	考核内容	考核要点	说明要点	评分标准	分值	扣分	得分
操作前准备	概念与功能考核	1. 定义 2. 功能	1. 分娩先兆及临产定义、先兆临产的症状(假临产、轻松感、见红) 2. 功能：在指导待产妇准备待产物品时，通过有效沟通，使育婴员具有高度责任感和良好的亲和能力	一项未口述扣 3 分，或口述不正确，扣 2 分	12		
	操作前准备	背包 1 个、手提包 1 个、手推车 1 辆	将待产妇和新生儿所需物品准备齐全后放入包和车里	本项漏准备或准备不正确，扣 1 分	5		
	评估	1. 待产妇的孕周 2. 待产妇有无见红 3. 待产妇有无宫缩 4. 待产妇有无其他高危因素	识别待产妇有无分娩先兆及高危因素，选择合适时机住院待产	少评估一项扣 3 分	12		
	物品准备	住院所需各种证件、手机、笔、照相机、笔记本、产褥垫、卫生纸、计量巾、待产妇生活用品、新生儿卫生用品、开衫、包被、帽子、一次性纸尿裤、柔湿巾、喂哺用品等		物品准备不全或准备不正确一项扣 1 分	10		
	操作准备	操作人员：除去手上、身上影响活动的饰品，着装整齐、清洁双手。		一项不正确扣 2 分	6		

续　表

程序	考核内容	考核要点	说明要点	评分标准	分值	扣分	得分
操作流程	操作实施	1. 准备随身物品：待产妇的身份证、产检证明、母子健康手册、医保卡、银行卡、现金、手机、笔、笔记本等 2. 准备待产妇用品：内衣、一次性内裤、睡衣、外套、帽子、围巾、月子鞋、袜子；护理垫、产妇专用卫生纸、卫生巾、马桶垫；洗漱用品、纸巾、湿巾、巧克力、功能性饮料等 3. 准备新生儿用品：纸尿裤、隔尿垫、棉尿布、婴儿方巾、开衫、包被(毯)、帽子、奶瓶、奶粉、奶瓶刷、洗护用品、吸奶器、小勺、小碗等		方法不正确，一项扣2分	30		
操作后评价	操作后整理	操作结束将所用物品送回物品架摆放整齐		未整理用物一项扣1分	6		
	工作人员评价	1. 普通话标准 2. 声音清晰响亮 3. 仪态大方 4. 操作前、操作中与待产妇亲切交流		态度言语不符合要求各扣2分；沟通无效扣3分	10		
	注意事项	注意将待产妇及新生儿所需物品一同准备齐全		一项不正确，扣2分，最多扣8分	3		
	时间要求	15分钟		超时扣6分	6		
总分	100分						

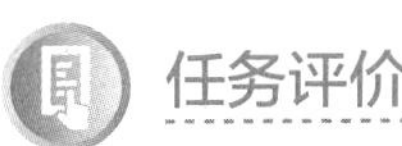

任务评价

任务评价详见表1-4-2。

表 1-4-2 任务评价表

<table>
<tr><td colspan="3">姓名：　　　　专业：　　　　班级：　　　　学号：</td></tr>
<tr><td rowspan="3">任务分析</td><td colspan="2">分娩先兆的概念</td></tr>
<tr><td colspan="2">准备待产物品的目的</td></tr>
<tr><td colspan="2">准备待产物品的种类</td></tr>
<tr><td rowspan="3">任务实施</td><td>操作前:评估与准备</td><td></td></tr>
<tr><td>操作中:把所有物品装入背包及推车</td><td></td></tr>
<tr><td>操作后安置与整理</td><td></td></tr>
</table>

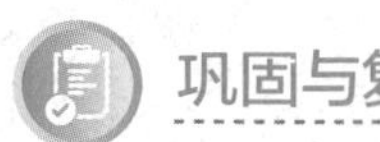

巩固与复习

多选题

1. 先兆临产的表现有哪些？（　　）。
   A. 规律宫缩　　B. 不规律的宫缩　　C. 轻松感
   D. 见红　　E. 破水
2. 临产的表现有哪些？（　　）。
   A. 规律且逐渐增强的宫缩　　B. 进行性宫颈管消失
   C. 宫口扩张　　D. 胎先露下降

（刘青艳　苏秋梅）

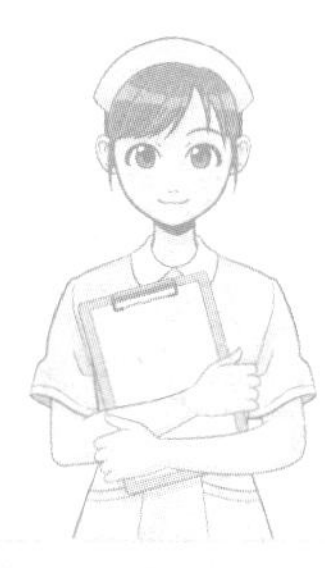

项目二
产妇产后照护

任务一 产妇床上擦浴

学习目标

1. 知识目标 能正确说出产妇床上擦浴的目的及注意事项。
2. 能力目标 能按照床上擦浴的操作规程的要求规范操作。
3. 素质目标 在床上擦浴过程中关爱产妇,保护产妇的隐私。

实操案例

任务描述:王女士,27 岁,孕 39 + 5 周,孕 1 产 0,枕左前,临产后 16 小时宫口开全,70 分钟后行会阴左侧切开,顺利分娩一女婴,体重为 3 500 g,5 分钟后胎盘娩出,检查胎盘胎膜完整,会阴伤口内缝数针。产时未导尿,产后 2 小时排尿 1 次,约 200 mL。产房留观 2 小时,阴道流血 100 mL。入产后休养室,产妇自感疲乏,会阴伤口开始稍感疼痛。情绪好,对新生儿平安降生感到欣慰和满足。妊娠期无任何并发症。产后体格检查:体温 38℃,脉搏 96 次/分,呼吸 18 次/分,血压 120/70 mmHg,乳房挤压有少量初乳,子宫圆而硬,宫底在脐下 1 指。按压宫底见阴道有少量流血,血腥味,无臭味。产后第 2 天,自诉褥汗较多,仍感疲乏。

问题:育婴员怎么对王女士实施床上擦浴?

任务目标

1. 通过评估,找出王女士目前主要的护理问题。
2. 根据舒适要求,为王女士实施床上擦浴。
3. 王女士在床上擦浴过程中主动配合,无着凉感冒等现象出现。

任务分析

王女士产后第 2 天,目前生命体征平稳,正常泌乳,子宫规律收缩,平脐下 1 指,按压宫底见阴道有少量流血,血腥味,无臭味,可判断其处于产褥早期。此期大量多余的组织间液需要排泄,使皮肤排泄功能旺盛。尤其是睡眠和初醒时明显,产后 1 周好转。

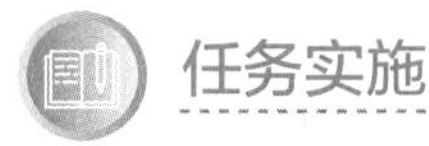

任务实施

一、操作流程(考试流程)

各位考官好！我是××号考生，我要操作的是产妇产后床上擦浴，用物已经准备完毕，请问可以开始操作了吗？(口述)

(一) 概念考核

产妇床上擦浴是指根据产妇产后皮肤情况提供的皮肤清洁护理。(口述)

(二) 评估

(1) 产妇皮肤完整，会阴伤口无肿胀，排空大小便，能配合完成床上擦浴。(口述)

(2) 环境干净、整洁，安全，温、湿度适宜。(口述)

(三) 操作准备

(1) 物品准备：产妇模型、空调遥控器、薄被、冷热水、水温计、小毛巾、大毛巾、浴巾、脸盆。

(2) 着装整齐、清洁双手、戴口罩。

(3) 关闭门窗，调节室内温度(24～26℃)。

(4) 调试适宜的温水(50～52℃)。(口述)

(四) 操作实施

(1) 将毛巾浸湿、拧干擦拭颜面部颈部。(操作)

(2) 颜面部→颈部→手臂→腋下→胸部→腹部→背部→臀部→会阴部→下肢的顺序擦拭。(口述)

(3) 解开纽扣，脱上衣，浴巾垫于近侧上肢下方，擦拭上肢手臂至腋窝，用浴巾吸干多余水分，同法擦拭对侧上肢手臂至腋窝。(操作)

(4) 清洁胸腹部，特别注意清洁乳房及肚脐处污垢。(操作)

(5) 清洁背部、臀部，擦干后换上清洁的衣物扣好扣子。(操作)

(6) 换毛巾、盆。

(7) 脱裤子，浴巾垫于近侧下肢下方，擦拭下肢，同法擦拭对侧下肢。

(8) 换毛巾、盆。观察阴道分泌物情况。(口述)擦拭会阴部。(操作)

(操作)换上清洁的裤子，盖好被子，整理床铺。

(9) 每擦拭一个部位，将毛巾清洗一次。(口述)

(10) 擦拭哪个部位暴露哪个部位，擦完后立即盖好被子，以免受凉。(口述)

(11) 操作结束整理：①(口述)将水倒掉，毛巾拧水晾干。②(口述)打开门窗。③(操作)洗手。

报告考官，操作完毕。

二、操作流程及评分标准

操作流程及评分标准见表 2-1-1。

表 2-1-1　产妇床上擦浴操作流程及评分标准(标准分 100 分)

程序	考核内容	考核要点	说明要点	评分标准	分值	扣分	得分
操作前准备20分	概念考核	产妇床上擦浴	产妇床上擦浴是指根据产妇产后皮肤情况提供的皮肤清洁护理	未口述或口述不正确,扣3分,最多扣6分	6		
	物品准备	产妇模型、空调遥控器、薄被、冷热水、水温计、小毛巾、大毛巾、浴巾、脸盆		每少口述(操作)一项扣1分,最多扣9分	9		
	评估	1. 产妇皮肤、会阴伤口、大小便,能否配合完成床上擦浴 2. 环境、温、湿度	“您好,今天是产后第二天,由于产后多汗,等会给您进行床上擦浴,全身皮肤没有破损吧,会阴分泌物多吗” 环境清洁安全,关闭门窗、调节室内温度(24～26℃)(口述)	未评估扣3分,评估不全一项扣1分	3		
	操作准备	1. 着装整齐 2. 洗手、戴口罩 3. 调试适宜的温水(50～52℃)		不洗手扣1分,一处不符合要求扣1分	2		
操作流程60分	操作实施	将毛巾浸湿、拧干擦拭颜面部、颈部	“您好,现在用物准备好了,先给您擦拭面部和颈部”	每有一项未操作或操作不正确扣5分	10		
		按照颜面部→颈部→手臂→腋下→胸部→腹部→背部→臀部→会阴部→下肢的顺序擦拭(口述)		口述内容未口述或口述错误扣2分,最多扣12分	12		
		1. 解开纽扣,脱上衣,浴巾垫于近侧上肢下方,擦拭上肢手臂至腋窝,用浴巾吸干多余水分,同法擦拭对侧上肢手臂至腋窝 2. 清洁胸腹部,注意清洁肚脐处污垢 3. 清洁背部、臀部,擦干后换上清洁的衣物扣好扣子 4. 换毛巾、盆 5. 脱裤子,浴巾垫于近侧下肢下方,擦拭下肢,同法擦拭对侧下肢	“解开您的衣服准备给您擦上半身,有什么不舒服跟我说” “换上干净的衣服” “现在给您把裤子脱下,清洗下半身,阴道有少量分泌物这是正常现象,别担心,给您清洗干净”	每有一项未操作或操作不正确扣1分,体位不舒适扣2分;口述内容未口述或口述错误扣1分,最多扣35分	35		

续　表

程序	考核内容	考核要点	说明要点	评分标准	分值	扣分	得分
		6. 换毛巾、盆。观察阴道分泌物情况，(口述)擦拭会阴部 7. 换上清洁的裤子，取舒适体位，盖好被子，整理床铺	"来，穿上干净的裤子，这样躺着舒服吗"				
		操作结束整理： 将水倒掉，毛巾拧水晾干。打开门窗。(口述) 洗手		一处不符合要求扣2分，未整理扣3分	3		
操作后评价20分	用物处理	按消毒技术规范要求分类整理使用后物品		一处不符合要求扣1分	5		
	工作人员评价	1. 普通话标准 2. 声音清晰响亮 3. 仪态大方 4. 操作中与产妇亲切交流		态度言语不符合要求各扣1分；沟通无效扣2分	6		
	注意事项	1. 遵循节力原则 2. 掌握擦洗步骤，及时更换温水 3. 动作轻柔，防止受凉，注意遮挡，保护患者隐私 4. 注意观察病情，有异常情况及时处理		一项内容回答不全或回答错误扣1分	4		
	时间要求	10分钟		超时扣2分	5		
总分	100分						

任务评价

任务评价详见表2-1-2。

表 2-1-2　任务评价表

姓名：	专业：	班级：	学号：
任务分析	产妇皮肤及分泌物评估		
	操作用物及环境评估		
	识别异常情况并及时报告		
任务实施	操作前：评估与准备		
	操作中：擦拭顺序及有效沟通		
	操作后：安置与整理		

巩固与复习

单选题

1. 为产妇床上擦浴时适宜的室内温度是(　　)。
   A. 24～26℃　　B. 22～24℃　　C. 26～28℃　　D. 28～30℃
2. 为产妇床上擦浴时适宜的水温是(　　)。
   A. 24～26℃　　B. 22～24℃　　C. 26～28℃　　D. 50～52℃
3. 为产妇床上擦浴时擦拭的顺序正确的是(　　)。
   A. 颜面部→颈部→手臂→腋下→胸部→腹部→背部→臀部→会阴部→下肢
   B. 胸部→腹部→背部→臀部→会阴部→下肢颜面部颈部→手臂→腋下
   C. 手臂→腋下胸部→腹部→背部→臀部→会阴部→下肢→颜面部→颈部
   D. 下肢→颜面部→颈部→胸部→腹部→背部→臀部→会阴部→手臂→腋下

（阳绿清）

任务二　产妇穿脱衣裤

学习目标

1. 知识目标　能正确说出为产妇穿脱衣裤的要求。
2. 能力目标　能按照产妇穿脱衣裤操作规程的要求，规范操作。
3. 素质目标　在操作过程中关爱产妇，具有高度责任感和良好的亲和能力。

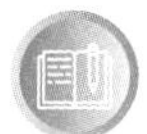

实操案例

任务描述：李女士，女，28 岁，一天前顺产一男婴。上午，哺乳后排出大量汗液。

问题：育婴员应该怎样对产妇实施穿脱衣裤？

任务目标

1. 根据产妇需求，为李女士实施穿脱衣裤，过程顺利。
2. 李女士在脱衣裤过程中及结束后感觉舒适。

任务分析

李女士，女，28 岁，产褥期哺乳后排出大量汗液。李女士产后大量出汗最主要的原因是怀孕期产妇血容量的变化导致的，整个妊娠期孕妇血容量大约增加 35%，大约相当于 1 000 mL，尤其是血浆增加比较明显，怀孕 7 周左右孕妇血容量开始增加，怀孕 32～34 周达高峰。而血浆里面的主要成分就是水分，分娩后 2～3 周血容量会逐渐恢复到怀孕前的水平，怀孕期增多的血容量里面的水分主要通过皮肤、尿液等途径排出体外。而且产后皮肤的排泄功能比较旺盛，所以就会排出大量汗液。哺乳期乳汁分泌也需要消耗产妇体内的营养物质，因此也会导致产妇代谢加快、容易出汗，这些属于生理性现象。

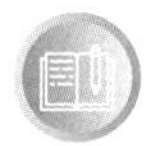

任务实施

一、操作流程(考试流程)

各位考官好！我是××号考生，我要操作的是为产妇穿脱衣裤，用物已经准备完毕，请问可以开始操作了吗？(口述)

(一)概念考核

根据产妇需求和特殊生理情况,现予产妇穿脱衣裤。(口述)

(二)评估

(1) 产妇哺乳后,大量出汗,无其他不适。

(2) 环境干净、整洁,安全,温、湿度适宜。

(三)操作准备

(1) 物品准备:人体模型、干净的衣裤。

(2) 着装整齐、清洁双手,取出已经消毒好的干净衣裤。

(3) 关闭门窗,调试好适宜的室温。

(四)操作实施

1. 穿脱衣裤

(1) (操作)脱衣:站在床的一侧,将产妇一侧袖子脱下→产妇背向护理人员→衣服一并放于产妇底面+产妇翻身面向护理人员→脱下另一侧袖子。

(2) (操作)穿衣:穿上一侧袖子→产妇背向护理人员→衣服一并放于产妇底面→将产妇转平身体,拉直衣服,再穿另一侧。

(3) (操作)脱裤:产妇臀部抬起→将裤子褪至其臀下→产妇平躺,抬腿→抓住裤腿褪下。

(4) (操作)穿裤:撑开裤腿→产妇将双腿伸进裤腿,拉裤子至臀下,产妇臀部抬起,将裤腰拉至腰部伸平。

2. 操作结束整理

(1) (操作)整理让产妇舒适地躺好,盖好被子,整理好床铺。

(2) (操作)整理用物,洗手。

报告考官,操作完毕。

二、操作流程及评分标准

操作流程及评分标准见表 2-2-1。

表 2-2-1 产妇穿脱衣裤操作流程及评分标准(标准分 100 分)

程序	考核内容	考核要点	说明要点	评分标准	分值	扣分	得分
操作前准备20分	概念考核	产妇穿脱衣裤目的	根据产妇需求和特殊生理情况,现予产妇穿脱衣裤	每有一项未口述或口述不正确,扣 3 分,最多扣 5 分	5		
	物品准备	人体模型、干净的衣裤		每少口述(操作)一项扣 1 分,最多扣 5 分	5		

续　表

程序	考核内容	考核要点	说明要点	评分标准	分值	扣分	得分
	评估	1. 产妇哺乳后，大量出汗，无其他不适 2. 环境干净、整洁，安全，温、湿度适宜		未评估扣3分，评估不全一项扣1分	5		
	操作准备	1. 着装整齐 2. 洗手		不洗手扣2分，一处不符合要求扣1分	5		
操作流程60分	操作实施	1. 穿脱衣裤 (1)（操作）脱衣：站在床的一侧，将产妇一侧袖子脱下→产妇背向护理人员→衣服一并放于产妇底面＋产妇翻身面向护理人员→脱下另一侧袖子 (2)（操作）穿衣：穿上一侧袖子→产妇背向护理人员→衣服一并放于产妇底面→将产妇转平身体，拉直衣服，再穿另一侧 (3)（操作）脱裤：产妇臀部抬起→将裤子褪至其臀下→产妇平躺，抬腿→抓住裤腿褪下 (4)（操作）穿裤：撑开裤腿→产妇将双腿伸进裤腿，拉裤子至臀下，产妇臀部抬起，将裤腰拉至腰部伸平	1. 注意关闭门窗，调至适宜室温，避免着凉（口述） 2. “李女士，刚哺乳后，出汗较多，为了避免着凉，也为了让您更舒适，现在我们来换一套干净的衣裤”（口述）	每有一项未操作或操作不正确，扣5分；每一项口述内容未口述或口述错误扣1分，最多扣50分	50		
		2. 整理：让产妇舒适地躺好，盖好被子，整理好床铺	“李女士，衣裤换好了，这样躺着舒适吗”（口述）	每有一项未操作或操作不正确扣1分，体位不舒适扣2分；口述内容未口述或口述错误扣1分，最多扣5分	5		
		按消毒技术规范要求分类整理使用后物品		一处不符合要求扣1分	5		

续 表

程序	考核内容	考核要点	说明要点	评分标准	分值	扣分	得分
操作后评价20分	用物处理	1. 普通话标准 2. 声音清晰响亮 3. 仪态大方 4. 操作中与产妇亲切交流		态度言语不符合要求各扣1分;沟通无效扣2分	5		
	工作人员评价	1. 动作轻柔 2. 与产妇亲切交流(口述) 3. 避免着凉(口述)		一项内容回答不全或回答错误扣2分	6		
	注意事项	1. 遵循节力原则 2. 掌握穿脱步骤,及时更换衣物 3. 动作轻柔,防止受凉,注意遮挡,保护患者隐私 4. 注意观察病情,有异常情况及时处理		一项内容回答不全或回答错误扣1分	4		
	时间要求	10分钟		超时扣5分	5		
总分	100分						

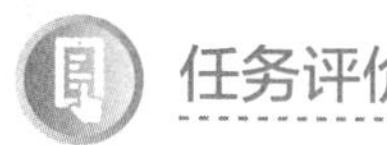

任务评价

任务评价详见表 2-2-2。

表 2-2-2 任务评价表

姓名:	专业:	班级:	学号:
任务分析	产妇出汗量评估		
	识别异常情况并及时报告		
任务实施	操作前:评估与准备		
	操作中:穿脱衣裤		
	操作后:安置与整理		

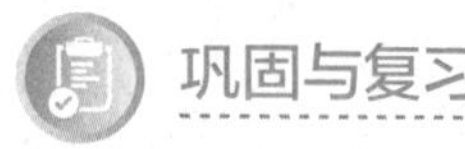

巩固与复习

单选题

1. 为产妇脱衣服的正确顺序是(　　)。

A. 先脱近侧　　B. 先脱远侧　　C. 先脱左上肢　　D. 先脱右上肢

2. 为产妇穿衣服的正确顺序是(　　)。

A. 先穿近侧　　B. 先穿远侧　　C. 先穿左上肢　　D. 先穿右上肢

3. 应为产妇选择何种服装？(　　)。

A. 紧身的服装　　B. 宽松舒适的服装　　C. 时尚的服装　　D. 连体的服装

（张　韵）

任务三 母乳喂养

学习目标

1. 知识目标　能正确说出母乳喂养的定义并掌握喂奶姿势。
2. 能力目标　能按照母乳喂养操作规程的要求规范操作。
3. 素质目标　在母乳喂养过程中关爱产妇和婴儿,具有高度责任感和良好的亲和能力。

实操案例

任务描述:点点,女,5月龄,母乳喂养。上午,妈妈陪着点点看黑白卡片,突然点点开始啼哭,妈妈连忙抱起点点,但点点一直啼哭,这时妈妈开始检查纸尿裤,发现有少量尿液浸湿,更换纸尿裤后点点仍然一直哭闹,妈妈哄抱不停,哭声洪亮,距离上次喝奶3小时,妈妈焦急万分,不知所措。

问题:育婴员应该怎样指导产妇对婴儿实施母乳喂养?

任务目标

1. 通过评估,找出点点哭闹不停的原因。
2. 根据营养要求,为点点实施母乳喂养,过程顺利。
3. 点点在母乳喂养过程中及结束后未出现呛咳、溢奶等现象。

任务分析

点点5个月了,一直是母乳喂养,在妈妈陪伴的过程出现啼哭,新生儿哭闹常见的原因有以下几种:一是皮肤饥饿需要拥抱,二是排便或者排尿觉得不舒适,三是饿了想喝奶,四是困了想睡觉,五是因为肠痉挛引起的腹痛或其他原因导致。点点在喝奶3小时后出现啼哭,妈妈抱起后哭声未止,于是妈妈开始检查是不是因为尿湿或者排便引起的啼哭,当更换纸尿裤后点点还是在哭,说明哭闹的原因不是"抱"和"拉"的原因。在新生儿哭闹常见原因中就需要开始排除是否饿了,这时育婴员可在洗净双手后将手指放在婴儿嘴角边,观察婴儿的反应,如果婴儿的嘴角随着育婴员手指移动的方向移动,说明此时婴儿需要哺喂了。

一、婴儿胃容量的评估

新生儿胃容量很小,一般情况下初生儿胃容量为30～35 mL,2周～2个月大概80～

140 mL，2 个月为 120～150 mL，3 个月为 130～160 mL，4 个月为 140～160 mL，5 个月为 150～200 mL，6 个月为 200～220 mL，1 岁为 300～500 mL。胃的排空时间则随食物的种类和性质不同而不同，母乳喂养，胃的排空时间为 2～3 小时，牛奶喂养则为 3～4 小时，水为 1～2 小时。

二、母乳喂养的方法

1. 提早开奶　正常分娩的健康母亲于产后 0.5～1 小时内可尝试喂哺自己正常的足月儿，虽然此时母亲的初乳很少，但新生儿有力的吸吮是促使泌乳的最好方法，也能刺激子宫收缩，减少产后出血，也促进母婴的相互适应。

2. 按需哺乳　新生儿期只要母亲感到奶胀或小儿饥饿哭吵即可喂乳，一般每日喂哺 10～12 次。当乳量增加后，婴儿睡眠时间逐渐延长，自然进食规律出现，随着年龄的增大，两次哺乳间隔时间逐渐延长，出生后 2 个月内昼夜 7～8 次，每 2.5～3 小时喂 1 次；3～4 个月大约 6 次，夜间可减少 1 次。喂哺时两侧乳房轮流，先从一侧开始，这侧乳房排空后，再喂另一侧，每次哺乳应尽量让婴儿吸奶到满足为止，时间约为 15～20 分钟为宜。

3. 正确的哺乳姿势　母乳喂哺乳姿势可各种各样，但应母婴均感到舒适，乳母将拇指和食指分别放在乳房的上下方托起乳房，将乳头刺激婴儿的上唇，引起觅食反射，婴儿应含乳晕的大部分，使婴儿在吸吮时充分挤压乳晕下的乳窦，使乳汁排出。同时有效地刺激乳头上的神经末梢，促使泌乳和摄乳反射。喂哺完毕，将婴儿抱直，头部靠在母亲肩上，轻拍背部促使胃内空气排出，然后保持右侧卧位，以防呕吐。

4. 母乳量　对于母乳分泌量不足的产妇，应找出乳液分泌少的原因，是否是产妇的营养跟不上，或是进食汤质类过少，是否是烹调的方法不当，或食物单一，产妇进食量少，另外考虑是否产妇的身心因素：例如疲劳、睡眠不足、疼痛、心理障碍等，这些都直接或间接影响母乳分泌量。

5. 母乳喂养的护理

(1) 清洁乳房，为哺乳做好准备。

(2) 乳头凹陷的产妇，在分娩前即指导产妇乳房的护理，每天用手牵拉乳头数次，分娩后尽量让婴儿吸吮，实在不能含接的，可用吸奶器吸奶，或用皮奶头套在产妇奶头上，再让婴儿吸吮皮奶头，如此数次，乳头凹陷就会有所改善，婴儿可含接。

(3) 产妇喂奶期间，应增加产妇乳房和乳头的护理，应穿着舒适的棉质胸罩，每天换干净的内衣，喂奶前应柔和地按摩乳房，以刺激泌乳反射，切忌用肥皂或酒精之类刺激物擦洗乳房，每天应用热毛巾热敷乳房 2 次，并且哺乳结束后，不要强行拔出乳头，以防局部皮肤受损或疼痛，应让乳头自然从婴儿口中脱出。

(4) 每次喂奶结束后，应挤出少量乳汁涂于乳头或乳晕上，以预防乳头皲裂。

(5) 指导产妇正确的挤奶方法，将两拇指（或食指）平行放在乳晕上，轻轻地向内挤压，或用同样的方法，由乳头上、下两侧乳晕纵向挤压，每天重复数次，每次 5 分钟。

(6) 对于奶胀的产妇喂奶前应用湿热毛巾敷乳房、乳头 3～5 分钟，再由婴儿吸吮或挤奶或用吸奶器吸奶。

三、母乳喂养异常情况识别与处理

1. 乳胀　多因乳腺管不通畅所致。应尽早哺乳。可热敷、按摩，或用吸乳器吸引，也可服用散结通乳的中药。

2. 乳汁分泌不足　调整饮食，指导正确的哺乳方法，或采用针刺疗法、中药催乳。

3. 退乳　限进汤类饮食，不排空乳房，停止哺乳及挤奶，束紧乳房。遵医嘱给予己烯雌酚，生麦芽水煎服，芒硝敷于两侧乳房可缓解乳房胀痛。

4. 乳头皲裂　轻者可继续哺乳，哺乳前湿敷乳房和乳头，增加哺乳次数，缩短每次哺乳时间。将乳汁挤出涂在乳头、乳晕上，可起到修复作用。重者可用吸乳器吸出哺乳，皲裂处涂蓖麻油铋糊剂。

任务实施

一、操作流程(考试流程)

各位考官好！我是××号考生，我要操作的是母乳喂养，用物已经准备完毕，请问可以开始操作了吗？(口述)

(一) 概念考核

母乳喂养是指母亲的乳汁喂养婴儿的方式。出生后最初6个月的纯母乳喂养是建议的喂养婴儿方式，接着以持续母乳喂养并添加适当的补充食品的方式进行喂养，直至2岁或更长。案例中点点一直使用母乳喂养，目前2天，根据营养需求和婴儿情况，现予指导产妇对点点进行母乳喂养。(口述)

(二) 评估

(1) 婴儿哭闹，距离上次喂养3小时，哭声洪亮，无其他不适。

(2) 环境干净、整洁，安全，温、湿度适宜。

(三) 操作准备

(1) 物品准备：婴儿模型、小方巾、温水、纸尿裤、湿巾、纸巾、洗手液、毛巾。

(2) 调试好温度适宜的温水。

(四) 操作实施

1. 准备

(1) 给婴儿换上纸尿裤：避免在哺乳时或哺乳后换尿布翻动婴儿造成溢乳。

(2) 准备好热水和毛巾，请产妇洗手。用温热毛巾为产妇清洁乳房。

(3) 产妇乳房过胀，应先挤去少许乳汁，待乳房胀痛减轻后开始哺喂。

2. 哺乳

(1) 坐姿：产妇在高度适中、软硬适宜、直背、无把手的座椅上，放松背部和双肩，也可在产妇脚下垫一小凳，帮助产妇保持体位松弛、舒适。让婴儿躺在产妇臂弯里，鼻尖对准乳头，胸、腹贴住产妇。

(2) 侧卧姿：夜间或剖宫产产妇，可采用侧卧的方法喂哺婴儿。婴儿侧卧在产妇胸前，身体相贴，用手掌根部托住婴儿颈背部，使婴儿的头朝向乳房，口与乳头处于同一水平位置。

(3) 环抱式：产妇坐在靠背椅上，背部紧靠椅背，两腿自然下垂到地面，也可单脚或双脚踩在椅前的小凳上。婴儿位于产妇腋下，产妇用前臂、手掌及手指托住婴儿，使婴儿头部与

身体保持一直线，身体转向并贴近产妇，面向乳房，鼻尖对准乳头。同时，产妇另一手呈“C”字形托起乳房，或采用食指与中指成“剪刀状”夹住乳房。哺乳侧怀抱新生儿的手臂下垫专业喂奶枕或家用软枕。

3. 哺乳操作　先用乳头刺激婴儿口唇，待婴儿张大口时迅速将全部乳头及大部分乳晕送进婴儿口中。

(1) 退出乳头：退奶时用手按压婴儿下颌，退出乳头，再挤出一滴奶涂在乳头周围，晾干。

(2) 哺乳后：将婴儿竖抱，用空心掌轻轻拍打其后背，待婴儿打嗝后，让其右侧卧位安睡。

4. 整理　将所用物品清洁整理、摆放整齐。

报告考官，操作完毕。

二、操作流程及评分标准

操作流程及评分标准见表2-3-1。

表2-3-1　母乳喂养操作流程及评分标准(标准分100分)

程序	考核内容	考核要点	说明要点	评分标准	分值	扣分	得分
操作前准备33分	概念考核	1. 母乳喂养的时间、次数 2. 母乳喂养的禁忌	1. 说出母乳喂养的禁忌 2. 说出母乳喂养的时间、次数	每有一项未口述或口述不正确，扣2分，最多扣4分	4		
	物品准备	婴儿模型、小方巾、温水、纸尿裤、湿巾、纸巾、洗手液、毛巾		每少口述(操作)一项扣2分，最多扣8分	8		
	评估	1. 检查婴儿大小便 2. 准备好温水和毛巾，产妇洗手，清洁乳房 3. 产妇乳房过胀应先挤掉少许乳汁，待乳晕发软时开始哺乳		每有一项未口述(操作)或口述(操作)不正确，扣5分，最多扣15分	15		
	操作准备	1. 着装整齐 2. 洗手		不洗手扣3分，一处不符合要求扣1分	6		
操作流程50分	操作实施	哺乳姿势 1. 坐姿	1. 产妇坐在靠背椅上，背部紧靠椅背，两腿自然下垂到地面。哺乳侧脚可踩在小凳上。哺乳侧怀抱新生儿的胳膊下垫一个专用喂奶枕或家用软枕。这样的体位可使产妇哺乳方便而且舒适	每有一项未口述(操作)或口述(操作)不正确，扣10分，最多扣30分	30		

续 表

程序	考核内容	考核要点	说明要点	评分标准	分值	扣分	得分
		2. 侧卧姿 3. 环抱式	2. 婴儿和母亲均呈侧卧位，正面相对，腹部贴在一起，可以将婴儿头部略垫高，避免哺乳时发生呛咳，这种姿势主要适用夜间母乳喂养 3. 母亲用手臂夹住婴儿双腿于腋下，类似夹橄榄球的姿势，上身呈半卧位的姿势，俯于母亲的胸前，用枕头适当垫高婴儿的后背，手掌托住婴儿的头，另一手指张开贴在乳头或者乳晕上面，避免乳房堵住婴儿口鼻				
		退出乳头操作	退奶时用一手按压新生儿下颌，退出乳头，再挤出一滴奶涂在乳头周围，并晾干。这样可以使乳汁在乳头形成保护膜，预防乳头皲裂的发生，如有乳头皲裂则可以促进皲裂的愈合	本项未口述（操作）或口述（操作）不正确，扣10分	10		
		哺乳后操作	哺乳后需给新生儿拍嗝，方法：将新生儿竖抱，用空心掌轻轻拍打后背，使新生儿打嗝后再让其躺下安睡。如未能拍出嗝，则可多抱一段时间，放在床上时让其右侧卧位以避免呛奶。一般情况下，如果有空气吸入，经过拍嗝，婴儿就会打嗝排出空气，如果没有打嗝，经过妈妈用空心掌轻叩婴儿背部，也可大大减少婴儿发生溢奶的可能	本项未口述（操作）或口述（操作）不正确，扣10分	10		
操作后评价17分	用物处理	将所用物品清洁整理、摆放整齐		本项未口述（操作）或口述（操作）不正确，扣3分	3		

续　表

程序	考核内容	考核要点	说明要点	评分标准	分值	扣分	得分
	注意事项	1. 防止哺乳时奶水过急，发生呛奶 2. 防止乳房堵住婴儿鼻孔，发生窒息 3. 避免因含接姿势不正确造成乳头皲裂		每有一项未口述或口述不正确，扣 2 分，最多扣 6 分	6		
	工作人员评价	1. 普通话标准 2. 声音清晰响亮 3. 仪态大方		每有一项未达标，扣 2 分，最多扣 6 分。	6		
	时间要求	10 分钟		超时扣 2 分	2		
总分	100 分						

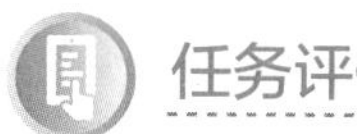

任务评价

任务评价详见表 2－3－2。

表 2－3－2　任务评价表

姓名：	专业：	班级：	学号：
任务分析	婴儿胃容量评估		
	婴儿母乳喂养观察		
	识别异常情况并及时报告		
任务实施	操作前：评估与准备		
	操作中：指导产妇		
	操作后安置与整理		

巩固与复习

一、单选题

1. 在每个孕妇必须了解的重要信息中应包括(　　)。
   A. 只要婴儿生长良好，头 6 个月应提倡纯母乳喂养
   B. 初乳是婴儿的第一次免疫
   C. 按需哺乳是要遵循的最好喂养方式
   D. 所有上述各点

2. 对母亲乳汁喷射反射过强，婴儿喂哺有困难时处理方法中哪项是错误的？（　　）。

A. 在每次喂乳前挤出乳汁

B. 避免过度饱满的乳房

C. 喂奶前及喂奶时乳房热敷

D. 用“剪刀式”方法拽住乳房减慢乳汁流速

3. 母婴同室的婴儿因护理或治疗需要分离，24 小时内的分离时间不应超过（　　）。

A. 0.5 小时　　B. 1 小时　　C. 2 小时　　D. 3 小时

4. 按需哺乳的重要性（　　）。

A. 可使婴儿吃到足够的母乳

B. 保证婴儿的营养供给

C. 保证有足够的母乳

D. 上述都是

5. 促进母乳喂养的医院政策下列哪项是错误的？（　　）。

A. 母亲可随时接触婴儿

B. 可用橡皮奶头预防乳头痛发生

C. 鼓励按需哺乳

D. 有书面的母乳喂养政策

6. 促进母乳喂养成功的措施那项是不正确的？（　　）。

A. 母亲可随时抱婴儿喂奶

B. 产后第一天无奶，可给婴儿喂奶粉或糖水

C. 帮助母亲在产后半小时内开奶

D. 爱婴区设母婴同室责任护士，专职指导母乳喂养

E. 取消奶瓶、人工奶头及代乳品

7. 早产低出生体重儿的喂养方法应当是（　　）。

A. 早产/低出生体重儿因生活能力低下，不要过早接触母亲的乳房进行吸吮

B. 对吸吮能力较弱的早产低出生体重儿，在给予挤出的母乳喂养之前，每次都先尝试直接哺乳

C. 极低出生体重儿应从出生后第一天开始喂养，首选早产儿配方奶，其他的液体和营养物质从静脉补充

D. 直接哺乳，达到足量或几乎足量喂养的早产/低出生体重儿应定时定量喂养

8. 母乳的储存哪项有误？（　　）。

A. 母乳储存必须是冷藏或者冷冻

B. 每次吸出母乳存放于经消毒的密封奶瓶中

C. 解冻后的乳汁未及时食用立即再次冰冻

D. 乳汁吸出后放入冰箱冷藏

9. 影响乳母乳汁量，乳母方面常见因素哪项除外？（　　）。

A. 营养状况　　B. 精神状态　　C. 信心不足　　D. 乳房大小

10. 除下列哪项外均是婴儿拒绝母乳喂养的原因？（　　）。

A. 适用奶瓶喂养或安慰奶嘴
B. 含接不正确
C. 母亲气味变化
D. 母乳太少

11. 下列哪项不是早吸吮的重要性？（　　）。
A. 可增加(促进)催产素的释放，刺激子宫收缩，促使胎盘排出减少产后出血
B. 可增进母子间的感情
C. 可刺激催产素的分泌，促使乳汁及早的分泌
D. 可提高婴儿的抵抗力

12. 有关母乳喂养的注意事项下列哪项说法不正确？（　　）。
A. 哺乳前应洗净双手
B. 不要两侧乳房交替喂奶
C. 哺乳姿势要正确
D. 帮助婴儿正确含接
E. 每天喂养次数不小于 8 次

13. 初乳与成熟乳比较，初乳在以下的特点中哪项是错误的？（　　）。
A. 量少
B. 较少的乳糖
C. 较高的脂肪
D. 较高的蛋白质
E. 较高的铁

14. 在产前检查时，母亲乳头凹陷的处理方法中哪项是错误的？（　　）。
A. 你应发现母亲是否有早产危险
C. 向她示范某些练习有助于改善乳头条件
B. 认为母亲不可能母乳喂养
D. 使她相信她有可能成功地进行母乳喂养

15. 母乳喂养性黄疸的处理方法包括（　　）。
A. 哺乳后加水用水滴管喂
B. 频繁吸吮乳房
C. 停止母乳喂养
D. 喂奶粉

16. 母亲喂奶体位正确的是（　　）。
A. 母亲用一只手托住婴儿的肩和臀部
B. 婴儿的头及身体在一直线上
C. 婴儿颈部扭曲着
D. 母亲将身体和乳房挪向孩子

17. 该婴儿含接乳房姿势不正确的是（　　）。
A. 婴儿的口含住乳头

B. 乳头及大部分乳晕应含在婴儿口中
C. 婴儿嘴张的很大,下唇向外翻
D. 婴儿的舌头呈勺状环绕于乳头及乳晕

18. 一乙肝表面抗原阳性产妇。以下何种方式为正确的哺乳方法?(　　)。
A. 洗手,擦拭乳头后进行母乳喂养
B. 杜绝混合喂养,实行人工喂养
C. 新生儿立即接种乙肝疫苗和乙肝免疫球蛋白后再实施母乳养
D. 混合喂养

19. 关于艾滋病感染母亲所生婴儿喂养指导,下列错误的是(　　)。
A. 人工喂养可避免儿童感染 HIV,应该提倡
B. 混合喂养可增加儿童感染 HIV 的机会,应该杜绝
C. 进行纯母乳喂养时,母亲或婴儿应同时应用抗病毒药物
D. 6 个月,如果母乳量不充足,应适当添加奶粉

20. 产后 6～10 天的乳汁称为(　　)。
A. 初乳
B. 过渡乳
C. 成熟乳
D. 晚乳

二、多选题

1. 下列哪几项是 WHO 代乳品销售守则的重要内容?(　　)。
A. 不能在群众中做产品广告
B. 不能向医院免费赠送奶粉
C. 不在保健机构中促进产品使用
D. 不向保健人员提供免费样品
E. 捐赠的器械可作奶粉广告

2. 下列哪项是拒绝母乳喂养的原因?(　　)。
A. 使用奶瓶
B. 哺乳姿势不正确
C. 母乳太少
D. 与母亲分开
E. 体弱儿吸吮协调困难

3. 加糖水、母乳代用品的缺点是(　　)。
A. 婴儿有满足感,减少了吸吮刺激,造成乳量不足
B. 肠蠕动减慢,易造成胎便迟排
C. 得不到初乳中的免疫物质,易患各种感染性疾病
D. 婴儿易产生乳头错觉

4. 下列哪项是判断母乳量是否足够的特征?(　　)。
A. 婴儿睡得很安详,常在吸吮中入睡,直至自发放弃乳头

B. 每月增重 2750 g

C. 每天可换及尿布 6 块或更多尿布，每天有少量或一次大量软便

D. 婴儿眼睛明亮，反应灵敏

E. 24 小时内婴儿吃母乳次数少于 8～12 次

5. 以下那些是新生儿加奶指征？（　　）。

A. 早产儿

B. 低体重儿

C. 母亲有疾病正在用药

D. 母亲患传染病正在传染期

6. 如何保证母亲有足够的乳汁？（　　）。

A. 频繁有效吸吮

B. 实行三早(早接触、早吸吮、早开奶)

C. 24 小时母婴同室、按需哺乳

D. 保证母亲有充足睡眠

7. 预防乳房肿胀的措施是(　　)。

A. 频繁有效的吸吮乳房

B. 纯母乳喂养

C. 按需哺乳

D. 夜间不喂奶，保证休息

8. 关于婴幼儿喂养方面的资料或宣传材料应包括以下(　　)。

A. 母乳喂养的优越性

B. 母亲营养及如何准备和坚持母乳喂养

C. 添加辅助食品的适宜时间和方法

D. 需要时，说明母乳代用品的正确使用方法

9. 产妇上班后仍要坚持母乳喂养，但应注意下列问题(　　)。

A. 挤奶的频率，最好不要超过 3 个小时，每次挤奶持续 20～30 分钟

B. 不能在乳房很涨的时候再挤奶，涨奶会减少乳汁的分泌量

C. 要有专门储存母乳的储存袋或奶瓶，如果不是一次性的则需要经过严格的消毒

D. 挤出的母乳在室温 19～22℃ 可以保存 10 小时

10. 乳头皲裂了，下列哪项宣教内容是正确的？（　　）。

A. 只有乳头含入婴儿口内

B. 不必停止哺乳和限制每次喂哺时间

C. 可以先喂哺健侧的乳房

D. 每次喂奶时留少许乳汁涂在乳头上

E. 保持乳头清洁干燥

（杨颖蕾）

任务四 产后恢复操

学习目标

1. 知识目标　能够掌握护理知识，正确指导产妇进行产后恢复训练。
2. 能力目标　能掌握产后恢复体操的动作规范，正确指导训练。
3. 素质目标　关心关爱产妇，鼓励产妇积极训练促进产后恢复。

实操案例

任务描述：张某，女，32 岁，顺产后第 3 天。已下奶，奶量适中。恶露量中，如平时月经的量，会阴侧剪处愈合良好，产妇诉坐位或蹲位侧剪处有痛感。出汗多，特别是进餐时。

问题：如何指导产妇进行产后恢复训练？

任务目标

1. 通过评估，制订适合张某的产后恢复训练。
2. 根据张某的身体情况，指导其进行产后恢复体操训练。
3. 训练结束，产妇身心愉悦，无不适主诉。

任务分析

张某，女，32 岁，顺产后第 3 天。产后恢复体操可以帮助产后妈妈进行骨盆韧带排列恢复、腹部和骨盆肌肉群的功能恢复，使产后妈妈及早恢复体形，树立信心。同时妈妈在产后由于盆底部位、肛门、阴道、腹部、臀部肌肉松弛，也需要进行针对性锻炼，如呼吸运动、提肛运动、臀部运动、仰卧起坐等。再一个原因就是给婴儿喂奶时，产妇的头、颈、肩容易受累，产后恢复体操的抬头运动对防止头部、颈部和肩部劳累，有一定的缓解作用。

另外，由于有坐月子风俗，一些妈妈会按照风俗在家坐月子，但躺床上时间久了易致下肢血液循环不畅，发生静脉栓塞，腿部运动能促进血液循环，坐月子的妈妈不妨进行早期的针对性锻炼。综上所述，张某适合且需要进行产后恢复体操训练。

一、产妇的评估

产妇顺产后第 3 天，已下奶，奶量适中。恶露量中，如平时月经的量，会阴侧剪处愈合良好，产妇诉坐位或蹲位侧剪处有痛感。出汗多，特别是进餐时。

二、产妇训练过程

1. 抬头运动　仰卧，双臂放于身体两侧，掌心向下，双脚并拢，自然放松。头部抬起，双脚尖向上绷紧，双肩不能离开床面(1～4 拍)；身体还原(5～8 拍)。

2. 上举运动　仰卧，双臂放于身体两侧，掌心向下，双脚并拢，自然放松。双臂展开于身体两侧并与身体垂直，掌心向上(1 拍)；双臂向胸前举起与肩同宽，掌心相对，指尖向上(2 拍)；双臂沿肩向头方向摆动，贴近耳部，掌心向上(3 拍)；双臂沿肩摆动，身体复原(4 拍)。

3. 腹肌运动　仰卧，双臂放于身体两侧，掌心向下，双脚并拢，自然放松。口闭紧，用鼻缓缓吸气，同时将气往腹部送，使腹部鼓起(1～4 拍)口慢慢呼气，腹部逐渐凹下去(5～8 拍)。

4. 抬臀运动　仰卧，双腿弯曲分开，与髋同宽，小腿同床面成 90°；臀部抬起(头、肩不离床面)(1～4 拍)；臀部放下(5～8 拍)。

5. 屈膝运动　仰卧，双臂放于身体两侧，掌心向下，双脚并拢，自然放松。先将右腿抬起，屈膝(1 拍)；将两手抱在膝盖下侧，并往胸部靠近，绷脚面(2 拍)；头、肩部抬起(3～4 拍)；头、肩部放下(5～6 拍)身体还原(7～8 拍)。同样方法，做另一侧。注意不要碰到乳房。

6. 盆底肌运动　躺、坐都可以全身放松，深吸气的同时收缩阴道和肛门，似忍住排尿的感觉一样，然后呼气放松。可以做 4 个 8 拍，也可反复做 30～50 次。

7. 胸膝卧位　身体直起跪于床面，膝盖、小腿、脚成一条直线，臀部贴脚跟。双手重叠，指尖向前，掌心贴近床面(1 拍)；身体慢慢向前伸展，双臂、胸部尽量贴于床面(2 拍)；腰部往下压，臀部翘起，大腿与床面成 90°，头侧向一边(3～4 拍)；双臂慢慢收起，身体还原(5～8 拍)。

8. 仰卧起坐　仰卧，双臂放于身体两侧，掌心向下，双脚并拢，自然放松。头、身体慢慢抬起，使身体呈坐姿(1～4 拍)；慢慢将身体放平，呈还原状(5～8 拍)。

一般情况下顺产妈妈产后 1 天，剖腹妈妈 3 天后可在床上(或垫子上)进行产后恢复体操锻炼，每天 2 次，每节做 8 个 8 拍。训练时呼吸均匀，呼与吸长短相同，不可过度控制呼吸时间。以产后妈妈不觉疲惫为宜。

三、做产后恢复体操的注意事项

产妇在做产后恢复时，必须得到医生、助产士的许可，在身体条件许可时进行，并可以得到医护人员的指导帮助。以下为女性产后做产后恢复操的注意事项。

(1) 身体不好、发热时，不要做。

(2) 吃饭后不要马上做。

(3) 做操前应排尿、排便。

(4) 腹直肌分离的人，上腹带后再做。

(5) 锻炼应该持之以恒，每日坚持方可有效。锻炼时间为每日一次，每次 30 分钟左右，时间可逐渐延长，但一次不宜超过 1 小时。以自己的身体不过度疲劳为限。

(6) 室内空气要新鲜，心情要愉快。室内温度适宜，以轻装进行锻炼为宜。

(7) 自然分娩的妈妈在产后 1～3 天，就可以开始做一些轻微的运动了，但运动量不宜太大，时间不宜太长。

(8) 有侧切或剖宫产的产妇，应拆线后再开始，动作从上肢按顺序进行，运动量可逐渐增加，时间可由短到长。阴道和会阴切开或有裂伤的人，伤口恢复以前，应避免进行促使盆底肌肉恢复的动作。

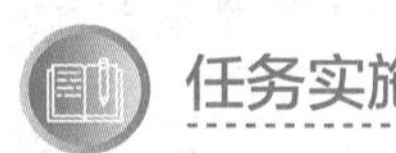

任务实施

一、操作流程(考试流程)

各位考官好！我是××号考生，我要操作的是指导产妇做产后恢复操，用物已经准备完毕，请问可以开始操作了吗?(口述)

(一) 概念考核

产后恢复操是运用现代科学的产后恢复技术，变被动恢复为主动恢复，针对产后女性在身体主要器官的变化，帮助产妇进子宫、盆底、乳房、体形等快速恢复，使产妇松弛的腹壁和盆底组织的紧张度和弹性得到增强，机体的代谢机能得到调整。(口述)

(二) 评估

(1) 产妇顺产后第 3 天，精神好，餐后 1 小时。

(2) 产妇无不适主诉。

(3) 保持室内光线充足，空气清新，安静舒适，温、湿度适宜。

(三) 操作准备

(1) 准备好床或瑜伽垫。

(2) 温开水、擦汗毛巾。

(3) 干爽、柔软、透气性好、弹性好、易吸汗的棉质替换衣物。

(四) 操作实施

1. 抬头运动　仰卧，双臂放于身体两侧，掌心向下，双脚并拢，自然放松。头部抬起，双脚尖向上绷紧，双肩不能离开床面(1～4 拍)；身体还原(5～8 拍)。

2. 上举运动　仰卧，双臂放于身体两侧，掌心向下，双脚并拢，自然放松。双臂展开于身体两侧并与身体垂直，掌心向上(1 拍)；双臂向胸前举起与肩同宽，掌心相对，指尖向上(2 拍)；双臂沿肩向头方向摆动，贴近耳部，掌心向上(3 拍)；双臂沿肩摆动，身体复原(4 拍)。

3. 腹肌运动　仰卧，双臂放于身体两侧，掌心向下，双脚并拢，自然放松。口闭紧，用鼻缓缓吸气，同时将气往腹部送，使腹部鼓起(1～4 拍)，口慢慢呼气，腹部逐渐凹下去(5～8 拍)。

4. 抬臀运动　仰卧，双腿弯曲分开，与髋同宽，小腿同床面成 90°；臀部抬起(头、肩不离床面)(1～4 拍)；臀部放下(5～8 拍)。

5. 屈膝运动　仰卧，双臂放于身体两侧，掌心向下，双脚并拢，自然放松。先将右腿抬起，屈膝(1 拍)。将两手抱在膝盖下侧，并往胸部靠近，绷脚面(2 拍)；头、肩部抬起(3～4

拍)；头、肩部放下(5～6 拍)身体还原(7～8 拍)。同样方法，做另一侧。注意不要碰到乳房。

6. 盆底肌运动　躺、坐都可以全身放松，深吸气的同时收缩阴道和肛门，似忍住排尿的感觉一样，然后呼气放松。可以做 4 个 8 拍，也可反复做 30～50 次。

7. 胸膝卧位　身体直起跪于床面，膝盖、小腿、脚成一条直线，臀部贴脚跟。双手重叠，指尖向前，掌心贴近床面(1 拍)；身体慢慢向前伸展，双臂、胸部尽量贴于床面(2 拍)；腰部往下压，臀部翘起，大腿与床面成 90°，头侧向一边(3～4 拍)；双臂慢慢收起，身体还原(5～8 拍)。

8. 仰卧起坐　仰卧，双臂放于身体两侧，掌心向下，双脚并拢，自然放松。头、身体慢慢抬起，使身体呈坐姿(1～4 拍)；慢慢将身体放平，呈还原状(5～8 拍)。(如为剖腹者，在练习仰卧起坐这个动作时，需注意腹部伤口，量力而行，锻炼中以不累及伤口为准。)

9. 整理　产妇整理衣服，卧床休息，收起物品。

报告考官，操作完毕。

二、操作流程及评分标准

操作流程及评分标准见表 2-4-1。

表 2-4-1　产后恢复操操作流程及评分标准(标准分 100 分)

程序	考核内容	考核要点	说明要点	评分标准	分值	扣分	得分
操作前准备 20 分	概念考核	1. 产后恢复操的目的 2. 如何指导产妇进行产后恢复操的训练	1. 说出产后恢复操的目的 2. 产后恢复操的步骤	每有一项未口述或口述不正确，扣 3 分	3		
	产妇准备	1. 产妇不感到疲劳时练习 2. 练习前应排空膀胱		每少口述(操作)一项扣 1 分，最多扣 3 分	3		
	环境准备	1. 保持室内空气清新，安静舒适，不应有对流风 2. 播放愉悦、柔和背景音乐		每少口述(操作)一项扣 1 分，最多扣 3 分	3		
	物品准备	1. 准备好床或瑜伽垫 2. 温开水、毛巾 3. 干净衣服			3		
	评估	1. 评估产妇精神状态 2. 产妇有无不适 3. 环境安全，温、湿度适宜	“您好！请问您现在感觉怎么样？有哪不舒服吗？您饭后多久了”	未评估扣 3 分，评估不全一项扣 1 分	3		
	操作准备	1. 着装整齐 2. 洗手		不洗手扣 2 分，一处不符合要求扣 1 分	5		

续 表

程序	考核内容	考核要点	说明要点	评分标准	分值	扣分	得分
操作流程65分	操作实施	第一节　抬头运动	“您好！今天是您顺产后第3天，根据您的情况，可以参加产后恢复操训练了。训练的目的是：①促进盆底组织的恢复及体形复原。②缓解哺乳及照护婴儿的疲劳。③促进血液循环，预防因长时间卧床引起的下肢静脉栓塞形成。训练的过程需要您配合做好以下两点：①跟随指令节拍进行，尽量做到部位精准，量力而行。②训练过程如有疑问或出现不适，请及时反馈。现在开始训练” “请您仰卧，双臂放于身体两侧，掌心向下，双脚并拢，自然放松。头部抬起，双脚尖向上绷紧，双肩不能离开床面（1～4拍），身体还原（5～8拍）”	一项指导不正确扣1分，最多扣8分	8		
		第二节　上举运动	“您好！请您仰卧，双臂放于身体两侧，掌心向下，双脚并拢，自然放松。双臂展开于身体两侧并与身体垂直，掌心向上（1拍）；双臂向胸前举起与肩同宽，掌心相对，指尖向上（2拍）。双臂沿肩向头方向摆动，贴近耳部，掌心向上（3拍）；双臂沿肩摆动，身体复原（4拍）”	一项指导不正确扣1分，最多扣8分	8		
		第三节　腹肌运动	“您好！请您仰卧，双臂放于身体两侧，掌心向下，双脚并拢，自然放松。口闭紧，用鼻缓缓吸气，同时将气往腹部送，使腹部鼓起（1～4拍）口慢慢呼气，腹部逐渐凹下去（5～8拍）”	一项指导不正确扣1分，最多扣8分	8		
		第四节　抬臀运动	“您好！请您仰卧，双腿弯曲分开，与髋同宽，小腿同床面成90°。臀部抬起（头、肩不离床面）（1～4拍）。臀部放下（5～8拍）”	一项指导不正确扣1分，最多扣8分	8		

续　表

程序	考核内容	考核要点	说明要点	评分标准	分值	扣分	得分
		第五节　屈膝运动	“您好！请您仰卧，双臂放于身体两侧，掌心向下，双脚并拢，自然放松。先将右腿抬起，屈膝（1 拍）。将两手抱在膝盖下侧，并往胸部靠近。绷脚面（2 拍）。头、肩部抬起（3～4 拍）。头、肩部放下（5～6 拍）身体还原（7～8 拍）。同样方法，做另一侧。注意不要碰到乳房”	一项指导不正确扣 1 分，最多扣 8 分	8		
		第六节　盆底肌运动	“您好！请您躺或坐都可以，全身放松，深吸气的同时收缩阴道和肛门，似忍住排尿的感觉一样，然后呼气放松。可以做 4 个 8 拍，也可反复做 30～50 次”	一项指导不正确扣 1 分，最多扣 7 分	8		
		第七节　胸膝卧位	“您好！请您身体直起跪于床面，膝盖、小腿、脚成一条直线，臀部贴脚跟。双手重叠，指尖向前，掌心贴近床面（1 拍）。身体慢慢向前伸展，双臂、胸部尽量贴于床面（2 拍）。腰部往下压，臀部翘起，大腿与床面成 90°，头侧向一边（3～4 拍）。双臂慢慢收起，身体还原（5～8 拍）”	一项指导不正确扣 1 分，最多扣 8 分	8		
		第八节　仰卧起坐	“您好！请您仰卧，双臂放于身体两侧，掌心向下，双脚并拢，自然放松。头、身体慢慢抬起，使身体呈坐姿（1～4 拍）。慢慢将身体放平，呈还原状（5～8 拍）”“今天的训练到此结束，请问您感觉如何，如有不舒服，请及时告诉我们，感谢您的配合”	一项指导不正确扣 1 分，最多扣 5 分	9		

续 表

程序	考核内容	考核要点	说明要点	评分标准	分值	扣分	得分
操作后评价15分	用物处理	按消毒技术规范要求分类整理使用后物品		一处不符合扣1分	5		
	工作人员评价	1. 语言表达清晰、标准 2. 仪表大方		语言表达不符合要求扣1分	5		
	注意事项	因产妇的体质和耐力不同,训练强度也因有区别,根据产妇的耐受力进行训练	“请问您训练结束有不舒服吗”	未询问扣2分	2		
	时间要求	15分钟		超时扣3分	3		
总分	100分						

任务评价

任务评价详见表2-4-2。

表2-4-2 任务评价表

姓名:	专业:	班级: 学号:
任务分析	产妇的精神状态评估	
	观察产妇训练的适应度	
	识别产妇的不适感受	
任务实施	操作前:评估与准备	
	操作中:观察	
	操作后:安置与整理	

巩固与复习

单选题

1. 通常自然分娩产妇在产后( )便可下床适当活动。
   A. 12小时 B. 13小时 C. 14小时 D. 15小时
2. 会阴无伤口者,在产后第3天即可淋浴,但禁止盆浴,浴室温度30℃左右,水温在42℃左右,每次( )为宜。
   A. 5~8分钟 B. 5~9分钟 C. 5~10分钟 D. 6~15分钟

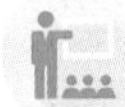

3. 产妇每天还需要补充一定量的钙剂，约(　　)。
   A. 200～400 mg　　B. 400～600 mg　　C. 600～800 mg　　D. 800～1 000 mg
4. 以下不是由于产妇不及时补充钙引起的是(　　)。
   A. 抽筋　　B. 大肠膨出　　C. 牙齿松动　　D. 骨质疏松
5. 骨头汤里骨胶原比较丰富，真正的钙是在(　　)，骨粉钙吸收率也差。
   A. 骨头里　　B. 骨头外　　C. 骨粉里　　D. 骨髓里
6. (　　)度会阴裂伤指会阴部皮肤黏膜裂伤，包括阴唇、前庭黏膜破裂。
   A. Ⅰ　　B. Ⅱ　　C. Ⅲ　　D. Ⅳ

（丘　燕）

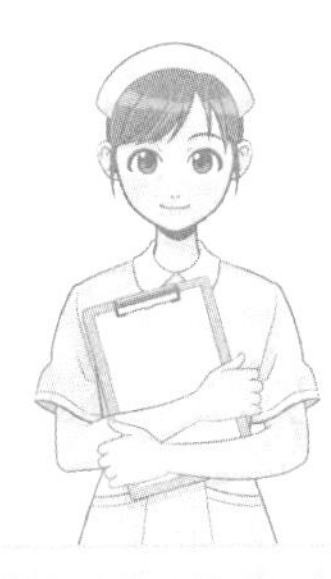

项目三

产后膳食营养

任务一 产后第一周月子餐制作

学习目标

1. 知识目标 了解产后第一周产妇的生理特点。
2. 能力目标 能按照产妇第一周生理特点，有针对性地做好膳食护理。
3. 素质目标 在制作月子餐的过程中选用新鲜干净食材，关爱产妇，具有高度责任感和良好的业务能力。

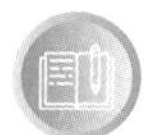

实操案例

任务描述：小赵，女，26岁，母乳喂养，产后第一周。于昨日顺产一男婴。产后第一天发现母乳较少，加上生产时会阴部的撕裂伤和排恶露的疼痛不适，令小赵十分着急焦虑。

问题：产后第一周应给产妇配置什么月子餐呢？

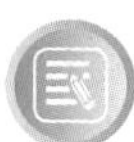

任务目标

1. 通过评估，解决小赵母乳不足的问题。
2. 根据营养要求，为小赵配餐应低盐、高蛋白易消化、注重均衡营养，尽量以多汤汁为宜。

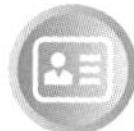

任务分析

小赵刚刚分娩结束，耗气伤血，身心疲惫，肠胃消化功能减弱。对新生儿的母爱和好奇使小赵精神高度亢奋，子宫收缩，血性恶露排出，大量出汗，乳房逐渐充盈肿胀，刚开始会有少量母乳溢出。因此，产后第一周的饮食特点应以排恶露、伤口愈合、化瘀消肿、催生乳汁为主要目的。故不适合过于油腻，饮食要清淡，易消化，能促进子宫收缩、排出恶露。

任务实施

一、操作流程(考试流程)

各位考官好！我是××号考生，我要操作的是产后第一周月子餐制作，用物已经准备完毕，请问可以开始操作了吗？(口述)

（一）概念考核

产后第一周的饮食重点：以排净恶露、伤口愈合、化瘀消肿、催生乳汁为主要目的。饮食要清淡，易消化，能促进子宫收缩，排出恶露并适应产妇的个人体质。（口述）

（二）评估

(1) 产妇身体虚弱，肠胃消化功能降低，乳汁分泌较少。

(2) 厨具、环境干净、整洁，安全，食材新鲜。

（三）操作准备

(1) 物品准备：灶具、炊具、餐具、所需食材。

(2) 着装整齐、洗净双手。

（四）操作实施

1. 取食材

(1) (操作)丝瓜半根，通草 3 g，鲫鱼 2 条，食用油，葱，姜，盐适量。

(2) (操作)将通草 3 g、水 1 500 mL，放入砂锅，浸泡 20 分钟，开大火。

(3) (操作)煮开，改小火煮 20 分钟，滤出通草待用。

(4) (操作)丝瓜打皮、洗净、切滚刀块待用。

(5) (操作)鲫鱼洗净待用。

(6) (操作)炒锅烧热，放入少许食用油，烧至六七成熟时，放入鲫鱼煎至两面呈微黄色，倒入通草水，加入葱、姜、丝瓜，大火煮开 10 分钟即可食用。

2. 刀工、火候、口味、装碗要求

(1) (操作)刀工精巧细腻：大小、厚薄、粗细均匀。

(2) (操作)火候适中：老嫩适宜、无焦糊、不熟或过火现象。

(3) (操作)口味咸淡适中：具有应有的鲜香味，无异味。

(4) (操作)装汤碗摆放美观：数量适中，碗边无指痕、油污。

3. 操作结束整理

(操作)将用过的灶具、炊具、餐具擦拭、清洗干净，摆放整齐。

二、操作流程及评分标准

操作流程及评分标准见表 3－1－1。

表 3－1－1　产后第一周月子餐制作操作流程及评分标准(标准分 100 分)

程序	考核内容	考核要点	说明要点	评分标准	分值	扣分	得分
操作前准备10分	概念考核	产后第一周产妇的饮食重点	产后第一周应以排净恶露、伤口愈合、化瘀消肿、催生乳汁为主要目的。饮食要清淡，易消化，能促进子宫收缩，排出恶露并适应产妇的个人体质	本项未口述或口述不正确扣 3 分	3		

续　表

程序	考核内容	考核要点	说明要点	评分标准	分值	扣分	得分
	物品准备	灶具、炊具、餐具、所需食材		每少口述(操作)一项扣1分，最多扣4分	4		
	操作准备	穿工装、洗净双手		本项未口述(操作)或口述(操作)不正确，扣3分	3		
操作流程70分	操作步骤	示范制作丝瓜通草鲫鱼汤 1. 取食材：丝瓜半根，通草3g，鲫鱼2条，食用油、葱、姜、盐适量 2. 将通草3g、水1500mL，放入砂锅，浸泡20分钟，开大火 3. 煮开，改小火煮20分钟，滤出通草待用。(为节省时间，这一步可提前准备好) 4. 丝瓜打皮、洗净、切滚刀块待用 5. 鲫鱼洗净待用 6. 炒锅烧热，放入少许食用油，烧至六七成热时，放入鲫鱼煎至两面呈微黄色，倒入通草水，加入葱、姜、丝瓜，大火煮开10分钟即可食用	"赵女士您好，今日我们选择为您制作通草鲫鱼汤可以吗" "可以，是吧，汤里我们会选用新鲜的鲫鱼、丝瓜以及葱姜这些基本调料和通草，请问以上食材您有什么忌口的吗" "没有是吧，那请您稍等，现在为您制作通草鲫鱼汤"	每有一项未口述(操作)或口述(操作)不正确，扣5分，最多扣30分	30		
	刀工、火候、口味、装碗要求	1. 刀工精巧细腻；大小、厚薄、粗细均匀 2. 火候适中；老嫩适宜；无焦糊、不熟或过火现象 3. 口味咸淡适中；具有应有的鲜香味；无异味 4. 装汤碗摆放美观；数量适中；碗边无指痕、油污		每有一项未达标，扣10分，最多扣40分。	40		

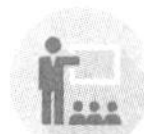

续　表

程序	考核内容	考核要点	说明要点	评分标准	分值	扣分	得分
操作后评价20分	操作结束整理	将用过的灶具、炊具、餐具擦拭、清洗干净，摆放整齐		本项未口述（操作）或口述（操作）不正确，扣4分	4		
	注意事项	1. 做好初加工 2. 制作过程中，注意刀工，掌握火候，采取正确的烹调方法 3. 各项操作要清洁卫生，注意生、熟分开，避免交叉感染 4. 产妇饮食以汤为主，熬汤的主料，如鸡、排骨、猪蹄等洗净焯水后应凉水下锅，煮沸后用小火慢煮，以保持其营养成分 5. 做饭前先征求产妇意见，尽量按产妇的喜好、习惯制作，饭菜要荤素搭配，色、香、味俱全 6. 为产妇制作饭菜禁放辛辣、刺激性的调味品 7. 饭菜数量适当，不吃隔夜菜，避免造成浪费 8. 餐后将所用餐具、炊具、灶具清洗、擦拭干净。所有用具全部归位，放置整齐	“赵女士，通草鲫鱼汤做好了，因为您刚生完宝宝，身体比较虚弱，所以这段时间应以营养丰富，口味清淡，易消化的汤水为主。不打扰您用餐了，祝您用餐愉快”	每有一项未口述或口述不正确，扣1分，最多扣8分	8		
	操作人员要求	1. 普通话标准 2. 声音清晰响亮 3. 仪态大方		每有一项未达标，扣2分，最多扣6分。	6		
	时间要求	10分钟		超时扣2分	2		
总分	100分						

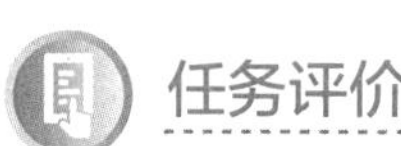

任务评价

任务评价详见表3－1－2。

表 3-1-2　任务评价表

姓名：	专业：	班级：	学号：
任务分析	产后第一周产妇的生理特点		
	产后第一周产妇的饮食特点		
	识别异常情况并及时报告		
任务实施	操作前：评估与准备		
	操作中：通草鲫鱼汤的制作		
	操作后安置与整理		

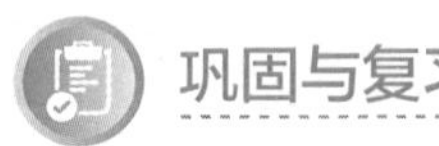

巩固与复习

单选题

1. 产后第一周的饮食特点应以(　　)、伤口愈合、化瘀消肿、催生乳汁为主要目的。
   A. 米汤米糊　　B. 鸡蛋羹　　C. 流质半流质　　D. 排净恶露
2. 产褥期营养的蛋白质每日所需总热量的(　　)，每日 80～100 g。
   A. 15%～20%　　B. 20%～25%　　C. 30%～40%　　D. 45%～55%
3. 产后宫缩痛是由子宫间歇性的强烈收缩所引起的，初产妇较明显，一般在(　　)后会逐渐减轻。
   A. 第三天　　B. 第五天　　C. 第七天　　D. 半月后
4. 产后饮食五忌：忌过量滋补，忌久喝红糖水，忌辛辣、温燥食物，忌生冷、坚硬食物，忌过早(　　)。
   A. 补钙　　B. 节食　　C. 暴食　　D. 补锌
5. 产后(　　)小时内产妇能否排尿极为重要，应尽量争取自解小便。
   A. 1～2　　B. 2～3　　C. 2～4　　D. 3～4
6. 枸杞鲫鱼汤，有温中益气、(　　)之功效，对于乳汁缺乏尤宜。
   A. 健脾利湿　　B. 补中益气　　C. 利尿消肿　　D. 清肝明目
7. 人参肘子汤的食用方法是，产后(　　)天后喝汤，第 3 周食肉喝汤。
   A. 1　　B. 2　　C. 3　　D. 4
8. 通草鲫鱼汤的食材：鲫鱼两条，通草(　　)g，加水 1 500 mL。
   A. 15　　B. 20　　C. 25　　D. 3
9. 促进伤口愈合需要有充足的(　　)、高蛋白、丰富的维生素和微量元素。
   A. 热量　　B. 能量　　C. 营养　　D. 养分
10. 月子餐中最容易缺少(　　)，不利于伤口愈合。
   A. 维生素 A　　B. 维生素 B　　C. 维生素 D　　D. 维生素 C

（叶　欣）

任务二　产后第二周月子餐制作

学习目标

1. 知识目标　了解产后第二周产妇的生理特点。
2. 能力目标　能按照产妇第二周生理特点，有针对性地做好膳食护理。
3. 素质目标　在制作月子餐的过程中选用新鲜干净食材，关爱产妇，具有高度责任感和良好的业务能力。

实操案例

任务描述：小赵，女，26 岁，母乳喂养，产后第二周。于上周顺产一男婴。产后第二周母乳喂养已经比较顺利，小赵本周体力基本恢复，已能下床活动，生活逐渐规律。

问题：产后第二周应给产妇配置什么月子餐呢？

任务目标

1. 通过评估，掌握产后第二周产妇的生理特点。
2. 根据产后第二周营养要求，为小赵配餐应以动物性原料为主，不可过于油腻及大补，要注意补充含铁食材。

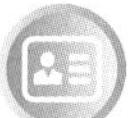

任务分析

小赵产后第二周，体力基本恢复，已能下床活动，生活逐渐规律。新生儿喂养方式已明确，母乳喂养比较顺利。此阶段要排出代谢废物，健脾利湿，恢复脾胃功能，内脏复位，愈合伤口。此时乳腺管初通，小赵泌乳到过渡乳阶段，过渡乳非常适合新生儿不完善的胃肠消化功能、有助于新生儿黄疸消退。产后第二周饮食特点应以修复组织、调理脏器、增加乳汁量、促进体能为主。故饮食不可过于油腻及大补，否则易引起小赵乳腺导管堵塞及新生儿消化不良。这周内营养汤以动物性原料为主，因为一般产妇此时都会有不同程度的铁缺乏，所以要注意重点补充含铁食材。充足的微量元素和矿物质有利于各脏器复位和恢复。在低脂清补阶段，要具备高蛋白特点。

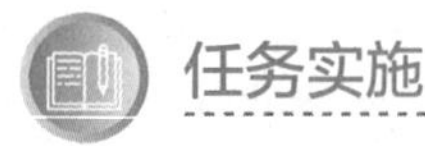

一、操作流程(考试流程)

各位考官好！我是××号考生，我要操作的是产后第二周月子餐制作，用物已经准备完毕，请问可以开始操作了吗？(口述)

(一) 概念考核

产后第二周的饮食重点：以排出代谢废物，健脾利湿，恢复脾胃功能，内脏复位，愈合伤口为主要目的。饮食要以动物性原料为主，易消化，在低脂清补阶段要具备高蛋白的特点。(口述)

(二) 评估

(1) 产妇体力基本恢复，生活逐渐规律，母乳喂养比较顺利。

(2) 厨具、环境干净、整洁，安全，食材新鲜。

(三) 操作准备

(1) 物品准备：灶具、炊具、餐具、所需食材。

(2) 着装整齐、洗净双手。

(四) 操作实施

1. 取食材

(1) (操作)精肉馅 50 g，大米 100 g，小白菜叶少许，1 枚蛋清，香油，料酒，姜，盐适量。

(2) (操作)将白菜叶洗净切段，切碎葱、姜末待用。

(3) (操作)将肉馅中放入蛋清、葱、姜、香油、料酒、盐搅拌至上劲。

(4) (操作)锅中加入 1 500 mL 水烧开，放大米开锅后转小火煮 15 分钟，将肉馅制成丸子下锅，煮 10 分钟，再放入少许盐和白菜末，稍煮即可。

2. 刀工、火候、口味、装碗要求

(1) (操作)手工精巧细腻：肉丸大小适中。

(2) (操作)火候适中：老嫩适宜、无焦糊、不熟或过火现象。

(3) (操作)口味咸淡适中：具有应有的鲜香味，无异味。

(4) (操作)装汤碗摆放美观：数量适中，碗边无指痕、油污。

3. 操作结束整理

(操作)将用过的灶具、炊具、餐具擦拭、清洗干净，摆放整齐。

二、操作流程及评分标准

操作流程及评分标准见表 3－2－1。

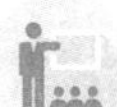

表 3-2-1　产后第二周月子餐制作操作流程及评分标准(标准分 100 分)

程序	考核内容	考核要点	说明要点	评分标准	分值	扣分	得分
操作前准备10分	概念考核	产后第二周产妇的饮食重点	产后第二周的饮食重点：以排出代谢废物，健脾利湿，恢复脾胃功能，内脏复位，愈合伤口为主要目的。饮食要以动物性原料为主，易消化，在低脂清补阶段要具备高蛋白的特点	本项未口述或口述不正确扣 3 分	3		
	物品准备	灶具、炊具、餐具、所需食材		每少口述(操作)一项扣 1 分，最多扣 4 分	4		
	操作准备	1. 着装整齐 2. 洗净双手 3. 戴口罩		本项未口述(操作)或口述(操作)不正确，扣 3 分	3		
操作流程70分	操作步骤	示范制作肉丸粥 1. 取食材：精肉馅 50 g(可提前制作好)，大米 100 g，小白菜叶少许，1 枚蛋清，香油，料酒，姜，盐适量 2. 将白菜叶洗净切段，切碎葱、姜末待用 3. 锅中加入 1 500 mL 水烧开，放大米开锅后转小火煮 15 分钟，将肉馅制成丸子下锅，煮 10 分钟，再放入少许盐和白菜末，稍煮即可	“赵女士您好，今日我们选择为您制作肉丸粥可以吗” “可以是吧，粥里我们会选用新鲜的猪肉、白菜、鸡蛋以及葱姜料酒这些基本调料，请问以上食材您有什么忌口的吗” “没有是吧，那请您稍等，现在为您制作肉丸粥”	每有一项未口述(操作)或口述(操作)不正确，扣 5 分，最多扣 30 分	30		
	刀工、火候、口味、装碗要求	1. 手工精巧细腻；肉丸大小适中 2. 火候适中；老嫩适宜；无焦糊、不熟或过火现象 3. 口味咸淡适中；具有应有的鲜香味；无异味 4. 装汤碗摆放美观；数量适中；碗边无指痕、油污		每有一项未达标，扣 10 分，最多扣 40 分	40		

续　表

程序	考核内容	考核要点	说明要点	评分标准	分值	扣分	得分
操作后评价20分	操作结束整理	将用过的灶具、炊具、餐具擦拭、清洗干净，摆放整齐		本项未口述（操作）或口述（操作）不正确，扣4分	4		
	注意事项	1. 做好初加工 2. 制作过程中，注意刀工，掌握火候，采取正确的烹调方法 3. 各项操作要清洁卫生，注意生、熟分开，避免交叉感染 4. 做饭前先征求产妇意见，尽量按产妇的喜好、习惯制作，饭菜要荤素搭配，色、香、味俱全 5. 为产妇制作饭菜禁放辛辣、刺激性的调味品 6. 饭菜数量适当，不吃隔夜菜，避免造成浪费 7. 餐后将所用餐具、炊具、灶具清洗、擦拭干净。所有用具全部归位，放置整齐	“赵女士，肉丸粥做好了，您生完宝宝第二周，身体在逐渐恢复但由于生产给身体带来一定程度的铁缺乏，所以这段时间我们的饮食在保证口味的情况下，还应侧重补充一些微量元素与矿物质，低脂清补不会给身体带来过重负担。不打扰您用餐了，祝您用餐愉快”	每有一项未口述或口述不正确，扣1分，最多扣8分	8		
	操作人员要求	1. 普通话标准 2. 声音清晰响亮 3. 仪态大方		每有一项未达标，扣2分，最多扣6分	6		
	时间要求	10分钟		超时扣2分	2		
总分	100分						

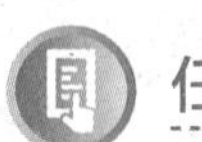

任务评价

任务评价详见表3-2-2。

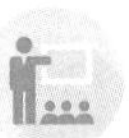

表 3-2-2　任务评价表

姓名：	专业：	班级：	学号：
任务分析	产后第二周产妇的生理特点		
	产后第二周产妇的饮食特点		
	识别异常情况并及时报告		
任务实施	操作前：评估与准备		
	操作中：肉丸粥的制作		
	操作后安置与整理		

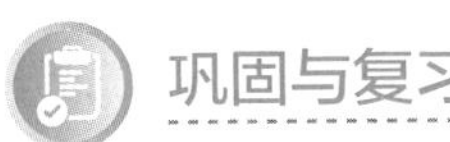

巩固与复习

单选题

1. 产后第二周的产妇护理应以(　　)、健脾利湿、恢复脾胃功能、内脏复位，愈合伤口为主要目的。
   A. 低蛋白饮食　　B. 油腻大补
   C. 排出代谢废物　　D. 排净恶露
2. 产后第二周产妇的饮食特点应以修复组织、调理脏器、(　　)、促进体能为主。
   A. 增加乳汁量　　B. 理气补血　　C. 化瘀消肿　　D. 养颜美容
3. 产后第二周饮食中哪项是不可取的？(　　)。
   A. 鸡蛋　　B. 肉汤　　C. 奶茶　　D. 苹果
4. 产后第二周以下产妇的行为哪项是错误的？(　　)。
   A. 下床活动　　B. 跳绳　　C. 产后恢复操　　D. 看书
5. 肉丸粥的食材有精肉馅(　　)g、大米 100 g、小白菜少许、1 枚蛋清。
   A. 30　　B. 45　　C. 50　　D. 70

(叶　欣)

任务三　产后第三周月子餐制作

学习目标

1. 知识目标　了解产后第三周产妇的生理特点。
2. 能力目标　能按照产妇第三周生理特点，有针对性地做好膳食护理。
3. 素质目标　在制作月子餐的过程中选用新鲜干净食材，关爱产妇，具有高度责任感和良好的业务能力。

实操案例

任务描述：小赵，女，26 岁，母乳喂养，产后第三周，于两周前顺产一男婴。产后生活逐渐规律，体力恢复较好，恶露减少、逐渐转为白色。产妇哺乳后偶感乏力、气虚，婴儿夜间奶量不足哭闹。

问题：产后第三周应给产妇配置什么月子餐呢？

任务目标

1. 通过评估，产妇体质需要加强，新生儿对泌乳量需求增加。
2. 根据营养要求，增加高蛋白、高热量的营养汤，注重营养均衡，尽量以多汤汁为宜。
3. 产妇能恢复元气，产妇泌乳质量和泌乳量能满足新生儿的生长需求。

任务分析

产后第三周产妇哺乳后偶感乏力、气虚，婴儿夜间奶量不足哭闹。常见以下几种原因：一是产妇元气恢复不好，二是新生儿生长对泌乳量需求增多。产后第三周饮食特点主要以增强体质、养血补气、滋补元气、补精补血为主。产妇泌乳质量为成熟乳，泌乳量稳定并随着新生儿的生长而增加，哺乳产妇体质需要加强，可酌情增加高蛋白、高热量的营养汤，如鸡汤、猪脚汤、排骨汤、肘子汤、鱼汤及补气补血的食材。这一阶段是产妇恢复元气、促乳的最佳时期。

任务实施

一、操作流程(考试流程)

各位考官好！我是××号考生，我要操作的是产后第三周月子餐制作，用物已经准备完

毕，请问可以开始操作了吗？（口述）

（一）概念考核

产后第三周月子餐是指产后第三周根据产妇的生理特点，制作以增强体质、养血补气、滋补元气、补精补血为主的月子餐，从而满足产妇体质恢复，促进排乳，满足新生儿的生长需求。（口述）

（二）评估

(1) 产妇哺乳后偶感乏力、气虚，婴儿夜间奶量不足哭闹。

(2) 环境干净、整洁，安全，温、湿度适宜。

（三）操作准备

1. 物品准备　灶具、炊具、餐具、所需食材。

2. 操作者准备　着工装整齐、清洁双手，洗净所需食材。

（四）操作实施

1. 制作黄豆炖排骨

(1) 食材：排骨 500 g，黄豆 50 g，葱、姜、蒜适量。

(2) 制作方法：①排骨焯水，黄豆洗净后温水浸泡 4 小时，葱切段，姜切片。②锅中少许油，葱、姜炝香，倒入适量开水，放入排骨、黄豆；汤开后用小火煮至肉烂汤浓，出锅前加少许盐调味（高压锅也可）。

2. 操作结束整理

(1)（操作）将用过的灶具、炊具、餐具清洗、擦拭干净，餐具放入消毒柜消毒。

(2)（口述）餐具清洗消毒，避免产妇肠道感染引起不适。

(3)（操作）整理所有用物，洗手。

报告考官，操作完毕。

二、操作流程及评分标准

操作流程及评分标准见表 3－3－1。

表 3－3－1　产后第三周月子餐制作操作流程及评分标准（标准分 100 分）

程序	考核内容	考核要点	说明要点	评分标准	分值	扣分	得分
操作前准备20分	概念考核	产后第三周产妇的饮食重点	产后第三周月子餐是指产后第三周根据产妇的生理特点，制作以增强体质、养血补气、滋补元气、补精补血为主的月子餐，从而满足产妇体质恢复，促进排乳，满足新生儿的生长需求（口述）	本项未口述或口述不正确扣 5 分	5		
	物品准备	灶具、炊具、餐具、所需食材	所需灶具、炊具能正常使用，餐具做好消毒，所需食材新鲜、无过期变质等	少备物一项扣 1 分，最多扣 8 分	8		

续 表

程序	考核内容	考核要点	说明要点	评分标准	分值	扣分	得分
	评估	1. 产妇哺乳后是否乏力、气虚 2. 婴儿哺乳后是否哭闹 3. 环境安全，温、湿度适宜	1. 产妇哺乳后偶感乏力、气虚 2. 婴儿夜间奶量不足哭闹 3. 环境干净、整洁，安全，温、湿度适宜	评估不全一项扣1分，最多扣5分	5		
	操作准备	1. 着工装 2. 洗手	着工装整齐，清洁双手	不洗手扣2分，一处不符合要求扣1分	2		
操作流程60分	操作实施	示范制作黄豆炖排骨 1. 取食材：排骨500 g，黄豆50 g，葱、姜、蒜适量 2. 排骨焯水，黄豆洗净后温水浸泡4小时，葱切段，姜切片 3. 锅中少许油，葱、姜炝香，倒入适量开水，放入排骨、黄豆 4. 汤开后用小火煮至肉烂汤浓，出锅前加少许盐调味（高压锅也可）	洗净所需食材	每有一项未操作或操作不正确，扣5分；最多扣30分	30		
		刀工、火候、口味、装碗要求 1. 刀工 2. 火候 3. 口味 4. 装碗摆放	1. 刀工：精巧细腻、大小、厚薄、粗细均匀（口述） 2. 火候：老嫩适宜、无焦糊、不熟或过火现象（口述） 3. 口味：咸淡适中、具有应有的鲜香味、无异味（口述） 4. 装碗摆放：美观、数量适中、碗边无指痕、油污（口述）	每有一项未操作或操作不正确，扣5分；每一项口述内容未口述或口述错误扣1分，最多扣30分	30		
操作后评价20分	用物处理	将用过的灶具、炊具、餐具擦拭，清洗干净，摆放整齐		一处不符合要求扣1分	2		
	工作人员评价	1. 普通话标准 2. 声音清晰响亮 3. 仪态大方 4. 操作中与婴儿产妇亲切交流		态度言语不符合要求各扣1分；沟通无效扣2分	4		

续　表

程序	考核内容	考核要点	说明要点	评分标准	分值	扣分	得分
	注意事项	1. 做好初加工 2. 制作过程中,注意刀工,掌握火候,采取正确的烹饪方法 3. 各项操作要清洁卫生,注意生、熟分开,避免交叉感染 4. 产妇饮食以汤为主,熬汤		一项内容回答不全或回答错误扣1分	4		
	时间要求	10分钟		超时扣2分	10		
总分	100分						

任务评价

任务评价详见表3-3-2。

表3-3-2　任务评价表

姓名:	专业:	班级:	学号:
任务分析	产妇体质观察		
	新生儿母乳喂养前后观察		
	识别异常情况并及时报告		
任务实施	操作前:评估与准备		
	操作中:月子餐的制作		
	操作后安置与整理		

巩固与复习

单选题

1. 产后第三周产妇的生理特点有哪些,以下哪个选项说法不对?(　　)。

A. 产妇生活逐渐规律　　B. 产妇体力恢复较好

C. 产妇恶露减少　　D. 产妇血性恶露多

2. 产后第三周产妇的饮食重点主要有哪些,以下哪个选项说法不恰当?(　　)。

A. 增强体质　　B. 养血补气

C. 修复组织　　D. 滋补元气

3. 产后第三周月子餐制作要点有哪些,除了以下(　　)。
   A. 刀工精巧细腻,厚薄、粗细均匀
   B. 装汤摆放随意
   C. 口味咸淡适中
   D. 火候适中,无焦糊或不熟
4. 产后第三周产妇体质需要加强,可以酌情增加怎样的营养汤?(　　)。
   A. 高蛋白　　B. 清汤　　C. 低热量　　D. 高胆固醇
5. 产后第三周制作月子餐注意事项不包含以下哪些?(　　)。
   A. 各项操作注意清洁卫生
   B. 制作饭菜可根据产妇喜好添加辛辣品
   C. 饭菜数量适当,不吃隔夜菜
   D. 所用餐具归位,摆放整齐

（蓝玲曲）

任务四　产后第四周月子餐制作

学习目标

1. 知识目标　了解产后第四周产妇的生理特点。
2. 能力目标　能按照产妇第四周生理特点，有针对性地做好膳食护理。
3. 素质目标　在制作月子餐的过程中选用新鲜干净食材，关爱产妇，具有高度责任感和良好的业务能力。

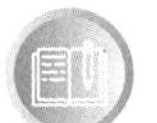

实操案例

任务描述：小赵，女，26岁，母乳喂养，产后第四周，于三周前顺产一男婴。经过前三周的调理，产妇精神状态良好，精力充沛，乳汁充足，新生儿发育良好。

问题：产后第四周应给产妇配置什么月子餐呢？

任务目标

1. 通过评估，产妇精神精神状态良好，精力充沛，乳汁充足，新生儿发育良好。
2. 根据营养要求，产妇可逐渐调整至正常母乳的膳食。

任务分析

经过前三周的调理，产妇精神精神状态良好，精力充沛，乳汁充足，新生儿发育良好。在"月子"的最后一周，饮食特点以理气补血、健体修身、美容养颜为主。产妇调理康复阶段，热量不可过高，可逐渐调整至正常母乳的膳食。每天比孕前增加250 mL牛奶、1个鸡蛋、50 g肉、100 g主食即可。

任务实施

一、操作流程(考试流程)

各位考官好！我是××号考生，我要操作的是产后第四周月子餐制作，用物已经准备完毕，请问可以开始操作了吗？(口述)

(一) 概念考核

产后第四周月子餐是指产后第四周根据产妇的生理特点，制作以理气补血、健体修身、

美容养颜为主的月子餐,逐渐调整至正常母乳的膳食。(口述)

(二) 评估

(1) 产妇精神状态良好,精力充沛,乳汁充足,新生儿发育良好。

(2) 环境干净、整洁,安全,温、湿度适宜。

(三) 操作准备

1. 物品准备　灶具、炊具、餐具、所需食材。

2. 操作者准备　着工装整齐、清洁双手,洗净所需食材。

(四) 操作实施

1. 制作扇贝炒荷兰豆

(1) 食材:扇贝 100 g,荷兰豆 50 g,鸡蛋 1 个,胡萝卜、黑木耳适量。

(2) 制作方法:①黑木耳泡发撕小朵,胡萝卜切丁。②水烧开,黑木耳、胡萝卜、荷兰豆焯水。③鸡蛋打散炒熟。④热锅凉油,蒜末炒香,放胡萝卜、荷兰豆炒至断生。⑤依次加入黑木耳、扇贝、鸡蛋翻炒,烹料酒、放盐调味。

2. 操作结束整理

(1) (操作)将用过的灶具、炊具、餐具清洗、擦拭干净,餐具放入消毒柜消毒。

(2) (口述)餐具清洗消毒,避免产妇肠道感染引起不适。

(3) (操作)整理所有用物,洗手。

报告考官,操作完毕。

二、操作流程及评分标准

操作流程及评分标准见表 3-4-1。

表 3-4-1　产后第四周月子餐制作操作流程及评分标准(标准分 100 分)

程序	考核内容	考核要点	说明要点	评分标准	分值	扣分	得分
操作前准备20分	概念考核	产后第四周产妇的饮食重点	产后第四周月子餐是指产后第四周根据产妇的生理特点,制作以理气补血、健体修身、美容养颜为主的月子餐,逐渐调整至正常母乳的膳食(口述)	本项未口述或口述不正确扣 5 分	5		
	物品准备	灶具、炊具、餐具、所需食材	所需灶具、炊具能正常使用,餐具做好消毒,所需食材新鲜、无过期变质等	少备物一项扣 1 分,最多扣 8 分	8		
	评估	1. 产妇精神状态是否良好 2. 新生儿发育是否良好 3. 环境安全,温、湿度适宜	1. 产妇精神状态良好,精力充沛,乳汁充足 2. 新生儿发育良好 3. 环境干净、整洁,安全,温、湿度适宜	评估不全一项扣 1 分,最多扣 5 分	5		
	操作准备	1. 着装整齐 2. 洗手	着工装整齐,清洁双手	不洗手扣 2 分,一处不符合要求扣 1 分	2		

续　表

程序	考核内容	考核要点	说明要点	评分标准	分值	扣分	得分
操作流程60分	操作实施	示范制作扇贝炒荷兰豆 1. 取食材：扇贝 100 g，荷兰豆 50 g，鸡蛋 1 个，胡萝卜、黑木耳适量 2. 黑木耳泡发撕小朵，胡萝卜切丁 3. 水烧开，黑木耳、胡萝卜、荷兰豆焯水 4. 鸡蛋打散炒熟 5. 热锅凉油，蒜末炒香，放胡萝卜、荷兰豆炒至断生 6. 依次加入黑木耳、扇贝、鸡蛋翻炒，烹料酒、放盐调味	洗净所需食材	每有一项未操作或操作不正确，扣 5 分；最多扣 30 分	30		
		刀工、火候、口味、装碗要求 1. 刀工 2. 火候 3. 口味 4. 装碗摆放	1. 刀工：精巧细腻、大小、厚薄、粗细均匀（口述） 2. 火候：老嫩适宜、无焦糊、不熟或过火现象（口述） 3. 口味：咸淡适中、具有应有的鲜香味、无异味（口述） 4. 装碗摆放：美观、数量适中、碗边无指痕、油污（口述）	每有一项未操作或操作不正确，扣 5 分；每一项口述内容未口述或口述错误扣 1 分，最多扣 30 分	30		
操作后评价20分	用物处理	将用过的灶具、炊具、餐具擦拭，清洗干净，摆放整齐		一处不符合要求扣 1 分	2		
	工作人员评价	1. 普通话标准 2. 声音清晰响亮 3. 仪态大方 4. 操作中与婴儿产妇亲切交流		态度言语不符合要求各扣 1 分；沟通无效扣 2 分	4		
	注意事项	1. 做好初加工 2. 制作过程中，注意刀工，掌握火候，采取正确的烹饪方法 3. 各项操作要清洁卫生，注意生、熟分开，避免交叉感染 4. 产妇饮食过渡至正常母乳饮食		一项内容回答不全或回答错误扣 1 分	4		
	时间要求	10 分钟		超时扣 2 分	10		
总分	100 分						

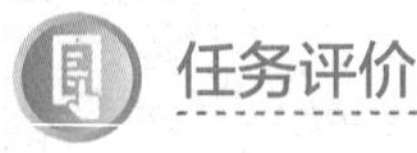

任务评价

任务评价详见表 3－4－2。

表 3－4－2　任务评价表

姓名：	专业：	班级：	学号：
任务分析	产妇体质观察		
	新生儿母乳喂养前后观察		
	识别异常情况并及时报告		
任务实施	操作前：评估与准备		
	操作中：月子餐的制作		
	操作后安置与整理		

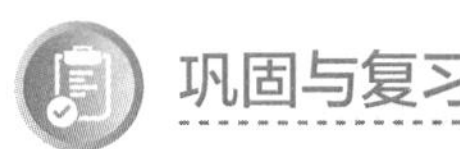

巩固与复习

单选题

1. 产后第四周产妇的生理特点有哪些，以下哪个选项说法不对？（　　）。
   A. 产妇精神状态良好　　B. 产妇乳汁充足
   C. 产妇不能下床走动　　D. 产妇恶露少
2. 产后第四周产妇的饮食重点主要有哪些，以下哪个选项说法不恰当？（　　）。
   A. 健体修身　　B. 理气补气　　C. 美容养颜　　D. 大补恶补
3. 产后第四周月子餐制作注意要点有哪些，除了以下哪些？（　　）。
   A. 注意生、熟分开，避免交叉感染　　B. 口味咸淡适中
   C. 饭菜荤素搭配，色香味俱全　　D. 熬汤煮沸后用大火快煮
4. 月子餐制作对操作者的要求不包含以下哪些？（　　）。
   A. 操作过程口述清晰　　B. 仪态大方
   C. 动作粗鲁　　D. 与婴儿产妇亲切交流

（蓝玲曲）

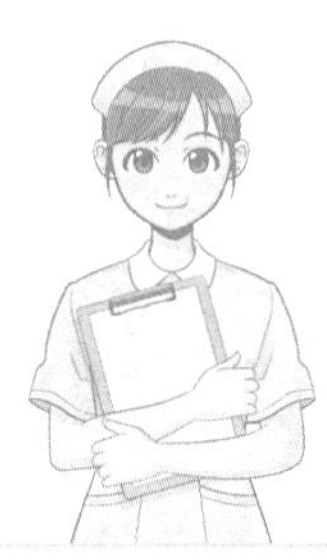

项目四
婴儿生活照料

任务一 人工喂养

学习目标

1. 知识目标 能正确说出人工喂养的定义并掌握喂奶量。
2. 能力目标 能按照人工喂养操作规程的要求规范操作。
3. 素质目标 在人工喂养过程中关爱婴儿,具有高度责任感和良好的亲和能力。

实操案例

任务描述:小小,男,26 天,人工喂养。上午,妈妈陪着小小看黑白卡片,突然小小开始啼哭,妈妈连忙抱起小小,但小小一直啼哭,这时妈妈开始检查纸尿裤,发现有少量尿液浸湿,更换纸尿裤后小小仍然一直哭闹,妈妈哄抱不停,哭声洪亮,距离上次喝奶 3 小时,妈妈焦急万分,不知所措。

问题:育婴员应该怎样对小小实施人工喂养?

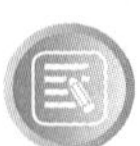

任务目标

1. 通过评估,找出小小哭闹不停的原因。
2. 根据营养要求,为小小实施人工喂养,过程顺利。
3. 小小在人工喂养过程中及结束后未出现呛咳、溢奶等现象。

任务分析

小小 26 天了,一直是人工喂养,在妈妈陪伴的过程出现啼哭,新生儿哭闹,常见的原因有以下几种:一是皮肤饥饿需要拥抱,二是排便或者排尿觉得不舒适,三是饿了想喝奶,四是困了想睡觉,五是因为肠痉挛引起的腹痛或其他原因导致。小小在喝奶 3 小时后,出现啼哭,妈妈抱起后哭声未止,于是妈妈开始检查是不是因为尿湿或者排便引起的啼哭,当更换纸尿裤后小小还是在哭,说明哭闹的原因不是"抱"和"拉"的原因,在新生儿哭闹常见原因中就需要开始排除是否饿了,这时育婴员可在洗净双手后将手指放在婴儿嘴角边,观察婴儿的反应,如果婴儿的嘴角随着育婴员手指移动的方向移动,说明此时婴儿需要哺喂了。

一、婴儿胃容量的评估

新生宝宝胃容量很小,一般情况下初生儿胃容量为 30～35 mL,2 周至 2 个月 80～

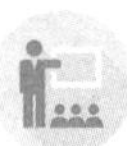

140 mL，2 个月为 120～150 mL，3 个月为 130～160 mL，4 个月为 140～160 mL，5 个月为 150～200 mL，6 个月为 200～220 mL，1 岁为 300～500 mL。胃的排空时间则随食物的种类和性质不同而不同，母乳喂养，胃的排空时间为 2～3 小时，牛奶喂养则为 3～4 小时，水为 1～2 小时。

二、婴儿人工喂养观察

婴儿需奶总量和哺喂次数的评估如下。

1. 1 个月婴儿奶量与哺喂次数　出生后的前 1～3 天，一次吃 8～20 mL 奶量，每天 8～12 次，一周后可达到每顿 60～90 mL，每天 7～8 次；15 天到满月，每顿 90～120 mL，每天 6～8 次。按需喂养是 1 个月婴儿喂奶遵循的原则，婴儿能吃多少就喂多少，要相信婴儿的身体本能，吃饱奶的婴儿在两次喂奶之间会很满足、安静，通常会睡 3～4 个小时，没有吃饱就会哭闹的。也可以通过观察婴儿的大小便判断，吃饱的婴儿尿布 24 小时湿 6 次及 6 次以上，大便软，呈金黄色、糊状，每天 2～4 次。

2. 2 个月婴儿奶量与哺喂次数　2 个月的婴儿已经比上个月能吃了，仍然是按需喂养。2 个月的婴儿一天的奶量在 600～700 mL，一天可以分 6～7 次，每次间隔 3～4 小时，每次 90～120 mL。如婴儿晚上睡着后，一般无须叫醒婴儿喂奶，以免影响婴儿的睡眠质量。另需注意每个婴儿的胃口大小都不相同，建议根据婴儿自己的生活特点进行合理的喂养。

3. 3 个月婴儿吃奶量　3 个月的婴儿一天奶量在 800 mL 左右，分 5～6 次，每次大约在 150 mL。夜间喂奶比白天间隔时间长一些，要有意识地把间隔时间拉长，使婴儿慢慢养成夜间不吃奶的习惯。可以在婴儿两次喂奶间适当的添加一些温开水，也可以给婴儿添加一些奶伴葡萄糖，帮助婴儿消化吸收。另外，不要太早添加辅食，添加得太早，婴儿会因消化功能尚欠成熟而出现呕吐和腹泻，消化功能发生紊乱。

4. 4～6 个月婴儿吃奶量　每天喂 5 次，每隔 4 小时一次，每顿喂奶量为 180～200 mL，应掌握吃奶总量，每天不超过 900 mL，每顿奶量不超过 240 mL。6 个月开始在吃奶前喂辅助食物，在两次奶之间添加辅食，可以先从米粉开始，等婴儿胃肠功能适应后，再慢慢添加其他辅食。

5. 6～9 个月婴儿吃奶量　每 4 小时喂一次奶，每次吃 200～240 mL，每天 3～4 顿奶，辅食种类逐渐丰富起来，陆续添加各类果蔬、蛋黄、肉类。

6. 9～12 个月婴儿吃奶量　全天可吃三顿奶，每次 240 mL，仍掌握隔 4 小时吃一次，其他顿全吃辅食。每两顿奶中间要喂水。

三、人工喂养异常情况识别与处理

由于新生儿体质存在个体差异，有些新生儿喂配方奶的时候，偶会出现过敏现象，所以应根据新生儿的不同情况调整不同的配方奶。在哺喂过程中，始终保持奶瓶倾斜，使奶液充满奶嘴，避免婴儿吸入空气，引起溢乳。哺喂结束后，将婴儿竖抱，轻怕背部，以防止吐奶。

如婴儿发生呛咳时，应立即停止哺喂，并将婴儿抱起，轻拍背部，休息片刻。

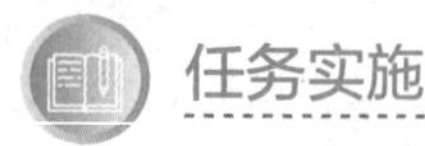

任务实施

一、操作流程(考试流程)

各位考官好！我是××号考生，我要操作的是人工喂养，用物已经准备完毕，请问可以开始操作了吗？(口述)

(一) 概念考核

人工喂养是指婴儿不能母乳喂养的情况下用其他奶粉冲剂代替母乳喂养婴儿，常使用配方奶粉、羊乳和其他特殊奶粉。案例中小小一直使用配方奶粉，目前26天，根据营养需求和婴儿情况，现予以配方奶110 mL人工喂养。(口述)

(二) 评估

(1) 婴儿哭闹，距离上次喂养3小时，哭声洪亮，无其他不适。

(2) 环境干净、整洁，安全，温、湿度适宜。

(三) 操作准备

(1) 物品准备：婴儿模型、消毒用具1套、奶粉、奶瓶、奶嘴、温开水、小毛巾、围嘴、洗刷用具。

(2) 着装整齐、清洁双手，取出已经消毒好的备用奶瓶。

(3) 调试好温度适宜的温水。

(四) 操作实施

1. 冲兑奶粉

(1) (口述)由于新生儿体质存在个体差异，有些新生儿喂配方奶的时候，偶会出现过敏现象，所以应根据新生儿的不同情况调整不同的配方奶。参考奶粉包装上的用量说明，根据婴儿体重、月龄取适量温水。

(2) (操作)将适量温水加入奶瓶中。

(3) (操作)用奶粉专用的计量小勺取适量奶粉，用奶粉盒(瓶)口平面处刮平，放入奶瓶中。旋紧奶嘴盖，一个方向轻轻摇晃奶瓶，使奶粉溶解至浓度均匀。

(4) (口述)新生儿出生后的前1～3天，一次吃8～20 mL奶量，一周后可达到每顿60～90 mL，严格按照奶粉包装上建议的比例用量冲调奶粉。

(5) (操作)将配好的奶滴到手腕内侧。

(6) (口述)温度适宜，可以哺喂，避免奶液温度过高。

2. 哺喂婴儿

(1) (操作)将婴儿抱入怀中，头部在成人的肘窝处，用前臂支撑婴儿的后背，使其呈半坐姿势。

(2) (操作)反手拿奶瓶，用奶嘴轻触婴儿下唇，使其张开嘴后顺势放入奶嘴。

(3) (口述)奶瓶与奶嘴成90°，防止奶嘴滴速过快。

(4) (口述)喂奶时始终保持奶瓶倾斜，使奶液充满奶嘴。避免婴儿吸入空气，引起溢乳。喂奶时，要指导产妇尽可能多与新生儿进行目光交流，培养母婴感情。若喂奶时间长，奶水渐凉，期间应加温至所需温度，再继续喂养。两次喂奶中间，适当给新生儿补充水分。

3. 操作结束整理

(1)(操作)喂完奶后将奶瓶中剩余的奶倒出,将奶瓶、奶嘴分开清洗干净,放入水中煮沸(纯净水或开水),或专用锅消毒。

(2)(口述)避免奶瓶、奶嘴等用具消毒不洁而造成新生儿口腔、肠胃感染。

(3)(操作)整理用物,洗手。

报告考官,操作完毕。

二、操作流程及评分标准

操作流程及评分标准见表 4-1-1。

表 4-1-1　人工喂养操作流程及评分标准(标准分 100 分)

程序	考核内容	考核要点	说明要点	评分标准	分值	扣分	得分
操作前准备20分	概念考核	1. 人工喂养定义 2. 如何合理掌握喂奶量	1. 人工喂养是指婴儿不能母乳喂养的情况下用其他奶粉冲剂代替母乳来喂养婴儿 2. 根据婴儿体重、月龄和婴儿个体情况确定奶量	每有一项未口述或口述不正确,扣 3 分,最多扣 6 分	6		
	物品准备	婴儿模型、消毒用具 1 套、奶粉、奶瓶、奶嘴、温开水、小毛巾、围嘴、洗刷用具		每少口述(操作)一项扣 1 分,最多扣 9 分	9		
	评估	1. 婴儿是否饥饿 2. 婴儿有无其他不适 3. 环境安全,温、湿度适宜	"宝宝哭了呀,阿姨抱抱,看看宝宝拉臭臭了吗?原来是拉臭了,阿姨帮宝换干净,宝宝怎么还哭呀,阿姨知道,我们的小肚子饿了,阿姨帮你冲奶奶哈"	未评估扣 3 分,评估不全一项扣 1 分	3		
	操作准备	1. 着装整齐 2. 洗手		不洗手扣 2 分,一处不符合要求扣 1 分	2		
操作流程60分	操作实施	1. 冲兑奶粉 (1) 取出已经消毒好的备用奶瓶 (2) 调试好温度适宜的温水 (3) 取适量温水加入奶瓶中 (4) 取适量奶粉放入奶瓶中 (5) 旋紧奶嘴盖,轻轻摇匀 (6) 将配好的奶滴到手腕内侧	1. 参考奶粉包装上的用量说明,根据婴儿体重、月龄取适量温水(口述) 2. 旋紧奶嘴盖,一个方向轻轻摇晃奶瓶,使奶粉溶解至浓度均匀 3. 注意温度适宜,可以哺喂,避免奶液温度过高(口述)	每有一项未操作或操作不正确,扣 5 分;每一项口述内容未口述或口述错误扣 1 分,最多扣 32 分	32		

续 表

程序	考核内容	考核要点	说明要点	评分标准	分值	扣分	得分
		2. 哺喂奶粉 (1) 将婴儿抱入怀中，头部在成人的肘窝处，用前臂支撑婴儿的后背，使其呈半坐姿势 (2) 反手拿奶瓶，用奶嘴轻触婴儿下唇，使其张开嘴后顺势放入奶嘴，奶瓶与奶嘴成90° (3) 喂奶时，始终保持奶瓶倾斜，使奶液充满奶嘴。避免婴儿吸入空气，引起溢乳	1. “宝宝，我们准备喝奶了，来，阿姨先抱起宝宝” 2. “宝宝，我们喝奶了，喝完奶奶就长大了” 3. 奶瓶与奶嘴成90°，防止奶嘴滴速过快（口述）	每有一项未操作或操作不正确，扣10分；口述内容未口述或口述错误扣2分，最多扣30分	32		
		3. 喂奶结束 (1) 用小毛巾垫在成人肩上，将婴儿抱起，让婴儿的头靠在成人肩上，轻拍背部，排除胃内多余气体 (2) 倒出瓶中剩余的奶，将奶瓶、奶嘴分开清洗干净 (3) 放入水中煮沸或专用锅消毒	1. “宝宝，我们喝完奶了，来，趴在阿姨肩上，阿姨抱抱” 2. 避免奶瓶、奶嘴等用具消毒不洁而造成新生儿口腔、肠胃感染（口述）	每有一项未操作或操作不正确扣1分，体位不舒适扣2分；口述内容未口述或口述错误扣1分，最多扣5分	5		
操作后评价15分	用物处理	按消毒技术规范要求分类整理使用后物品		一处不符合要求扣1分	2		
	工作人员评价	1. 普通话标准 2. 声音清晰响亮 3. 仪态大方 4. 操作中与婴儿亲切交流		态度言语不符合要求各扣1分；沟通无效扣2分	4		
	注意事项	1. 由于新生儿体质存在个体差异，有些新生儿喂配方奶的时候，偶儿会出现过敏现象，所以应根据新生儿的不同情况调整不同的配方奶 2. 新生儿出生后的前1～3天，一次吃8～20 mL奶量，一周后可达到每次60～90 mL，严格按照奶粉包装上建议的比例用量冲调奶粉（口述）		一项内容回答不全或回答错误扣1分	3		

续　表

程序	考核内容	考核要点	说明要点	评分标准	分值	扣分	得分
		3. 喂奶时，要指导产妇尽可能多与新生儿进行目光交流，培养母婴感情。若喂奶时间长，奶水渐凉，期间应加温至所需温度，再继续喂养。两次喂奶中间，适当给新生儿补充水分（口述）					
	时间要求	10 分钟		超时扣 2 分			
总分	100 分						

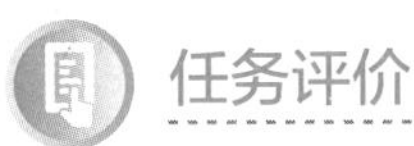

任务评价

任务评价详见表 4－1－2。

表 4－1－2　任务评价表

姓名：	专业：	班级：	学号：
任务分析	婴儿胃容量评估		
	婴儿人工喂养观察		
	识别异常情况并及时报告		
任务实施	操作前：评估与准备		
	操作中：奶粉冲兑与喂养		
	操作后安置与整理		

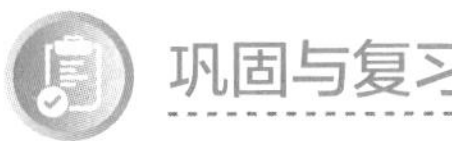

巩固与复习

单选题

1. 新生儿胃容量为（　　）mL，3 个月时为 120 mL，1 岁时为 250 mL。

   A. 30～35　　B. 35～40　　C. 40～45　　D. 45～50

2. 从出生后（　　）个月开始有计划地为婴儿添加泥糊状食物，以满足婴儿对热能和各种营养素的需要。

   A. 2～4　　B. 4～6　　C. 6～8　　D. 8～10

3. 婴儿体内的水含量约为 70%～75%。健康婴儿每天水的消耗约为体重的（　　）。

A. 5%～10%　　B. 10%～15%　　C. 15%～20%　　D. 20%～25%

4. 以下不属于补钙的最好方法的是(　　)。

A. 通过产褥汗　　B. 晒太阳　　C. 运动　　D. 食物补钙

5. 婴幼儿 4～10 个月时开始出牙，2 岁左右长齐，共(　　)颗。

A. 19　　B. 20　　C. 21　　D. 22

6. 婴儿骨骼总数比成人多，主要是一些骨骼尚未融合连接成一个整体。到(　　)岁左右才逐渐骨化融合成为一块完整的骨头。

A. 6　　B. 7　　C. 8　　D. 9

7. 0～3 岁婴儿是人格发展的最佳时期，大脑的重量已经从出生时的 350 g 发展为(　　)g 左右。

A. 1 000　　B. 1 100　　C. 1 200　　D. 1 300

8. 一个好动、睡眠少、哭闹多的婴幼儿体力活动消耗的能量要比一个多睡觉、安静的婴幼儿多(　　)倍。

A. 1～2　　B. 2～3　　C. 3～4　　D. 4～5

9. 出生后机体内环境的调节主要依靠肾脏维持，随着生理要求的提高，肾功能迅速增长，到(　　)岁后各项肾功能按体重或体表面积计算已接近成人水平。

A. 1　　B. 2　　C. 3　　D. 4

10. 婴儿的骨缝要到 4～6 个月才能闭合，后囟在(　　)个月左右闭合，前囟到 1～1.5 岁闭合。

A. 1　　B. 2　　C. 3　　D. 4

11. 婴幼儿三餐提供的热能也要平衡。一般早餐提供(　　)%。

A. 15　　B. 20　　C. 25　　D. 30

12. 婴儿 2～3 个月时，不可添加的辅食是(　　)。

A. 菜水　　B. 果水　　C. 米汤　　D. 鸡蛋黄

13. 以下不是婴儿缺水的表现是(　　)。

A. 舌苔厚　　B. 眼屎多　　C. 好动　　D. 大便过干

14. 优质(　　)，并含有丰富的钙质，有较高的吸收率。可预防骨质疏松和婴儿佝偻病。

A. 维生素　　B. 粗粮　　C. 碳水化合物　　D. 蛋白

15. 婴儿 1 岁时的胃容量为(　　)mL。

A. 230　　B. 250　　C. 255　　D. 260

16. 在婴幼儿阶段，蛋白质应提供总热能的(　　)。

A. 10%　　B. 15%　　C. 20%　　D. 25%

(吴卫群)

任务二　新生儿沐浴

学习目标

1. 知识目标　能正确说出新生儿沐浴的目的，新生儿沐浴时保障新生儿安全的方法。

2. 能力目标　能正确为新生儿进行沐浴，能够识别新生儿脐部异常的表现，严格执行无菌操作，操作过程中动作轻柔。

3. 素质目标　在沐浴过程中关爱新生儿，具有高度责任感和良好的亲和力。

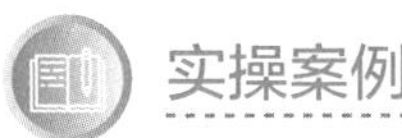

实操案例

任务描述：壮壮，出生 7 天，神志清，肤色红，哭声响，体温 36.2℃，心率 130 次/分，呼吸 40 次/分，出生体重 3.1 kg，Apgar 评分为 10 分。

问题：育婴员如何为该新生儿进行沐浴？

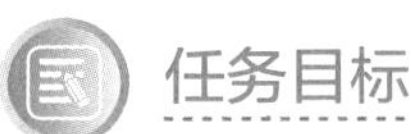

任务目标

1. 能正确为新生儿进行沐浴。
2. 能够识别新生儿脐部异常的表现。
3. 操作过程中步骤正确，动作轻柔。

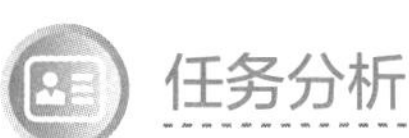

任务分析

一、选准洗澡时间

(1) 新生儿洗澡时间不能过长，以 5～10 分钟为宜，因为新生儿体温调节能力不强，要防止水变冷，谨防新生儿着凉，引发多种疾病。

(2) 春秋季最好每一天至两天洗 1 次澡；夏季因天气炎热，每天可洗 2 次以上；寒冷的冬季最好每周洗 1 次，但重点部位应每天用温水擦浴。

(3) 每次洗澡的时间宜在两次喂乳之间，避免新生儿喂奶前过度饥饿及喂奶后洗澡发生溢奶。对于睡眠不太好的新生儿，可在晚上睡觉前洗，这样会使新生儿睡眠安稳。

二、重点洗浴部位突出

这个阶段的新生儿，清洗的重点在身体褶皱较多的部位，如腋下、脖子、尿布包裹的地方及头皮，外阴的清洁也不容忽视；宝宝的颈部通常是好几层，极易藏污纳垢，需将下巴抬起清洗；清洗腋下时需将手臂抬起，才可把皱褶皮肤洗净。

任务实施

一、操作流程(考试流程)

各位考官好！我是××号考生，我要操作的是新生儿沐浴，用物已经准备完毕，请问可以开始操作了吗？(口述)

(一) 概念及功能考核

新生儿沐浴法是指通过保持新生儿皮肤清洁舒适，协助皮肤排泄和散热；沐浴能够让新生儿重新感受类似子宫内羊水包围的感觉，能够帮助新生儿舒缓情绪、放松心情，增强安全感；新生儿沐浴的时候全身裸露，能够观察四肢活动情况、皮肤是否有皮疹以及新生儿的反应情况，从而评估全身健康状况。(口述)

(二) 评估

(1) 新生儿一般情况及生命体征。

(2) 环境干净、整洁，安全，温、湿度适宜。

(三) 操作准备

(1) 环境及物品准备婴儿模型、消毒用具1套。

(2) 调节室温在26～28℃，调试水温至38～40℃。

(3) 操作者着装整齐、清洁双手。

(4) 准备澡盆、浴巾、小毛巾、浴液、干净衣服、尿布、包被、护臀霜、乙醇、消毒棉签等物品。

(四) 操作实施

1. 沐浴前准备

(1) (口述)洗漱时间选择在喂奶后半小时至一小时。

(2) (操作)关闭门窗，调节室温。

(3) (操作)准备好澡盆、浴巾、小毛巾、浴液、干净衣服、尿布、包被、护臀霜、乙醇、消毒棉签等物品。

(4) (操作)水温调节至38～40℃，也可用手肘内侧测试水温，以不烫为宜。

2. 沐浴过程

(1) (操作)洗脸：脱去衣服并用浴巾包好新生儿，将其横托抱；将小毛巾折成小四方形，用毛巾四个角分别擦洗新生儿的眼、鼻、口；将毛巾对折，按照顺时针方向放射状擦洗新生儿的额头、左脸颊、下颌、右脸颊。

(2) (操作)洗头：将新生儿的双腿夹在腋下，用手臂托住其背部，手掌托住其头颈部，拇指和中指分别轻轻堵住新生儿的两耳；用小毛巾将其头发浸湿，涂少许洗发露轻轻揉搓。动作轻柔，避免洗发水溅入新生儿眼睛；用清水冲洗干净，擦干头发。

(3) (操作)洗澡：洗完头后撤去包裹的浴巾，用腕关节垫于新生儿的后颈部，拇指和食

指握住新生儿肩部，其余三指在新生儿腋下；将新生儿轻轻放入放在沐浴池内的软垫上，逐渐让水慢慢浸没臀部和腹部，取半坐位，角度45°；从上到下，先洗前面再洗后面：颈部、腋下、前胸、腹部、腹股沟、四肢；反转新生儿，使其趴在前臂上，由上到下洗后颈、后背、臀部、肛门、后臀；洗完后双手托住头颈部和臀部将新生儿抱出浴盆，放在干浴巾上迅速吸干身上水分；用消毒棉签蘸碘伏或75%乙醇，从脐窝深处（根部）到脐轮依次由内向外顺时针方向擦拭消毒，消毒2～3次；为新生儿穿好衣服，垫好尿布。

3. 操作结束整理

（1）（操作）将洗漱用品清洁干净，摆放整齐。

（2）（口述）将新生儿换下的衣服放入收纳盆，抽时间洗净。

报告考官，操作完毕。

二、操作流程及评分标准

操作流程及评分标准见表4-2-1。

表4-2-1　婴儿沐浴操作流程及评分标准（标准分100分）

程序	考核内容	考核要点	说明要点	评分标准	分值	扣分	得分
操作前准备20分	概念考核	新生儿沐浴的定义及功能	新生儿沐浴法是指通过保持新生儿皮肤清洁舒适，协助皮肤排泄和散热；沐浴能够让新生儿重新感受类似子宫内羊水包围的感觉，能够帮助新生儿舒缓情绪、放松心情，增强安全感；新生儿沐浴的时候全身裸露，能够观察四肢活动情况、皮肤是否有皮疹以及新生儿的反应情况，从而评估全身健康状况（口述）	每有一项未口述或口述不正确，扣3分，最多扣6分	5		
	物品准备	沐浴设施（沐浴）、浴巾、小毛巾、尿布、包被、清洁衣服、沐浴液、护臀霜、棉签、75%乙醇等		每少口述（操作）一项扣1分，最多扣8分	8		
	评估	1. 新生儿一般情况及生命体征 2. 环境干净、整洁，安全，温、湿度适宜	检查皮肤、口腔、脐部、臀部有无感染或破损	未评估扣5分，评估不全一项扣1分	5		
	操作准备	1. 环境及物品准备：婴儿模型、消毒用具1套 2. 调节室温在26～28℃，调试水温至38～40℃	备齐用物，调节室温在26～28℃，调试水温至38～40℃（口述）	一处不符合要求扣1分，不洗手扣2分	2		

续　表

程序	考核内容	考核要点	说明要点	评分标准	分值	扣分	得分
		3. 操作者着装整齐、清洁双手 4. 准备澡盆、浴巾、小毛巾、浴液、干净衣服、尿布、包被、护臀霜、乙醇、消毒棉签等物品					
操作流程68分	操作实施	1. 沐浴前准备 (1)(口述)洗漱时间选择在喂奶后半小时至一小时 (2)(操作)关闭门窗，调节室温 (3)(操作)准备好澡盆、浴巾、小毛巾、浴液、干净衣服、尿布、包被、护臀霜、乙醇、消毒棉签等物品 (4)(操作)水温调节至38～40℃，也可用手肘内侧测试水温，以不烫为宜	“宝宝已经吃饱了，阿姨来接你去洗澡了。先让阿姨抱抱”	每有一项未操作或操作不正确，扣3分；每一项口述内容未口述或口述错误扣1分，最多扣12分	12		
		2. 沐浴过程 (1)(操作)洗脸：脱去衣服并用浴巾包好新生儿，将其横托抱；将小毛巾折成小四方形，用毛巾四个角分别擦洗新生儿的眼、鼻、口；将毛巾对折，按照顺时针方向放射状擦洗新生儿的额头、左脸颊、下颌、右脸颊 (2)(操作)洗头：将新生儿的双腿夹在腋下，用手臂托住其背部，手掌托住其头颈部，拇指和中指分别轻轻堵住新生儿的两耳；用小毛巾将其头发浸湿，涂少许洗发露轻轻揉搓。动作轻柔，避免洗发水溅入新生儿眼睛；用清水冲洗干净，擦干头发	1. 脱衣服，撤去尿布，注意保暖(口述) 2. 沐浴过程中与新生儿进行适当的沟通，体现人文关怀，例如在沐浴前可以说：宝宝，我们准备沐浴了，来，阿姨先抱起宝宝(口述) 3. 如果在沐浴过程中出现哭闹，需要及时停止沐浴，观察哭闹的原因(口述) 4. 注意安全，避免溺水，以免引起吸入性肺炎(口述)	少做一节或一节动作不完整，每节扣5分；手法不准确，每节扣1分；口述内容未口述或口述错误扣2分，最多扣50分	50		

续　表

程序	考核内容	考核要点	说明要点	评分标准	分值	扣分	得分
		(3)(操作)洗澡：洗完头后撤去包裹的浴巾，用腕关节垫于新生儿的后颈部，拇指和食指握住新生儿肩部，其余三指在新生儿腋下；将新生儿轻轻放入放在沐浴池内的软垫上，逐渐让水慢慢浸没臀部和腹部，取半坐位，角度 45°；从上到下，先洗前面再洗后面：颈部、腋下、前胸、腹部、腹股沟、四肢；反转新生儿，使其趴在前臂上，由上到下洗后颈、后背、臀部、肛门、后臀；洗完后双手托住头颈部和臀部将新生儿抱出浴盆，放在干浴巾上迅速吸干身上水分；用消毒棉签蘸碘伏或75%乙醇，从脐窝深处(根部)到脐轮依次由内向外顺时针方向擦拭消毒，消毒 2～3 次；为新生儿穿好衣服，垫好尿布					
		3. 操作结束整理 (1)(操作)将洗漱用品清洁干净，摆放整齐 (2)(口述)将新生儿换下的衣服放入收纳盆，抽时间洗净	“宝宝是不是好舒服呀？好像要睡着了，好好睡一觉吧”	每有一项未操作或操作不正确扣 1 分，体位不舒适扣 2 分；口述内容未口述或口述错误扣 1 分，最多扣 6 分	6		
操作后评价12分	用物处理	按消毒技术规范要求分类整理使用后物品		一处不符合要求扣 1 分	2		
	工作人员评价	1. 普通话标准 2. 声音清晰响亮 3. 仪态大方 4. 操作中与新生儿亲切交流		态度言语不符合要求各扣 1 分；沟通无效扣 2 分	5		

续　表

程序	考核内容	考核要点	说明要点	评分标准	分值	扣分	得分
	注意事项	1. 温度：室温建议控制在26～28℃，水温建议控制在38～40℃ 2. 时间：洗澡时间不宜过长，一般维持在10～15分钟（口述） 3. 清洁范围：在沐浴的过程中注意保护好新生儿的耳朵，避免水进入耳朵而引起感染性中耳炎。脐带未脱落的新生儿在沐浴的过程中避免沾水（口述） 4. 洗澡前避免进食（口述）		一项内容回答不全或回答错误扣1分	5		
	时间要求	15分钟		超时扣2分			
总分	100分						

任务评价

任务评价详见表4-2-2。

表4-2-2　任务评价表

姓名：	专业：	班级：	学号：
任务分析	沐浴前的准备		
	操作过程中的注意事项		
	预防新生儿脐炎的措施		
任务实施	操作前：评估与准备		
	操作中：婴儿抚触		
	操作后安置与整理		

巩固与复习

单选题

1. 为新生儿沐浴水温应调至（　　）。

A. 38～40℃　　B. 39～41℃　　C. 28～30℃　　D. 30～36℃

2. 新生儿沐浴时室温应保持在（　　）。

A. 38～40℃　　B. 39～41℃　　C. 26～28℃　　D. 22～24℃

3. 脐部护理：用消毒棉签蘸碘伏或75%的乙醇，由脐根到脐轮依次自内向外顺时针方向擦拭消毒（　　）次。

A. 1～2　　B. 2～3　　C. 4　　D. 5

（徐　航）

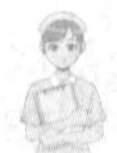

任务三 婴儿抚触

学习目标

1. 知识目标　能正确说出婴儿抚触的定义。
2. 能力目标　能按照婴儿抚触操作规程的要求规范操作。
3. 素质目标　在婴儿抚触过程中关爱婴儿，具有高度责任感和良好的亲和能力。

实操案例

任务描述：洋洋，男，足月顺产，22天，人工喂养。据洋洋妈妈描述，洋洋这几天进食奶量减少，已有几天未排大便，夜里睡不安稳，总是哭闹。家里人都很着急，不知道洋洋是不是身体不舒服。

问题：育婴员应该怎样对洋洋实施婴儿抚触？

任务目标

1. 通过评估，找出洋洋夜里睡不安稳的原因。
2. 根据洋洋的身体状况，实施婴儿抚触，过程顺利。
3. 洋洋在婴儿抚触过程中及结束后均无不适。

任务分析

洋洋一直是人工喂养，夜里总是哭闹，睡不安稳，常见的原因有以下几种：一是人工喂养使用的配方奶中蛋白质及脂肪含量高，婴儿消化系统未完善，难以消化；二是在人工喂养中可能吸入过多空气引起腹胀；三是几天未排便引起腹部不适；四是肠痉挛引起的腹痛。洋洋目前22天，消化系统发育尚未完善，对配方奶吸收能力差，有可能出现便秘，几天未排便也会引起腹痛腹胀而拒绝喝奶，导致奶量下降，再者，洋洋一直人工喂养，可能在喂养中吸入过多空气，也有可能由于肠痉挛引起腹痛等不适而引起哭闹，从而影响睡眠。此时育婴员可以为洋洋进行婴儿抚触，增进胃肠蠕动，利于排便，增长食欲，加快食物的消化和吸收，减少哭闹，增加睡眠。

一、评估婴儿抚触的适应证及禁忌证

1. 适应证　产后12小时的正常新生儿、不需要监护的早产儿、胎儿生长受限及过

期儿。

2. 禁忌证　疑有或确诊为锁骨骨折的新生儿、发热或需要监护的新生儿。

二、婴儿抚触的注意事项

抚触不仅可以刺激婴儿的淋巴系统，增强抵抗力，改善消化系统，安抚婴儿的不安定情绪，减少哭泣等。还可全面地提高婴儿大动作、精细动作、认知能力、语言、社会行为五大功能。抚触对婴儿的益处很多，进行抚触时，应注意以下事项：

(1) 室内温度应为 26～28℃，可放柔和的音乐作背景。若为早产儿或体温不稳定者，应在暖箱中进行。

(2) 抚触应选择在两次喂奶之间，清醒、不疲倦、不饥饿、不烦躁、沐浴或游泳后，午睡醒后或晚上睡前较好。每次抚触 10～15 分钟。

(3) 抚触过程中应注意观察婴儿的反应，应通过目光、语言等与婴儿进行交流。

(4) 手法从轻开始，慢慢增加力度，以婴儿舒适且合作为宜。

(5) 按摩前须温暖双手，将婴儿润肤液倒在掌心，不要将乳液或油直接倒在婴儿身上。

三、婴儿抚触异常情况与处理

抚触过程中注意观察婴儿的反应，如婴儿出现哭闹、肌张力提高、兴奋性增加、肤色异常、呕吐等则应停止抚触，并根据情况酌情处理。

任务实施

一、操作流程(考试流程)

各位考官好！我是××号考生，我要操作的是婴儿抚触，用物已经准备完毕，请问可以开始操作了吗？(口述)

(一) 概念及功能考核

婴儿抚触是指按照一定顺序的手法，轻柔触摸婴儿肌肤，以促进其血液循环、刺激感觉器官发育、提高身体免疫力、促进成长的一种科学照料技法。在人类感觉器官中，最早发育的是触觉，婴儿可以通过触摸获得情绪上的满足，感到安稳、舒适及喜悦，也可以感受到父母的疼爱与关怀。(口述)

(二) 评估

(1) 评估婴儿身体情况。

(2) 婴儿未处在饥饿状态或进食后 1 小时内。

(3) 环境安全，干净整洁，温湿度适宜。

(三) 操作准备

(1) 物品准备：治疗盘、平整的操作台、温度计、润肤油、湿纸巾、婴儿纸尿裤、衣服及包被。

(2) 环境准备：关闭门窗，调节室温至 26～28℃，舒适、安静，可播放柔和的音乐。

(3) 婴儿准备：沐浴后或两次喂奶之间。

(4) 着装整齐、清洁双手。

(四) 操作实施

1. 抚触前准备

(1) (操作)将婴儿放置于柔软平台上，育婴员双手勿离开婴儿。

(2) (操作)褪去婴儿衣物、解决脐部及尿不湿。

2. 抚触过程

(1) (操作)将润肤油倒在双手中，揉搓双手温暖。

(2) (口述)抚触的顺序为：头面部→胸部→腹部上肢→下肢背部。抚触动作开始要轻柔，慢慢增加力度，每个动作重复 4～6 次。抚触时应注意与婴儿进行语言和目光的交流。

(3) (操作)头面部：两拇指指腹从眉间滑向两侧至发际，再从下颌部中央向两侧向上滑动呈微笑状，一手轻托婴儿头部，另一手指腹从婴儿一侧前额发际抚向枕后，避开囟门，中指停在耳后乳突部轻压一下；换手，同法抚触另一侧。

(4) (操作)胸部：一手指腹从胸部的外下方(肋下缘)向对侧外上方滑行至肩部，避开婴儿的乳头。换手，同法抚触另一侧。

(5) 腹部：按顺时针方向按摩腹部，两手指腹交替从婴儿右下腹部抚触至左下腹部，并避开脐部和膀胱。

(6) (操作)上肢：两手呈半圆形交替握住婴儿的上臂向腕部滑行，在滑行过程中，从近端向远端分段挤捏上肢；双手挟着手臂，从近端向远端轻轻搓滚肌肉群至手腕；双拇指指腹从手掌心抚触到手指，从手指两侧轻轻提拉每个手指；同法抚触另一侧。

(7) (操作)下肢：两手呈半圆形交替握住婴儿的大腿向脚踝部滑行，在滑行过程中，从近端向远端分段挤捏下肢；双手挟着下肢，从近端向远端轻轻搓滚肌肉群至脚踝；双拇指指腹从脚掌心抚触到脚趾，从脚趾两侧轻轻提拉每个脚趾；同法抚触另一侧。

(8) (操作)背部：使婴儿取俯卧位，以脊柱为中线，两手掌分别于脊柱两侧由中央向两侧滑行，从背部上端开始逐渐下移到臀部，最后由头顶沿脊椎抚触至臀部。

(9) (口述)根据婴儿状态决定抚触时间，避免在饥饿和进食后 1 小时内进行，最好在婴儿沐浴后进行，时间 10～15 分钟。抚触过程中注意观察婴儿的反应，如婴儿出现哭闹、肌张力提高、兴奋性增加、肤色改变等，应暂停抚触，并根据情况酌情处理。

3. 操作结束整理

(1) (操作)为婴儿穿衣、包好尿布、包布。

(2) (操作)整理用物，洗手。

报告考官，操作完毕。

二、操作流程及评分标准

操作流程及评分标准见表 4-3-1。

表 4-3-1　婴儿抚触操作流程及评分标准(标准分 100 分)

程序	考核内容	考核要点	说明要点	评分标准	分值	扣分	得分
操作前准备20分	概念考核	婴儿抚触的定义及功能	婴儿抚触是指按照一定顺序的手法，轻柔触摸婴儿肌肤，以促进其血液循环、刺激感觉器官发育、提高身体免疫力、促进成长的一种科学照料技法。在人类感觉器官中，最早发育的是触觉，婴儿可以通过触摸获得情绪上的满足，感到安稳、舒适及喜悦，也可以感受到父母的疼爱与关怀(口述)	每有一项未口述或口述不正确，扣 3 分，最多扣 6 分	5		
	物品准备	治疗盘、平整的操作台、温度计、润肤油、湿纸巾、婴儿纸尿裤、衣服及包被		每少口述(操作)一项扣 1 分，最多扣 8 分	8		
	评估	1. 评估婴儿身体情况 2. 婴儿未处在饥饿状态或进食后 1 小时内 3. 环境安全，干净整洁，温湿度适宜	“宝宝已经洗完澡了，阿姨来给你做抚触了。先让阿姨抱抱，一会阿姨帮你进行抚触”	未评估扣 5 分，评估不全一项扣 1 分	5		
	操作准备	1. 物品准备：治疗盘、平整的操作台、温度计、润肤油、湿纸巾、婴儿纸尿裤、衣服及包被 2. 环境准备：关闭门窗，调节室温至 26～28℃，舒适、安静，可播放柔和的音乐 3. 婴儿准备：沐浴后或两次喂奶之间 4. 着装整齐、清洁双手		一处不符合要求扣 1 分，不洗手扣 2 分	2		
操作流程68分	操作实施	1. 抚触前准备 (1) 将婴儿放置于柔软平台上，育婴员双手勿离开婴儿 (2) 褪去婴儿衣物、解決脐部及尿不湿	1. 将婴儿放置在柔软平台时，要注意婴儿的安全(口述) 2. 褪去婴儿衣物，打开尿不湿，如有大便应先擦拭干净(口述)	每有一项未操作或操作不正确，扣 3 分；每一项口述内容未口述或口述错误扣 1 分，最多扣 12 分	12		

续 表

程序	考核内容	考核要点	说明要点	评分标准	分值	扣分	得分
		2. 抚触过程 (1) 将润肤油倒在双手中,揉搓双手温暖 (2) (口述)抚触的顺序为:头面部→胸部→腹部上肢→下肢背部 (3) 头面部:两拇指指腹从眉间滑向两侧至发际,再从下颌部中央向两侧向上滑动呈微笑状,一手轻托婴儿头部,另一手指腹从婴儿一侧前额发际抚向枕后,避开囟门,中指停在耳后乳突部轻压一下;换手,同法抚触另一侧 (4) 胸部:一手指腹从胸部的外下方(肋下缘)向对侧外上方滑行至肩部,避开婴儿的乳头。换手,同法抚触另一侧 (5) 腹部:按顺时针方向按摩腹部,两手指腹交替从婴儿右下腹部抚触至左下腹部,并避开脐部和膀胱 (6) 上肢:两手呈半圆形交替握住婴儿的上臂向腕部滑行,在滑行过程中,从近端向远端分段挤捏上肢;双手挟着手臂,从近端向远端轻轻搓滚肌肉群至手腕;双拇指指腹从手掌心抚触到手指,从手指两侧轻轻提拉每个手指;同法抚触另一侧 (7) 下肢:两手呈半圆形交替握住婴儿的大腿向脚踝部滑行,在滑行过程中,从近端向远端分段挤捏下肢;双	1. “宝宝,我们准备开始抚触了,宝宝要乖乖配合阿姨哦。做完抚触我们就舒服了,就可以睡个好觉了” 2. 抚触动作开始要轻柔,慢慢增加力度,每个动作重复 4～6 次。抚触时应注意与婴儿进行语言和目光的交流(口述) 3. 根据婴儿状态决定抚触时间,避免在饥饿和进食后 1 小时内进行,最好在婴儿沐浴后进行,时间 10～15 分钟。抚触过程中注意观察婴儿的反应,如婴儿出现哭闹、肌张力提高、兴奋性增加、肤色改变等,应暂停抚触,并根据情况酌情处理(口述)	少做一节或一节动作不完整,每节扣 5 分;手法不准确,每节扣 1 分;口述内容未口述或口述错误扣 2 分,最多扣 50 分	50		

续　表

程序	考核内容	考核要点	说明要点	评分标准	分值	扣分	得分
		手扶着下肢，从近端向远端轻轻搓滚肌肉群至脚踝；双拇指指腹从脚掌心抚触到脚趾，从脚趾两侧轻轻提拉每个脚趾；同法抚触另一侧 (8) 背部：使婴儿取俯卧位，以脊柱为中线，两手掌分别于脊柱两侧由中央向两侧滑行，从背部上端开始逐渐下移到臀部，最后由头顶沿脊椎抚触至臀部					
		3. 操作结束整理 (1) 为婴儿穿衣、包好尿布、包布 (2) 整理用物，洗手	“宝宝真乖，我们已经做完抚触了，宝宝觉得舒服吗？来，阿姨帮宝宝穿好衣服，包好尿布和抱被哦。宝宝配合得非常好，真棒”	每有一项未操作或操作不正确扣1分，体位不舒适扣2分；口述内容未口述或口述错误扣1分，最多扣6分	6		
操作后评价12分	用物处理	按消毒技术规范要求分类整理使用后物品		一处不符合要求扣1分	2		
	工作人员评价	1. 普通话标准 2. 声音清晰响亮 3. 仪态大方 4. 操作中与婴儿亲切交流		态度言语不符合要求各扣1分；沟通无效扣2分	5		
	注意事项	1. 根据婴儿状态决定抚触时间，避免在饥饿和进食后1小时内进行，最好在婴儿沐浴后进行，时间10～15分钟 2. 抚触过程中注意观察婴儿的反应，如婴儿出现哭闹、肌张力提高、兴奋性增加、肤色改变等，应暂停抚触，并根据情况酌情处理（口述） 3. 抚触时用力适当，注意与婴儿进行语言和目光的交流（口述）		一项内容回答不全或回答错误扣1分	5		

续　表

程序	考核内容	考核要点	说明要点	评分标准	分值	扣分	得分
	时间要求	10 分钟		超时扣 2 分			
总分	100 分						

任务评价

任务评价详见表 4-3-2。

表 4-3-2　任务评价表

姓名：	专业：	班级：	学号：
任务分析	评估婴儿抚触的适应证及禁忌证		
	婴儿抚触的注意事项		
	婴儿抚触异常情况与处理		
任务实施	操作前:评估与准备		
	操作中:婴儿抚触		
	操作后安置与整理		

巩固与复习

单选题

1. 婴儿抚触的总时长最好控制在(　　)。

   A. 5～10 分钟　　B. 15～20 分钟　　C. 20～30 分钟　　D. 10～15 分钟

2. 婴儿抚触的功能不包括(　　)。

   A. 增进食欲　　B. 增强抵抗力　　C. 减缓智力发育　　D. 调节情绪

3. 为婴儿进行抚触前,操作者要摘下手上的饰物,包括(　　)等,以免刮伤婴儿娇嫩的皮肤。

   A. 戒指　　B. 手表　　C. 手链　　D. 以上都是

(任洁娜　蒲　莹)

任务四　测量身高、体重、头围和胸围

学习目标

1. 知识目标　能正确说出测量身高、体重、头围和胸围的方法。
2. 能力目标　能按照测量身高、体重、头围和胸围操作规程的要求规范操作。
3. 素质目标　在测量身高、体重、头围和胸围过程中关爱婴儿，具有高度责任感和良好的亲和力。

实操案例

任务描述：苗苗，日龄35天，现由母亲带回到医院进行随访。现需要对其生长发育进行评估，包括测量婴儿的身高、体重、头围、胸围的发育参数等。

问题：育婴员应该怎样给苗苗测量身高、体重、头围和胸围？

任务目标

1. 根据要求，给苗苗测量身高、体重、头围和胸围。
2. 根据测量结果，做好相应体格生长发育的评价。

任务分析

婴幼儿体格生长的速度既要受到遗传等先天因素的影响，也要受后天的环境、营养、疾病等因素的影响，定期进行体格测量，如发现体重、身长、头围、胸围不达标，或异常超标，就可以及时寻找原因，去除不良因素，保证婴儿健康成长。

一、各年龄段生长指标

（一）身高（身长）

身高指从头顶至足底的全身长度，代表头部、脊柱和下肢的长度。3岁以下儿童推荐采用卧位测量，称为身长，立位与卧位测量值相差0.7～1 cm。

出生后第一年是身高增长最快的时期。出生时婴儿平均身长为50 cm，6个月时达65 cm，1周岁时75 cm。第二年开始身长增长速度减慢，年增加10～12 cm。2岁时身长85～87 cm，2岁以后平均每年增长5～7 cm，如每年增加低于5 cm，则为生长速度缓慢。至青春期后，出现身高增长的第2个加速期，个体差异较大。身高（长）可按下列公式推算：

1～6个月：身长(cm)＝50＋月龄×2.5(cm)

7～12 个月：身长(cm) = 50 + 月龄 × 2.5 + (月龄 − 6) × 1.5(cm)

1 岁：身长(cm) = 75 cm

2 岁：身长(cm) = 85 cm

2～12 岁：身高(cm) = 年龄(岁) × 7 + 75(cm)

(二) 体重

体重是各器官、组织和体液的总重量，是代表体格生长、营养情况的重要指标，也是临床计算药量、输液量的重要依据。其能反映慢性营养不良或因过去营养不良造成的发育障碍，被世界卫生组织推荐为儿童生长发育的基本指标。

儿童出生体重受宫内因素的影响大，出生后的体重增长则与营养、疾病等因素密切相关。出生后第 1 周，由于摄入不足、水分丢失以及排除胎便，婴儿体重可暂时性下降 3%～9%，在出生后 3～4 日后达到最低点，以后逐渐回升，常于第 7～10 日恢复到出生的水平，这一过程称为生理性体重下降。出生后及时合理喂养可减轻或避免生理性体重下降的发生。

儿童的体重随着年龄增加，增长速度逐渐减慢。正常足月婴儿出生后第一个月体重增加可达 1～1.5 kg，出生后 3 个月体重约等于出生体重的 2 倍，出生后 1 年婴儿体重约为出生体重的 3 倍，这一阶段是出生后体重增长最快的时期，是第一生长高峰。出生后第二年体重增加 2.5～3.5 kg，2 岁时体重约为出生体重的 4 倍。2 岁后体重增长速度减慢，每年增长约 2 kg。进入青春期后，受内分泌影响，儿童体重增长变快，出现第二生长高峰。但正常同年龄、同性别儿童的体重存在较大个体差异，一般在 10%上下，大规模儿童生长发育指标测量所获数据的均值只能提供参考，评价时应以儿童自己体重的变化作为依据。

儿科临床计算药量和静脉输液量时，有条件测量体重时应根据实际体重计算。如无条件，儿童体重可按下列公式推算：

1～6 个月：体重(kg) = 出生体重(kg) + 月龄 × 0.7(kg)

7～12 个月：体重(kg) = 6(kg) + 月龄 × 0.25(kg)

2～12 岁：体重(kg) = 年龄 × 2(kg) + 8(kg)

(三) 头围

头围指头的最大围径，经眉弓上方、枕后结节绕头一周的长度为头围。头围的增长与脑和颅骨的发育有关。出生时婴儿的头围平均为 32～34 cm，6 个月 44 cm，1 岁 46 cm，2 岁 48 cm，5 岁 50 cm，15 岁 54～58 cm，头围过小常提示脑发育不良，头围增长过快往往提示脑积水。

(四) 胸围

胸围指沿乳头下缘水平绕胸一周的长度。胸围反映胸廓、胸背肌肉、皮下脂肪及肺的发育程度。出生时平均为 32 cm，较头围小 1～2 cm，1 岁时胸围与头围大致相等，1 岁以后至青春期前胸围应超过头围，其差数(cm)约等于其岁数减 1。

任务实施

一、操作流程(考试流程)

各位考官好！我是××号考生，我要操作的是测量身高、体重、头围和胸围，用物已经准

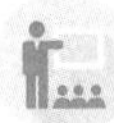

备完毕,请问可以开始操作了吗?(口述)

(一) 评估

(1) 评估婴儿的休息活动、年龄及配合程度,确认小儿进食的时间。

(2) 评估环境温度。

(二) 操作准备

1. 工作人员准备　着装整齐、清洁双手。

2. 物品准备　婴儿模型、测量板、软皮尺、体重计、大毛巾、免洗消毒液,冬天可预先称重婴儿待更换的衣物及尿片。

3. 环境准备　关好门窗,调节室温

(三) 操作实施

1. 测量体重

(1) (口述)婴儿尽量空腹,排空大小便,尽量穿单衣裤。

(2) (操作)将婴儿平稳地仰卧于体重计中央,读取数值精确到小数点后两位。体重连续测 3 次,取两个相近数的平均值。

2. 测量身长

(1) (口述)脱去婴儿鞋袜。

(2) (操作)让婴儿仰卧,双眼直视正上方,头和肩胛间、臀、双足跟贴紧测量板。双膝压平。读取婴儿头顶垂直沿线的数值到小数点后一位。身长连续测 3 遍,取两个相近数的平均值。

3. 测量头围

(1) (口述)头围是沿着眉间点至枕后点(后脑勺最突出处)再至眉间点起点的围长,是围绕头部一周的测量长度。

(2) (操作)帮婴儿脱帽,用软尺测量头围,注意测量时软尺紧贴皮肤(头发过多将其拨开),不能打折,读数至 0.1 cm。

4. 测量胸围

(1) (口述)胸围是双侧乳头往双侧肩胛骨绕胸部一周的长度。

(2) (操作)用左手拇指固定软尺一端于小儿乳头下缘,右手拉软尺绕经右侧后背,经过两侧肩胛骨下角再经左侧而回到零点。注意前后左右要对称。软尺应紧贴皮肤,在平静呼、吸气时测量,读数至 0.1 cm。

5. 操作结束整理

(操作)将婴儿放置原位,盖好被子,整理测量用具,洗手。

报告考官,操作完毕。

二、操作流程及评分标准

操作流程及评分标准见表 4-4-1。

表4-4-1 测量身高体重头围和胸围操作流程及评分标准(标准分100分)

程序	考核内容	考核要点	说明要点	评分标准	分值	扣分	得分
操作前准备15分	自身准备	1. 仪表端庄,着装整洁 2. 洗手,戴口罩		每有一项未口述或口述不正确,扣2分,最多扣4分	4		
	设备物品	婴儿模型、测量板、软皮尺、体重计、大毛巾、免洗消毒液		每少口述(操作)一项扣1分,最多扣5分	5		
	操作准备	1. 评估婴儿的休息活动、年龄及配合程度,确认婴儿进食的时间和环境温度 2. 冬天可预先称重婴儿待更换的衣物及尿片 3. 环境:关好门窗,调节室温	“宝宝真可爱,来让阿姨抱抱,一会阿姨要给宝宝称体重,量身高,要听话”(口述)	每有一项未口述(操作)或口述(操作)不正确,扣2分,共6分	6		
操作流程70分	操作步骤	1. 测量体重 (1)(口述)婴儿尽量空腹,排空大小便,尽量穿单衣裤 (2)(操作)将婴儿平稳地仰卧于体重计中央,读取数值精确到小数点后两位。体重连续测3次,取两个相近数的平均值	“阿姨现在给宝宝称体重,宝宝不要调皮,要听话,不要乱动”(口述)	每有一项未口述(操作)或口述(操作)不正确,扣10分,共20分	20		
		2. 测量身长 (1)(口述)脱去婴儿鞋袜 (2)(操作)让婴儿仰卧,双眼直视正上方,头和肩胛间、臀、双足跟贴紧测量板。双膝压平。读取婴儿头顶垂直沿线的数值到小数点后一位。身长连续测3遍,取两个相近数的平均值	“阿姨现在给宝宝量身高,宝宝要听话,不要乱动,保持平躺”(口述)	每有一项未口述(操作)或口述(操作)不正确,扣10分,共20分	20		

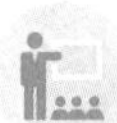

续　表

程序	考核内容	考核要点	说明要点	评分标准	分值	扣分	得分
		3. 测量头围 (1) (口述)头围是沿着眉间点至枕后点(后脑勺最突出处)再至眉间点起点的围长,是围绕头部一周的测量长度 (2) (操作)帮婴儿脱帽,用软尺测量头围 (3) (操作)注意测量时软尺紧贴皮肤(头发过多将其拨开),不能打折,读数至 0.1 cm	“阿姨现在要看看宝宝的小脑袋有多大,宝宝要听话,不要乱动”(口述)	每有一项未口述(操作)或口述(操作)不正确,扣 5 分,共 15 分	15		
		4. 测量胸围 (1) (口述)胸围是双侧乳头往双侧肩胛骨绕胸部一周的长度 (2) (操作)用左手拇指固定软尺一端于小儿乳头下缘,右手拉软尺绕经右侧后背,经过两侧肩胛骨下角再经左侧而回到零点。注意前后左右要对称 (3) (操作)软尺应紧贴皮肤,在平静呼、吸气时测量,读数至 0.1 cm	“阿姨现在要给看看宝宝的小身板有多大,宝宝要听话,不要乱动”(口述)	每有一项未口述(操作)或口述(操作)不正确,扣 5 分,共 15 分	15		
操作后评价15分	操作结束整理	按消毒技术规范要求分类整理使用后物品	“宝宝真听话,阿姨完成宝宝的身体测量了,宝宝很健康”(口述)	一处不符合要求扣 1 分	2		
	操作人员要求	1. 普通话标准 2. 声音清晰响亮 3. 仪态大方 4. 操作前与婴儿亲切交流		每有一项未达标,扣 2 分,最多扣 8 分	8		
	理论提问	1. 各年龄身高体重估算公式 2. 各年龄头围、胸围正常值		一项内容回答不全或回答错误扣 1 分	3		
	时间要求	10 分钟		超时扣 2 分	2		
总分	100 分						

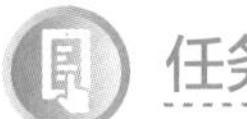

任务评价

任务评价详见表 4 - 4 - 2。

表 4-4-2 任务评价表

姓名:	专业:	班级:	学号:
任务分析	婴儿生长检测的常用参数		
	各年龄身高体重估算公式		
	各年龄头围、胸围正常值		
任务实施	操作前:评估与准备		
	操作中:体格测量		
	操作后安置与整理		

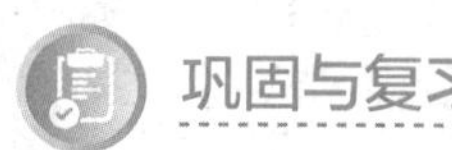

巩固与复习

单选题

1. 婴儿待 28 天后,体重约比出生时增加(　　)g,身长应比出生时增加 3～4 cm。
   A. 500　　B. 1 000　　C. 1 500　　D. 2 000
2. 婴儿身长是反映骨骼生长的指标。足月儿出生时平均身长为 50 cm,1 岁时增长约(　　)。
   A. 30%　　B. 40%　　C. 50%　　D. 60%
3. 体重反映了机体生长发育的综合情况,也是临床工作中计算药物剂量、输液量和热卡供应等的主要根据,正常婴儿出生时的平均体重为 3 kg,前半年平均每月增加(　　)。
   A. 300～400 g　　B. 400～500 g　　C. 600～700 g　　D. 700～800 g
4. 足月婴儿出生时身长平均(　　)。
   A. 35 cm　　B. 40 cm　　C. 45 cm　　D. 50 cm
5. 婴幼儿一般在(　　)个月时胸围与头围相接近。
   A. 12～14　　B. 12～16　　C. 12～18　　D. 12～20
6. 婴幼儿胸围的测量方法:3 岁以下取(　　)。
   A. 卧位　　B. 躺位　　C. 立位　　D. 斜卧位
7. 正常婴儿出生时的平均体重为 3 kg,后半年平均每月增加(　　)。
   A. 150 g　　B. 200 g　　C. 250 g　　D. 300 g
8. 头围的大小间接地反映了颅骨及脑的发育。婴儿 2 岁前头围增加迅速,婴儿头围平均(　　)。
   A. 30 cm　　B. 32 cm　　C. 34 cm　　D. 36 cm
9. 头围反映脑和(　　)发育的状况,过小常提示脑发育不良;过大可能有佝偻病、脑积水等。
   A. 头骨　　B. 颌骨　　C. 颧骨　　D. 颅骨
10. (　　)是身体各部分重量的总和,是反映营养状况最易获得的指标。
   A. 身高　　B. 血压　　C. 体重　　D. 手长

(朱子烨)

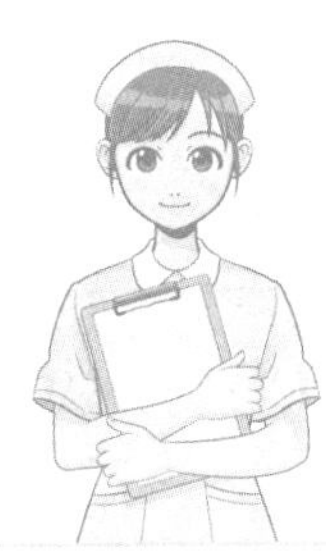

项目五

婴儿专业护理

任务一 婴儿烫伤的处理

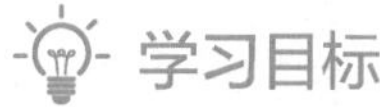

学习目标

1. 知识目标　能正确说出婴儿烫伤的定义。
2. 能力目标　能按照烫伤护理操作规程的要求规范操作。
3. 素质目标　在烫伤护理过程中关爱婴儿，具有高度责任感和良好的亲和力。

实操案例

任务描述：苗苗，男，2 月龄。育婴员做辅食时，奶奶给苗苗在没有使用水温计测量水温的情况下，直接放进澡盆里洗澡，导致苗苗烫伤双下肢，大声啼哭。奶奶看着哭闹的孙子束手无措，连忙呼救。育婴员在听到呼救后迅速处理，并拨打急救电话，送到医院治疗。

问题：育婴员应该怎样对婴儿实施烫伤的护理？

任务目标

1. 通过评估，找出婴儿发生烫伤的原因及分析烫伤程度。
2. 根据要求，对婴儿实施烫伤的护理。
3. 婴儿在烫伤后的治疗效果。

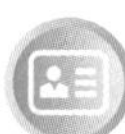

任务分析

苗苗洗澡时，奶奶没有用水温计测量水温，直接把他放进澡盆洗澡，导致苗苗大声哭闹，双下肢烫伤。奶奶看着哭闹的孙子，大声呼救。育婴员立刻将被烫的部位用纯净水冲淋或者泡入水中或用冷水浸湿毛巾敷于创面，冷疗后不再有剧痛为准，维持 30 分钟至 1 小时，冷疗越早越好。如果皮肤起泡或破皮，那是Ⅱ度或Ⅱ度以上烫伤，冷疗后直接送医院治疗。育婴员应立即判断婴儿烫伤的情况，判断烫伤的程度，选择正确护理烫伤的方法。

一、凉水冲淋

烫伤后应立即将烫伤部位在凉水下进行冲淋，或直接浸泡至凉水中，能够快速降低表面温度，减少余热对皮肤的持续性损伤。还具有一定的止痛作用，能够控制烫伤范围进一步扩大，但冲淋的水流不易过大，以免对皮肤造成二次伤害。

二、创面处理

若出现皮损，为了避免感染，需要使用碘伏局部进行消毒处理。如果婴儿烫伤的面积较

大、程度较深，局部出现了水疱，则需要使用无菌注射器将水疱内的液体抽出，机体可自行吸收。建议前往医院，有专业的医护人员进行操作。

三、药物治疗

常用的治疗烫伤的药物有湿润烧伤膏、重组人表皮生长因子凝胶等，可进行局部的涂抹治疗，预防发生感染。

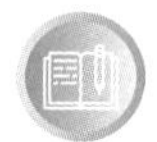

任务实施

一、操作流程（考试流程）

各位考官好！我是××号考生，我要操作的是婴儿烫伤的护理，用物已经准备完毕，请问可以开始操作了吗？（口述）

（一）概念考核

婴儿烫伤是由高温液体（沸水、热油）、高温固体（烧热的金属等）或高温蒸汽等所致损伤称为烫伤。（口述）

（二）评估

（1）观察婴儿烫伤部位皮肤有没有红肿、化脓。

（2）环境干净、整洁，安全，温、湿度适宜。

（三）操作准备

（1）物品准备：婴儿模具、医用棉签、湿润烧伤膏、重组人表皮生长因子凝胶、小毛巾、纸尿裤。

（2）着装整齐、清洗双手，戴口罩。

（四）操作实施

1. 烫伤后的急救（口述）

（1）（操作＋口述）冲：流动的冷水冲洗伤口，时间20分钟，冲洗时注意水流缓慢，最好让水流过正常皮肤后再流到烫伤创面，不易直接冲洗烫伤创面。

（2）（操作＋口述）脱：反复冲洗后，轻轻脱掉或剪掉烫伤处的衣服，不可暴力，防止创面再次撕扯。

（3）（操作＋口述）泡：如果是四肢处的烫伤创面，可将创面再次泡在冷水中降温，缓解疼痛，减少水泡的出现。

（4）（操作＋口述）盖：用干净的毛巾或者毯子盖住烫伤创面。

（5）（操作＋口述）送：根据伤情自行或者拨打“120”送至医院。

2. 烫伤后的处理（口述）

（1）烫伤后，不可自行在创面处涂抹牙膏、香油、酱油、面粉、药面等。

（2）脱掉创面衣服时一定要动作轻柔，防止对皮肤的撕扯，避免二次损伤。

（3）创面水泡不要自行挑破，创面残留皮肤不可自行撕掉。

（4）（操作）整理用物，洗手。

报告考官，操作完毕。

二、操作流程及评分标准

操作流程及评分标准见表5-1-1。

表5-1-1 婴儿烫伤处理操作流程及评分标准(标准分100分)

程序	考核内容	考核要点	说明要点	评分标准	分值	扣分	得分
操作前准备20分	概念考核	婴儿烫伤的定义	婴儿烫伤是由高温液体(沸水、热油)、高温固体(烧热的金属等)或高温蒸汽等所致损伤称为烫伤(口述)	每一项未口述或口述不正确，扣3分，最多扣6分	6		
	物品准备	婴儿模具、医用棉签、湿润烧伤膏、重组人表皮生长因子凝胶、小毛巾、纸尿裤		每项口述或者操作不正确扣1分，最多扣9分	6		
	评估	1. 观察到婴儿烫伤部位皮肤有红肿、化脓 2. 环境干净、整洁，安全，温、湿度适宜	"宝宝不哭呀，阿姨看看哪，原来是被烫到了呀，阿姨帮你吹吹"	未评估扣3分，评估不全一项扣1分	4		
	操作准备	着装整齐、清洗双手、戴口罩		不洗手扣2分，一项不符合要求扣1分	4		
操作流程60分	操作实施	(1)(操作+口述)冲：流动的冷水冲洗伤口，时间20分钟，冲洗时注意水流缓慢，最好让水流过正常皮肤后再流到烫伤创面，不易直接冲洗烫伤创面 (2)(操作+口述)脱：反复冲洗后，轻轻脱掉或剪掉烫伤处的衣服，不可暴力，防止创面再次撕扯 (3)(操作+口述)泡：如果是四肢处的烫伤创面可将创面再次泡在冷水中降温，缓解疼痛，减少水泡的出现 (4)(操作+口述)盖：用干净的毛巾或者毯子盖住烫伤创面 (5)(口述)送：根据伤情自行或者拨打"120"送至医院	1. "宝宝，阿姨现在用冷水慢慢帮你冲洗你痛的地方"(口述) 2. "宝宝真棒，都没有哭哦"(口述) 3. "消毒好了，阿姨给你戴好纸尿裤，穿好衣服"(口述) 4. "宝宝，现在我们去找妈妈啦"(口述)	每一项操作或者操作不正确扣10分；每一项口述未口述或者口述错误扣2分，最多扣50分	60		

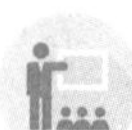

续　表

程序	考核内容	考核要点	说明要点	评分标准	分值	扣分	得分
操作后评价20分	用物处理	按消毒技术规范要求分类整理使用后物品		一处不符合要求扣2分	4		
	工作人员评价	1. 普通话标准 2. 声音洪亮 3. 仪态大方 4. 操作中与婴儿亲切交流		态度言语不符合要求各扣2分;沟通无效扣2分	8		
	注意事项	1. 每天要进行烫伤部位的消毒 2. 烫伤后不要沾水,不要洗澡,可以使用湿毛巾避开烫伤部位进行擦洗 3. 烫伤部位出现伤口红肿加重、感染、化脓及时去医院就医 4. 洗澡使用不透水的敷贴将脐带残端保护起来 5. 脐部出现脓性分泌物,及时去医院处理		一项回答不全或回答错误扣2分	6		
	时间要求	10分钟		超时扣2分	2		
总分	100分						

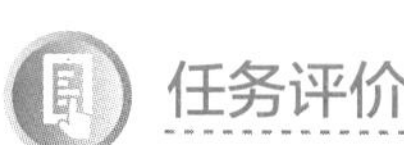

任务评价

任务评价详见表5-1-2。

表5-1-2　任务评价表

姓名:	专业:	班级:	学号:
任务分析	婴儿烫伤的评估		
	婴儿烫伤的观察		
	识别异常的情况		
任务实施	操作前:评估与准备		
	操作中:烫伤部位的消毒		
	操作后:用物的安置与消毒		

巩固与复习

单选题

1. 烫伤后，伤口在冷水中泡多少分钟？（　　）。

A. 5～10 分钟　　B. 10～15 分钟　　C. 10～30 分钟　　D. 15～20 分钟

2. 烫伤后，伤口可以碰水吗？（　　）。

A. 可以　　B. 不可以　　C. 可能行　　D. 消毒

3. 烫伤的消毒用（　　）。

A. 碘伏　　B. 烧伤膏　　C. 乙醇　　D. 新洁尔灭

（陈艳芳　龙桂婵）

任务二　婴儿臀红的护理

学习目标

1. 知识目标　能正确说出婴儿臀红的定义并掌握臀红护理措施。

2. 能力目标　能按照婴儿臀红操作规程的要求规范操作，能针对患儿及家长进行有效的健康教育。

3. 素质目标　在护理婴儿臀红过程中关爱婴儿，具有关爱患儿的基本素质和良好的亲和能力。

实操案例

任务描述：轩轩，男，32天，4月1日开始大便频繁，量少、稀，出现臀红，表现为肛周及皮肤潮红。当时妈妈给予更换尿片、涂抹护臀霜等。4月3日臀红发展为肛周及臀部皮肤潮红，出现皮疹，轩轩哭闹，不爱喝奶，睡不安稳。妈妈焦急万分，不知所措。

问题：育婴员应该怎样对轩轩的臀红进行护理？

任务目标

1. 通过评估，找出轩轩臀红加重的原因。
2. 根据婴儿臀红护理的要求，为轩轩进行臀红护理，过程顺利。
3. 轩轩在臀红护理过程中及结束后未出现因疼痛而引起哭闹不安等现象。

任务分析

轩轩，32天，因为腹泻，出现臀红，及时进行更换尿片，清洗粪便、保持臀部皮肤干燥和涂护臀霜等处理后红臀没有好，而是加重，说明引起婴儿臀红原因是多因素的。臀红是新生儿期的一种常见和多发皮肤病，长期以来，人们一直认为新生儿臀红的主要原因是湿尿布和粪便的刺激或更换尿布不及时等，但根据临床观察，臀红的发生还存在着多种因素，针对不同程度的臀红也有不同的治疗护理方案，臀红的预防也至关重要。育婴员应该立即洗净双手，调好室温，及时更换尿片，检查婴儿臀红情况，判断臀红程度，选择正确护理臀红的方法。

一、新生儿臀红的概念

臀红是婴儿臀部皮肤长期受尿液、粪便及漂洗不净的湿尿布刺激、摩擦，或局部湿热如用塑料膜、橡胶布等，引起皮肤潮红、溃破甚至糜烂及表皮剥脱，又称尿布皮炎。臀红多发生于外生殖器、会阴及臀部，皮损易继发感染。

二、臀红分类

1. 轻度　主要表现为表皮潮红。

2. 重度　又分为3度：重Ⅰ度表现为局部皮肤潮红，伴有皮疹；重Ⅱ度除以上表现外，并有皮肤溃破、脱皮；重Ⅲ度局部大片糜烂或表皮剥脱，可继发感染。

三、臀红预防

（1）保持臀部清洁干燥，勤换尿布。
（2）腹泻患儿应勤洗臀部，涂油保护。
（3）勿用油布或塑料布直接包裹患儿臀部。
（4）应选用质地柔软吸水性强的棉织品做尿布。
（5）洗涤尿布应漂净肥皂沫。

四、新生儿臀红的护理注意事项

（1）重度患儿所用尿布应煮沸、消毒液浸泡或阳光下暴晒。
（2）暴露时应注意保暖，一般每日2～3次。
（3）照射臀部时必须有育婴员守护，避免烫伤；如是男孩，用尿布遮住会阴部。
（4）根据臀部皮肤受损程度选择油类或药膏：轻度臀红涂紫草油或鞣酸软膏；重Ⅰ、Ⅱ度涂鱼肝油软膏；重Ⅲ度涂鱼肝油软膏或康复新溶液，每日3～4次，继发感染时，可涂红霉素软膏或硝酸咪康唑霜（达克宁霜），每日2次，直至局部感染控制。
（5）涂抹油类或药膏时，不可在皮肤上反复涂擦，以免加剧疼痛和导致脱皮。

轩轩刚出生32天，出现臀红的原因是腹泻引起的，腹泻时大便次数增多，粪便的刺激性增强，擦臀的次数增多，导致轩轩臀红程度加重。育婴员应在轩轩每次大小便后用温水清洗臀部，特别是皮肤皱褶处大便一定要清理干净，用无菌棉布吸干臀部水分并在空气中暴露臀部10分钟，涂药时用棉签贴于臀部轻轻转动，不可上下涂抹，以免摩擦臀部皮肤，加剧疼痛。增加换尿片次数，减少潮湿尿片对皮肤的刺激，保持臀部皮肤的干净、清洁和干燥。

任务实施

一、操作流程（考试流程）

各位考官好！我是××号考生，我要操作的是婴儿臀红的护理，用物已经准备完毕，请问可以开始操作了吗？（口述）

（一）概念考核

臀红是婴儿臀部皮肤长期受尿液、粪便及漂洗不净的湿尿布刺激、摩擦，或局部湿热如用塑料膜、橡胶布等，引起皮肤潮红、溃破甚至糜烂及表皮剥脱，又称尿布皮炎。臀红多发生于外生殖器、会阴及臀部，皮损易继发感染。案例中轩轩刚出生32天，因腹泻，每日大便次

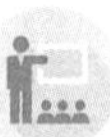

数增多，已经出现红臀并加重情况，现予以臀红护理。（口述）

（二）评估

（1）婴儿哭闹，肛周及臀部皮肤潮红，出现皮疹，不爱喝奶，睡不安稳。

（2）环境干净、整洁，安全，温、湿度适宜。

（三）操作准备

（1）物品准备尿布、面盆内盛温开水、小毛巾、尿布桶、棉签、护臀霜、鱼肝油软膏、弯盘。

（2）着装整齐、清洁双手。

（3）关闭门窗，保持室内适宜的温度和湿度，调试好温度适宜的温水。

（四）操作实施

1. 备好用物　按操作顺序将用物放于治疗车上，推至床旁，降下床栏杆。

2. 清洗臀部　轻轻掀开患儿下半身盖被，解开污湿尿布，用上端尚洁净处的尿布轻拭会阴及臀部，对折盖上污湿部分垫于臀下。用手（避免用小毛巾直接擦洗）蘸温水（禁用肥皂）清洗臀部，并用软毛巾吸干水分，取出污湿尿布，卷折放入尿布桶内。

3. 暴露　用清洁尿布垫于臀下，条件许可时将臀部暴露于空气或阳光下10～20分钟。

4. 局部涂药　暴露后将蘸有油类或药膏的棉签贴在皮肤上轻轻滚动涂药，用后的棉签放入弯盘内，给患儿松兜尿布，拉平衣服，盖好被子。

（五）操作结束整理

（1）（口述）暴露臀部时要注意保暖，涂抹药膏时动作要轻柔。

（2）（操作）整理用物，洗手。

报告考官，操作完毕。

二、操作流程及评分标准

操作流程及评分标准见表5-2-1。

表5-2-1　婴儿臀红护理操作流程及评分标准（标准分100分）

程序	考核内容	考核要点	说明要点	评分标准	分值	扣分	得分
操作前准备20分	概念考核	1. 臀红的定义 2. 臀红的分度	1. 臀红是婴儿臀部皮肤长期受尿液、粪便及漂洗不净的湿尿布刺激、摩擦，或局部湿热如用塑料膜、橡胶布等，引起皮肤潮红、溃破甚至糜烂及表皮剥脱，又称尿布皮炎 2. 轻度：主要表现为表皮潮红 重度：又分为3度：重Ⅰ度表现为局部皮肤潮红，伴有皮疹；重Ⅱ度除以上表现外，并有皮肤溃破、脱皮；重Ⅲ度局部大片糜烂或表皮剥脱，可继发感染	每有一项未口述或口述不正确，扣3分，最多扣6分	6		

续 表

程序	考核内容	考核要点	说明要点	评分标准	分值	扣分	得分
	物品准备	尿布、面盆内盛温开水、小毛巾、尿布桶、棉签、护臀霜、鱼肝油软膏、弯盘		每少口述(操作)一项扣1分,最多扣9分	9		
	评估	婴儿哭闹,肛周及臀部皮肤潮红,出现皮疹,不爱喝奶,睡不安稳 环境干净、整洁,安全,温、湿度适宜	"宝宝哭了呀,阿姨抱抱,看看宝宝拉臭臭了吗?原来是拉臭了,小屁股皮肤红红的,阿姨帮宝宝换干净"	未评估扣3分,评估不全一项扣1分	3		
	操作准备	着装整齐、洗手		不洗手扣2分,一处不符合要求扣1分	2		
操作流程65分	操作实施	1. 按操作顺序将用物放于治疗车上,推至床旁,降下床栏杆 2. 清洗臀部:轻轻掀开患儿下半身盖被,解开污湿尿布,用上端尚洁净处的尿布轻拭会阴及臀部,对折盖上污湿部分垫于臀下。用手(避免用小毛巾直接擦洗)蘸温水(禁用肥皂)清洗臀部,并用软毛巾吸干水分,取出污湿尿布,卷折放入尿布桶内	将室温调至28℃,清洗臀部水温为38℃,清洗臀部时动作轻柔,避免皮肤破损(口述)	每有一项未操作或操作不正确,扣5分;每一项口述内容未口述或口述错误扣1分,最多扣32分	32		
		3. 暴露:用清洁尿布垫于臀下,条件许可时将臀部暴露于空气或阳光下10~20分钟 4. 局部涂药:暴露后将蘸有油类或药膏的棉签贴在皮肤上轻轻滚动涂药,用后的棉签放入弯盘内,给患儿松兜尿布,拉平衣服,盖好被子	"好了,小屁屁干净了,我们光着小屁屁玩一会,让小屁屁暴露在空气中1~2分钟透一下气,小屁屁干爽了,姐姐给你小屁屁涂上护臀霜"(口述)	每有一项未操作或操作不正确,扣10分;口述内容未口述或口述错误扣2分,最多扣30分	33		

续　表

程序	考核内容	考核要点	说明要点	评分标准	分值	扣分	得分
操作后评价15分	用物处理	按消毒技术规范要求分类整理使用后物品		一处不符合要求扣1分	2		
	工作人员评价	1. 普通话标准 2. 声音清晰响亮 3. 仪态大方 4. 操作中与婴儿亲切交流		态度言语不符合要求各扣1分;沟通无效扣2分	4		
	注意事项	1. 重度患儿所用尿布应煮沸、消毒液浸泡或阳光下暴晒 2. 暴露时应注意保暖,一般每日2～3次 3. 照射臀部时必须有育婴员守护,避免烫伤;如是男孩,用尿布遮住会阴部 4. 根据臀部皮肤受损程度选择油类或药膏:轻度臀红涂紫草油或鞣酸软膏;重Ⅰ、Ⅱ度涂鱼肝油软膏;重Ⅲ度涂鱼肝油软膏或康复新溶液,每日3～4次,继发感染时,可涂红霉素软膏或硝酸咪康唑霜(达克宁霜),每日2次,直至局部感染控制 5. 涂抹油类或药膏时,不可在皮肤上反复涂擦,以免加剧疼痛和导致脱皮		一项内容回答不全或回答错误扣1分	7		
	时间要求	10分钟		超时扣2分	2		
总分	100分						

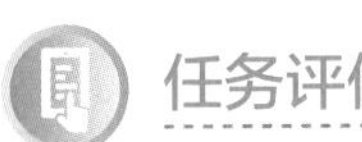

任务评价

任务评价详见表5-2-2。

表 5-2-2 任务评价表

姓名：	专业：	班级：	学号：
任务分析	婴儿臀部评估		
	婴儿臀红分度		
	识别异常情况并及时报告		
任务实施	操作前：评估与准备		
	操作中：臀部清洗、暴露及涂药		
	操作后安置与整理		

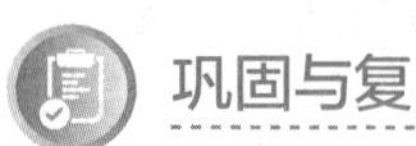

巩固与复习

单选题

1. 臀红护理时，每(　　)小时更换一次纸尿裤，如腹泻患儿大便次数较多，应在便后及时更换。
   A. 1　　B. 1.5　　C. 2　　D. 2.5
2. Ⅱ度臀红患儿，应多暴露臀部，2～3 次/天，(　　)分钟/次。
   A. 5～10　　B. 5～15　　C. 10～20　　D. 20～30
3. Ⅱ度臀红应使用下列哪种药物？(　　)。
   A. 鞣酸软膏
   B. 鱼肝油软膏
   C. 紫草膏
   D. 鱼肝油软膏和康复新液

（陈艳芳　龙桂婵）

任务三　新生儿脐炎的护理

学习目标

1. 知识目标　能正确说出新生儿脐炎的定义、原因和症状。
2. 能力目标　能按照脐部护理操作规程的要求规范操作。
3. 素质目标　在脐部护理过程中关爱新生儿，具有高度责任感和良好的亲和力。

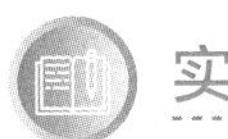

实操案例

任务描述：苗苗，日龄 8 天，生后第 4 天脐带残端脱落，无出血，每日用浴盆洗浴。今晨洗浴时发现新生儿脐部皮肤红肿，脐窝有少许脓性分泌物，全身无异常状况。送医院就医，经医生检查，诊断为：新生儿脐炎。

问题：育婴员应该怎样对苗苗实施脐炎的护理？

任务目标

1. 通过评估，找出苗苗发生脐炎的原因。
2. 根据要求，对苗苗实施脐炎的护理。
3. 苗苗脐炎得到控制，无并发症出现。

任务分析

苗苗出生 8 天了，每日都会用浴盆洗浴泡澡。有时因为孩子哭闹吐奶，家长手忙脚乱，刚做完打扫忘记洗手就直接抱苗苗去泡澡，且泡澡较长时间。新生儿脐带在正常情况下于出生后 3～7 天脱落，脱落的时间因结扎方法不同稍有差别。但在脐带脱落前后一段时间，脐部极易成为细菌繁殖的温床。家长在第 4 天脐带残端脱落，未见出血后就放松了警惕，但没注意手部卫生加上脐部长时间潮湿环境，最终还是导致了脐炎的发生。

一、新生儿脐炎的定义

新生儿脐炎是指新生儿断脐时或出生后处理不当，脐残端被细菌感染所引起的急性炎症。

二、新生儿脐炎的原因及症状

本病由脐带护理不当，细菌感染脐残端所致。轻者脐轮与脐周皮肤红肿，可伴脓性分泌物；重者脐部及脐周红肿发硬，脓性分泌物较多，常有臭味，病情危重者可形成败血症，危及生命。

三、如何预防新生儿脐炎

（一）要保持干燥

新生儿脐带脱落之前，应尽量保持脐部干燥。不宜长时间泡澡，脐带浸湿之后，会延长脱落的时间，且也更容易造成感染的现象。尤其洗澡时若不慎将脐带根部弄湿，应先以干净小棉棒擦拭干净，再执行脐部护理。

（二）要避免摩擦

纸尿裤大小要适当，千万不要使尿裤的腰际刚好在脐带根部，这样在新生儿活动时易摩擦到脐带根部，导致破皮发红，甚至出血；也不要严实盖住脐部，避免尿液或粪便沾污脐部创面。此外衣物也要挑选柔软质地，可有效减少局部摩擦。

（三）要避免闷热

谨慎使用爽身粉，注意不要落到脐部，以免长期刺激形成慢性脐炎。绝对不能用面霜、乳液及油类涂抹脐带根部，以免脐带不易干燥甚至导致感染。

（四）不要随意使用龙胆紫

有些家长为了干燥脐带就给新生儿用紫药水擦拭，但紫药水的干燥效果仅限于表面，并不能达到乙醇的效果，错误使用既影响伤口愈合，也增加感染机会。

（五）正确进行脐部护理

要想减少新生儿脐炎的发生，就应该避免污染、正确消毒。可用 75% 乙醇涂擦，每天 2～3 天，能够有效促进脐带的干燥脱落。在擦拭的时候，棉签要充分接触脐带与肉连接的地方，如污染请及时更换棉签，避免感染和发炎。

（六）脐带脱落护理

脐带脱落后，如果发现依然会有分泌物，为有效减少细菌感染，可用 0.5% 碘伏涂在脐窝，每天涂抹 1～2 次。如果发现脐部出现红肿，又或者出现明显脓性分泌物，这说明已经感染新生儿脐炎，应及时去医院就诊，避免相关并发症出现。

任务实施

一、操作流程(考试流程)

各位考官好！我是××号考生，我要操作的是脐部护理，用物已经准备完毕，请问可以开始操作了吗？（口述）

（一）概念考核

新生儿脐炎是指新生儿断脐时或出生后处理不当，脐残端被细菌感染所引起的急性炎症。本病由脐带护理不当，或脱落前后敷料被粪、尿污染，或脐带被产道内细菌污染所致。脐带脱落后伤口延迟不愈，脐部红肿，有分泌物。案例中苗苗已诊断新生儿脐炎，现需为其进行脐部护理。（口述）

（二）评估

（1）新生儿脐部皮肤红肿，脐窝有少许脓性分泌物，全身无异常状况。

（2）环境干净、整洁，安全，温、湿度适宜。

（三）操作准备

（1）物品准备：婴儿模具、医用棉签、75%乙醇、0.5%碘伏、小毛巾、纸尿裤。

（2）工作人员准备：着装整齐、清洗双手，戴口罩。

（四）操作实施

1. 脐带脱落之前护理操作步骤

（1）（口述）脐部干燥。

（2）（操作）先用干净的医用棉签蘸碘伏或75%的乙醇擦拭脐部表面，将脐痂软化。

（3）（操作）用一只手的拇指和食指扒开脐部，另一只手换一支干净的医用棉签蘸0.5%碘伏或75%乙醇，从脐窝深处（根部）到脐轮依次由内向外顺时针方向擦拭消毒，消毒2～3次。

（4）（口述）脐部渗液。

（5）（操作）先用干净的医用棉签深入到脐窝深处擦一圈，吸走渗液，然后再用蘸上碘伏或乙醇的医用棉签深入脐窝根部进行消毒，直到脐部没有任何分泌物为止。

（6）（口述）脐部渗血。脐痂脱落后脐部渗血如果仍然顽固，可以敷一点云南白药，消毒到没有渗血，然后再消毒2～3天。

2. 脐带脱落之后护理操作步骤：

（1）（口述）脐部干燥。按照脐痂脱落前的干燥消毒方法继续消毒2～3天，然后就不要再碰它。

（2）（口述）脐部渗液。脐痂脱落之后可以继续消毒，一直消毒到没有渗液，然后再消毒3天。

（3）（口述）脐部渗血。脐痂脱落后渗血如果仍然顽固，可以敷一点云南白药，消毒到没有渗血，然后再消毒2～3天。

3. 操作结束整理　（操作）整理用物，洗手。

报告考官，操作完毕。

二、操作流程及评分标准

操作流程及评分标准见表5-3-1。

表5-3-1　新生儿脐炎护理操作流程及评分标准（标准分100分）

程序	考核内容	考核要点	说明要点	评分标准	分值	扣分	得分
操作前准备20分	概念考核	1. 新生儿脐炎的定义 2. 新生儿脐炎的原因及症状	1. 新生儿是指脐残端的细菌感染 2. 由于断脐不严或出生后脐部护理不当造成细菌入侵所致	每一项未口述或口述不正确，口3分，最多扣6分	6		

续　表

<table>
<tr><th>程序</th><th>考核内容</th><th>考核要点</th><th>说明要点</th><th>评分标准</th><th>分值</th><th>扣分</th><th>得分</th></tr>
<tr><td rowspan="3"></td><td>物品准备</td><td>婴儿模具、医用棉签、75%乙醇、0.5%碘伏、小毛巾、纸尿裤</td><td></td><td>每项口述或者(操作)不正确扣1分,最多扣7分</td><td>7</td><td></td><td></td></tr>
<tr><td>评估</td><td>1. 新生儿脐窝有浆液性脓性分泌物流出,带有臭味
2. 环境干净、整洁,安全,温、湿度适宜</td><td>“宝宝不哭呀,怎么味道臭臭的,阿姨看看哪,原来是肚脐发炎啦,阿姨帮消毒干净哈”</td><td>未评估扣3分,评估不全一项扣1分</td><td>3</td><td></td><td></td></tr>
<tr><td>操作准备</td><td>着装整齐、清洗双手、戴口罩</td><td></td><td>不洗手扣2分,一项不符合要求扣1分</td><td>4</td><td></td><td></td></tr>
<tr><td>操作流程65分</td><td>操作实施</td><td>1. 脐部干燥:用干净的医用棉签蘸75%乙醇或者0.5%碘伏擦拭脐部表面,将脐痂软化,用左手拇指和食指扒开脐部,右手拿一支干净的医用棉签蘸75%乙醇或0.5%碘伏深入到新生儿脐窝深处擦一圈,再换一支干净的医用棉签擦一圈,直到脐部
2. 脐部渗液:先用干净的医用棉签深入到脐窝深处擦一圈,吸走渗液,再用蘸了75%乙醇或者0.5%碘伏深入脐窝根部进行消毒,到脐部没有脓性分泌物为止,再换一根消毒的医用棉签消毒脐窝一圈
3. 方法与吸取渗液一样,只在根部消毒时用医用棉签多压一会</td><td>1. “宝宝,阿姨给你消毒肚脐啦,会有一点辣辣的,阿姨帮你吹吹”(口述)
2. “宝宝真棒,都没有哭哦”(口述)
3. “消毒好了,阿姨给你戴好纸尿裤,穿好衣服”(口述)
4. “宝宝,现在我们去找妈妈啦”(口述)</td><td>每一项操作或者操作不正确,扣10分;每一项口述未口述或者口述错误扣2分;最多扣50分</td><td>65</td><td></td><td></td></tr>
<tr><td rowspan="2">操作后评价15分</td><td>用物处理</td><td>按消毒技术规范要求分类整理使用后物品</td><td></td><td>一处不符合要求扣2分</td><td>3</td><td></td><td></td></tr>
<tr><td>工作人员评价</td><td>1. 普通话标准
2. 声音洪亮
3. 仪态大方
4. 操作中与新生儿亲切交流</td><td></td><td>态度言语不符合要求各扣2分;沟通无效扣2分</td><td>4</td><td></td><td></td></tr>
</table>

续　表

程序	考核内容	考核要点	说明要点	评分标准	分值	扣分	得分
	注意事项	1. 每天要进行脐带残端的消毒 2. 洗澡使用不透水的敷贴将脐带残端保护起来 3. 脐部出现脓性分泌物，及时去医院处理		一项回答不全或回答错误扣2分	6		
	时间要求	10分钟		超时扣2分	2		
总分	100分						

任务评价

任务评价详见表5-3-2。

表5-3-2　任务评价表

姓名：	专业：	班级：	学号：
任务分析	新生儿脐炎的评估		
	新生儿脐炎的观察		
	识别异常情况并及时报告		
任务实施	操作前：评估与准备		
	操作中：脐炎的消毒		
	操作后：用物的安置与消毒		

巩固与复习

单选题

1. 新生儿脐炎治疗，多少天可以好？(　　)。
   A. 7天　　B. 5天　　C. 3天　　D. 2天
2. 新生儿肚脐消毒用什么？(　　)。
   A. 2.5%碘伏　　B. 75%乙醇　　C. 95%乙醇　　D. 3.5%碘伏
3. 脐炎会传染吗？(　　)。
   A. 不一定　　B. 一定会　　C. 有可能　　D. 不会
4. 脐部护理：用消毒棉签蘸消毒液有根部到脐轮依次自内向外顺时针消毒(　　)次。
   A. 1～2　　B. 2～3　　C. 3　　D. 4

(陈艳芳　梁慧玲)

任务四 婴儿气管异物的处理

学习目标

1. 知识目标 能正确说出婴儿气管异物定义并掌握气管异物的表现
2. 能力目标 能按照气管异物处理操作规程的要求规范操作。
3. 素质目标 在处理气管异物过程中关爱婴儿,具有高度责任感和应急反应能力。

实操案例

任务描述:添添,男,11 个月,混合喂养。上午,妈妈拿一碗玉米粒给添添吃,添添边吃边看电视,突然添添呼吸变得急促,咳嗽不止,脸色由红变紫。妈妈惊慌失措,需要立即采取办法进行处理。

问题:育婴员应该立即怎样对添添进行气管异物处理?

任务目标

1. 通过评估,找出添添引起气管异物的原因。
2. 根据急救要求,立即对添添进行气管异物紧急处理。
3. 添添气管异物排出,呼吸顺畅,安抚添添休息。

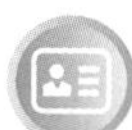

任务分析

添添已经 11 个月了,混合喂养,可以吃辅食,妈妈给孩子吃剥好的玉米粒,看电视时不注意,玉米粒进入气道,呼吸变得急促,咳嗽不止,脸色由红变紫,妈妈惊慌失措。育婴员应立即判断婴儿发生气管异物导致的呼吸困难,情况非常紧急,应立即进行气管异物的急救处理。

一、气管异物发生的原因与症状

1. 原因 由于 1～2 岁婴幼儿咽喉部的会厌软骨尚未发育成熟,不如成人快捷敏感,因此,当婴幼儿吃一些圆滑或流体食品时,稍不小心会厌软骨就来不及盖住,使食物滑到气管里,发生气管异物。

2. 症状 发生气管异物时会出现剧烈呛咳、憋气、呕吐、呼吸困难或窒息等症状。

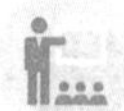

二、气管异物的预防

（1）严禁在喂食时与婴幼儿逗乐。

（2）严禁在婴幼儿哭泣时，为哄其开心，喂食小颗粒状食物。

（3）5 岁以下婴幼儿严禁喂食颗粒状的食物，如花生、豆类、糖豆等。

（4）避免喂食果冻状食物，以免婴幼儿吸入食物时食物堵住气管。

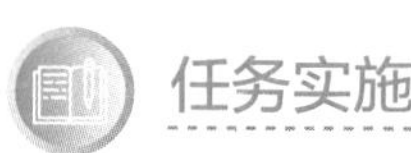

任务实施

一、操作流程（考试流程）

各位考官好！我是××号考生，我要操作的是婴儿气管异物处理，用物已经准备完毕，请问可以开始操作了吗？（口述）

（一）概念考核

气管异物是耳鼻喉科常见急症之一，患者多于进食中突然发生呛咳、剧烈的阵咳及梗气、可出现气喘、声嘶、紫绀和呼吸困难。（口述）

（二）评估

（1）婴儿边吃玉米粒边看电视，突然咳嗽不止，呼吸变得急促，脸色由红变紫。

（2）环境安全，立即进行紧急处理。

（三）操作准备

（1）物品准备：婴儿模型、消毒棉球。

（2）环境安全。

（四）操作实施

（1）（口述）婴儿出现异物入侵时，成人坐于凳子上，双脚呈 90°，左脚往前半步，使双膝呈高低状。

（2）（操作）一手呈“八字”状扶住婴儿下颌，手掌小鱼际接触婴儿前胸，保持婴儿气道通畅，将婴儿放于双腿上。

（3）（口述）婴儿前胸部紧贴成人的膝部，头部略低。

（4）（操作）成人以适当力量用掌根拍击婴儿两肩胛骨中间的脊椎部位。

（5）（口述）一般拍击 4～5 次异物可被咳出。

（6）（操作）如未见异物咳出，可将婴儿翻过身来，用食指、中指放于上腹部（脐部上 2 指），向内向上推压 5 次。

（7）（口述）两种动作可反复进行，直至异物咳出。

（8）（口述）及时拨打“120”。

（9）（口述）异物排除后，安抚婴儿使其躺好休息。

（10）操作结束整理：①（口述）将呕吐的异物清理干净。②（操作）整理用物，洗手。

报告考官，操作完毕。

二、操作流程及评分标准

操作流程及评分标准见表 5-4-1。

表 5-4-1　婴儿气管异物处理操作流程及评分标准(标准分 100 分)

程序	考核内容	考核要点	说明要点	评分标准	分值	扣分	得分
操作前准备20分	概念考核	1. 婴儿气管异物的定义 2. 婴儿气管异物的表现	气管异物是耳鼻喉科常见急症之一，患者多于进食中突然发生呛咳、剧烈的阵咳及梗气，可出现气喘、声嘶、紫绀和呼吸困难	每有一项未口述或口述不正确，扣 3 分，最多扣 6 分	6		
	物品准备	婴儿模型、消毒棉球		每少口述(操作)一项扣 1 分，最多扣 4 分	4		
	评估	评估婴儿咳嗽、呼吸、面色等	评估婴儿是否咳嗽不止、呼吸急促、面色变紫	未评估扣 3 分，评估不全一项扣 2 分	6		
	操作准备	1. 着装整齐 2. 环境安全		不洗手扣 2 分，一处不符合要求扣 1 分	4		
操作流程65分	操作实施	1. (口述)婴儿出现异物入侵时，成人坐于凳子上，双脚呈 90°，左脚往前半步，使双膝呈高低状 2. (操作)一手呈“八字”状扶住婴儿下颌，手掌小鱼际接触婴儿前胸，保持婴儿气道通畅，将婴儿放于双腿上 3. (口述)婴儿前胸部紧贴成人的膝部，头部略低 4. (操作)成人以适当力量用掌根拍击婴儿两肩胛骨中间的脊椎部位 5. (口述)一般拍击 4～5 次异物可被咳出		每有一项未操作或操作不正确，扣 5 分；每一项口述内容未口述或口述错误扣 5 分，最多扣 60 分	60		

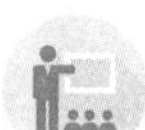

续　表

程序	考核内容	考核要点	说明要点	评分标准	分值	扣分	得分
		6. (操作)如未见异物咳出,可将婴儿翻过身来,用食指、中指放于上腹部(脐部上2指),向内向上推压5次 7. (口述)两种动作可反复进行,直至异物咳出 8. (口述)及时拨打“120”					
		9. (口述)异物排除后,安抚婴儿使其躺好休息	“宝宝,现在玉米粒已经排出来了,宝宝呼吸平顺,哭声洪亮,面色红润了,宝宝没事了,阿姨会一直陪在宝宝身边哦。”	每有一项未操作或操作不正确扣1分,体位不舒适扣2分;口述内容未口述或口述错误扣1分,最多扣5分	5		
操作后评价15分	用物处理	按消毒技术规范要求分类整理使用后物品		一处不符合要求扣1分	2		
	应对紧急情况的呼救方法	1. 电话呼救 2. 人群呼救		一处不符合要求扣3分	3		
	工作人员评价	1. 普通话标准 2. 声音清晰响亮 3. 仪态大方 4. 操作中与婴儿亲切交流		态度言语不符合要求各扣1分;沟通无效扣2分	4		
	注意事项	有异物排出,育婴员应迅速从口腔内清除阻塞物,以防再度阻塞气管,影响正常呼吸。如经上述方法无效,应立即去医院急诊就医		一项内容回答不全或回答错误扣2分	4		
	时间要求	15分钟		超时扣2分	2		
总分	100分						

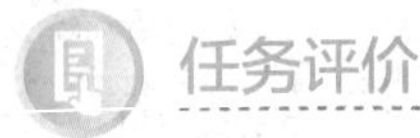

任务评价

任务评价详见表5-4-2。

表5-4-2　任务评价表

姓名：	专业：	班级：	学号：
任务分析	婴儿发生气管异物的原因评估		
	婴儿气管异物临床表现的观察		
	识别异常情况并立即进行急救处理		
任务实施	操作前：评估与准备		
	操作中：使用正确方法使气管异物排出		
	操作后安置与整理		

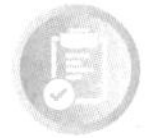

巩固与复习

单选题

1. 处理婴儿气管支气管异物的正确方法是(　　)。
   A. 将婴儿倒置，头向下，拍击后背，边急救边送医院
   B. 拍婴儿后背
   C. 用手刺激咽部，使婴儿呕吐
   D. 等待有经验的人来处理
2. 气管异物的病因不包括(　　)。
   A. 婴幼儿口中含物时哭闹嬉笑
   B. 全麻患者护理不当误吸
   C. 幼儿喉保护性发射不健全
   D. 幼儿声门狭小，声门下组织疏松
3. 诊断气管异物最主要依据是(　　)。
   A. 异物吸入史
   B. 咳嗽
   C. 呼吸困难
   D. 听诊肺呼吸音减弱

（陈艳芳　梁慧玲）

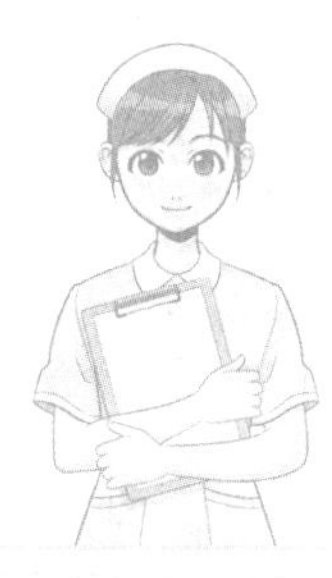

项目六
婴儿教育训练

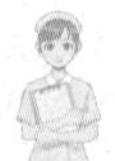

任务一 婴儿被动操

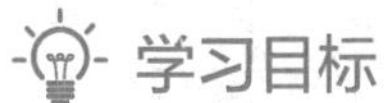

1. 知识目标 能正确说出婴儿被动操的定义及功能。
2. 能力目标 能够根据婴儿动作发展水平，对婴儿进行粗大动作训练。
3. 素质目标 在婴儿做被动操过程中关爱婴儿，具有高度责任感和良好的亲和能力。

实操案例

任务描述：悦悦，男，45天。

问题：育婴员应该怎样对悦悦实施婴儿被动操？

任务目标

1. 根据操作要求，为悦悦实施被动操，过程顺利。
2. 操作过程中及结束后未出现呛咳、溢奶、损伤等现象。

任务分析

一、婴儿被动操的概念

婴儿被动操是在家长或者育婴员的帮助下对婴儿进行身体活动的体操，适合4～6个月婴儿。

二、婴儿被动操的功能

婴儿操是促进小儿动作发展的一个好方法，分为婴儿被动操和婴儿主动操，前者适用于1～6个月的婴儿，后者适用于6～12个月的婴儿。婴儿在1个月后长期坚持每天做婴儿操，不但可以增强婴儿的生理机能，提高婴儿对外界自然环境的适应能力，促进婴儿动作发展，使婴儿的动作变得更加灵敏，肌肉更发达；同时也可促进婴儿神经、心理的发展；长期坚持做婴儿操可使婴儿初步的、无意的、无秩序的动作，逐步形成和发展分化为有目的的协调动作，为思维能力打下基础。做操时伴有音乐，让婴儿接触多维空间，促进左右大脑平衡发展，从而促进婴儿的智力发育。

任务实施

一、操作流程(考试流程)

各位考官好！我是××号考生，我要操作的是婴儿被动操，用物已经准备完毕，请问可以开始操作了吗？(口述)

(一) 概念考核

婴儿被动操是在家长或者育婴员的帮助下对婴儿进行身体活动的体操，适合4～6个月婴儿。(口述)

(二) 功能考核

(1) 可增强婴儿的生理机能，提高婴儿对外界自然环境的适应能力，促进婴儿动作发展，使婴儿的动作变得更加灵敏，肌肉更发达。

(2) 促进婴儿神经、心理的发展。

(3) 长期坚持做婴儿操可使婴儿初步的、无意的、无秩序的动作，逐步形成和发展分化为有目的的协调动作，为思维能力打下基础。

(三) 评估

(1) 环境干净、整洁，安全，室内空气新鲜，温、湿度适宜(温度保持在25℃左右)。

(2) 评估婴儿是否饥饿。

(3) 评估婴儿有无其他不适。

(四) 操作准备

(1) 物品准备：婴儿模型、轻音乐、润肤油。

(2) 婴儿：给婴儿脱去外衣，检查纸尿裤(尿布)是否需要更换。

(3) 操作人员：育婴员除去手上、身上影响活动的饰品，着装整齐、清洁双手，双手掌心抹少量润肤油相互揉搓，温暖双手。

(五) 操作实施

1. (操作)准备运动　婴儿仰卧，育婴员双手握住婴儿双手腕向上轻轻抓握，按摩4下，至肩部；由踝关节轻轻按摩4下至大腿根部；由胸部自内向外打圈按摩至腹部，每个动作重复4～6次。缓解婴儿肌肉紧张、关节僵硬的状态。

2. 做操(每节4个8拍)

(1) 两手胸前交叉

(操作)预备姿势：婴儿仰卧，成人两手握住婴儿两手的腕部，让婴儿握住成人大拇指，两臂放于身体两侧。

(操作)动作：第1拍：将两手向外平展，掌心向上。第2拍：两臂于胸前交叉。各重复两个8拍。

(口述)注意：两臂平展时可帮助婴儿稍用力，两臂在胸前交叉时应该轻柔些。

(2) 伸屈肘关节

(操作)动作：第1～2拍：将左肘关节前屈，然后伸直还原。第3～4拍：换右手屈伸肘关节。各重复两个8拍。

(口述)注意:屈肘关节时手触婴儿肩,伸直时不要用力。

(3) 肩关节活动

(操作)动作:第1~3拍:将左臂弯曲贴近身体,以肩关节为中心,由内向外做回环动作。第4拍:还原。第5~8拍:换右手,动作相同。各重复两个8拍。

(口述)注意:动作必须轻柔,切不可用力拉婴儿两臂勉强做动作,以免损伤关节及韧带。

(4) 伸展上肢运动

(操作)动作:第1拍:两臂向外平展,掌心向上。第2拍:两臂于胸前交叉。第3拍:两臂上举过头,掌心向上。第4拍:还原。各重复两个8拍。

(口述)注意:两臂上举时两臂与肩同宽,动作轻柔。

(5) 伸屈踝关节

(操作)预备姿势:婴儿仰卧,成人右手托住婴儿的左足踝部,左手握住左足前掌。

(操作)动作:第1拍:将婴儿足尖向上,屈曲踝关节。第2拍:足尖向下伸展踝关节。连续做8拍,换右足再做8拍。

(口述)注意:伸屈时动作要自然,切勿用力过猛。

(6) 两腿轮流伸屈

(操作)预备姿势:婴儿仰卧,成人两手分别握住婴儿两膝关节下部。

(操作)动作:第1拍:屈婴儿左膝关节,使膝靠近腹部。第2拍:伸直左腿。第3~4拍:屈伸右膝关节。左右轮流,重复两个8拍。

(口述)注意:屈膝时帮助婴儿稍用力,伸直时动作放松。

(7) 下肢伸直上举

(操作)预备姿势:婴儿仰卧,两下肢伸直平放。成人两掌心向下,握住婴儿两膝关节。

(操作)动作:第1~2拍:将两下肢伸直上举90度。第3~4拍:还原。重复两个8拍。

(口述)注意:两下肢伸直上举时臀部不离开桌(床)面,动作轻缓。

(8) 转体、翻身

(操作)预备姿势:婴儿仰卧并腿,两臂屈曲放在胸腹部。成人右手扶其胸部,左手垫于婴儿背部。

(操作)动作:第1~2拍:轻轻将婴儿从仰卧转为左侧卧位。第3~4拍:还原。第5~8拍:成人换手,将婴儿从仰卧转为右侧卧位,再还原。重复两个8拍。

(口述)注意:侧卧时婴儿的两臂自然放在胸前,头抬高。

3. (操作)结束整理　整理用物,洗手。

报告考官,操作完毕。

二、操作流程及评分标准

操作流程及评分标准见表6-1-1。

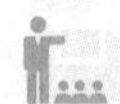

表 6-1-1　婴儿被动操操作流程及评分标准(标准分 100 分)

程序	考核内容	考核要点	说明要点	评分标准	分值	扣分	得分
操作前准备20分	概念与功能考核	1. 定义 2. 功能	1. 定义:婴儿被动操是在家长或者育婴员的帮助下对婴儿进行身体活动的体操,适合 4～6 个月婴儿 2. 功能 (1) 婴儿被动操是婴儿体格锻炼的重要方式,能促进婴儿基本动作的发展 (2) 通过婴儿被动操可以增强婴儿骨骼与肌肉的发育,促进新陈代谢,安定情绪,改善睡眠,增进亲子感情,促进智力发育,增强免疫力,预防疾病	每有一项未口述或口述不正确,扣 3 分,最多扣 6 分	6		
	训练时间	每天上下午各 1 次		本项未口述或口述不正确,扣 1 分	1		
	物品准备	婴儿模型、轻音乐、润肤油		每少口述(操作)一项扣 1 分,最多扣 2 分	2		
	评估	1. 环境安全,温、湿度适宜 2. 婴儿是否饥饿 3. 婴儿有无其他不适	“宝宝好,吃完奶有 1 小时了,现在表现乖乖,阿姨来跟宝宝做运动哈”	本项未口述(操作)或口述(操作)不正确扣 5 分	5		
	操作准备	1. 操作人员:除去手上、身上影响活动的饰品,着装整齐、清洁双手,双手掌心抹少量润肤油相互揉搓,温暖双手 2. 婴儿:给婴儿脱去外衣,检查纸尿裤(尿布)是否需要更换		本项未口述(操作)或口述(操作)不正确扣 3 分	6		
操作流程65分	操作实施	1. 准备运动 (1) 婴儿仰卧,护理人员双手握住婴儿双手腕向上轻轻抓握,按摩 4 下,至肩部 (2) 由踝关节轻轻按摩 4 下至大腿根部	“宝宝,放松,阿姨给宝宝按摩按摩”	本项未做或做法不正确,扣 4 分	5		

续 表

程序	考核内容	考核要点	说明要点	评分标准	分值	扣分	得分
		(3) 由胸部自内向外打圈按摩至腹部 (4) 每个动作重复4～6次					
		2. 做操 (1) 两手胸前交叉 1) 婴儿仰卧，育婴员两手握住婴儿两手的腕部，让婴儿握住成人大拇指，两臂放于身体两侧 2) 第1拍：将两手向外平展，掌心向上 3) 第2拍：两臂于胸前交叉 (2) 屈肘运动 1) 第1～2拍：将左肘关节前屈，然后伸直还原 2) 第3～4拍：换右手屈伸肘关节 (3) 肩关节活动 1) 第1～3拍：将左臂弯曲贴近身体，以肩关节为中心，由内向外作回环动作 2) 第4拍：还原 3) 第5～8拍：换右手，动作相同 (4) 伸展上肢运动 1) 第1拍：两臂向外平展，掌心向上 2) 第2拍：两臂于胸前交叉 3) 第3拍：两臂上举过头，掌心向上 4) 第4拍：还原 (5) 伸屈踝关节 1) 预备姿势：婴儿仰卧，成人右手托住婴儿的左足踝部，左手握住左足前掌 2) 第1拍：将婴儿足尖向上，屈曲踝关节 3) 第2拍：足尖向下伸展踝关节	1. “宝宝，我们开始做运动啦，宝宝先躺好，来，握住阿姨的手指，第一个动作：两手胸前交叉，一二三四，二二三四，三二三四，四二三四。宝宝真棒”(各重复两个8拍) 2. 注意：两臂平展时可帮助婴儿稍用力，两臂在胸前交叉时应该轻柔些(口述) 3. “宝宝，我们接着做第二个动作：屈肘运动，一二三四，二二三四，三二三四，四二三四”(各重复两个8拍) 4. 注意：屈肘关节时手触婴儿肩，伸直时不要用力(口述) 5. “好，继续，到肩关节啦，一二三四，二二三四，三二三四，四二三四”(各重复两个8拍) 6. 注意：动作必须轻柔，切不可用力拉婴儿两臂勉强做动作，以免损伤关节及韧带 7. “好，宝宝真乖，再坚持一下，到小手臂啦，一二三四，二二三四，三二三四，四二三四”(各重复两个8拍) 8. 注意：两臂上举时两臂与肩同宽，动作轻柔(口述) 9. “到小脚脚啦。先左脚，一二三四，二二三四，换右脚，一二三四，二二三四”(连续做8拍，换右足再做8拍) 10. 注意：伸屈时动作要自然，切勿用力过猛(口述)	1. 操节完整：少做一节或一节动作不完整，每节扣3分，共24分 2. 手法准确：本项不达标，每节扣1分，共8分 3. 动作轻柔：本项不达标，每节扣1分，共8分 4. 观察反应：本项不达标，每节扣1分，共8分 5. 亲切交流：本项不达标，每节扣1分，共8分	60		

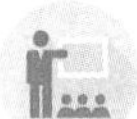

续　表

程序	考核内容	考核要点	说明要点	评分标准	分值	扣分	得分
		(6) 两腿轮流伸屈 1) 预备姿势：婴儿仰卧，成人两手分别握住婴儿两膝关节下部 2) 第1拍：屈婴儿左膝关节，使膝靠近腹部 3) 第2拍：伸直左腿 4) 第3～4拍：屈伸右膝关节 (7) 下肢伸直上举 1) 预备姿势：婴儿仰卧，两下肢伸直平放。成人两掌心向下，握住婴儿两膝关节 2) 第1～2拍：将两下肢伸直上举90° 3) 第3～4拍：还原 (8) 转体、翻身 1) 预备姿势：婴儿仰卧并腿，两臂屈曲放在胸腹部。成人右手扶其胸部，左手垫于婴儿背部 2) 第1～2拍：轻轻将婴儿从仰卧转为左侧卧位 3) 第3～4拍：还原 4) 第5～8拍：成人换手，将婴儿从仰卧转为右侧卧位，再还原	11. “好，宝宝做得真好，接下来我们要做的是两腿轮流伸屈，先左腿，一二三四，二二三四，三二三四，四二三四；到右腿啦，一二三四，二二三四，三二三四，四二三四”(左右轮流，重复两个8拍) 12. 注意：屈膝时帮助婴儿稍用力，伸直时动作放松(口述) 13. “第七个动作：下肢伸直上举，一二三四，二二三四，三二三四，四二三四”(重复两个8拍) 14. 注意：两下肢伸直上举时臀部不离开桌(床)面，动作轻缓(口述) 15. “最后一个动作啦，转体、翻身。宝宝别害怕，阿姨给你翻身哈，一二三四，二二三四，三二三四，四二三四”(重复两个8拍) 16. 注意：侧卧时婴儿的两臂自然放在胸前，头抬高(口述)				
操作后评价15分	操作后整理	给婴儿洗净双手，让其安静休息，整理物品	“宝宝，我们做完运动啦，来，阿姨帮宝宝洗干净小手手，刚才宝宝做得非常好，累了吗？好，宝宝休息一会哈”	未口述(操作)或口述(操作)不正确，扣2分	2		
	工作人员评价	1. 普通话标准 2. 声音清晰响亮 3. 仪态大方 4. 操作前、操作中与婴儿亲切交流		态度言语不符合要求各扣1分；沟通无效扣3分	3		
	注意事项	1. 被动操一般在婴儿进食后1小时进行比较合适。饥饿情况下，婴儿无兴趣，效果不好。刚进食就做操，容易引起溢奶或呕吐(口述)		每有一项未口述或口述不正确，扣2分，最多扣8分	8		

续 表

程序	考核内容	考核要点	说明要点	评分标准	分值	扣分	得分
		2. 要注意动作柔和、轻缓，手法要准确。要随时注意婴儿的表情反应，时时与婴儿进行交流（口述） 3. 婴儿遇有疾病时可暂停，病愈后再恢复 4. 操后要及时补充水分，穿好外衣，让婴幼儿安静地休息半小时（口述）					
	时间要求	15 分钟		超时扣 2 分	2		
总分	100 分						

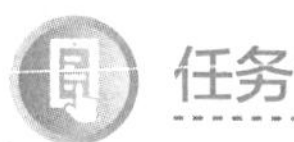

任务评价

任务评价详见表 6－1－2。

表 6－1－2　任务评价表

姓名：	专业：	班级：	学号：
任务分析	婴儿被动操的概念		
	婴儿被动操的功能		
	婴儿被动操的训练时间		
任务实施	操作前：评估与准备		
	操作中：婴儿被动操的训练		
	操作后安置与整理		

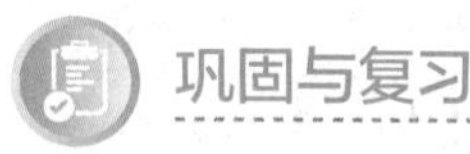

巩固与复习

单选题

1. 婴儿被动操对婴幼儿发展的作用是(　　)。
   A. 能促进身体正常发育
   B. 促进基本动作适时发展
   C. 能贯通骨骼肌肉与神经的联系，使所要发展的动作更协调、更灵活
   D. 能贯通骨骼血脉与神经的联系，使动作发展地更规律、更灵活

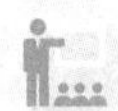

2. 不属于婴儿益智健身操的是(　　)。

A. 婴儿自由操　　B. 婴儿模仿操

C. 婴儿主被动操　　D. 婴儿被动操

3. 婴幼儿主被动操训练适宜的年龄和每日练习次数是(　　)。

A. 6～12 个月 1～2 遍　　B. 1～6 个月 2～3 遍

C. 3～6 个月 2～3 遍　　D. 0～7 个月 1～2 遍

4. 婴儿操节练习的注意事项,不正确的是(　　)。

A. 喂奶后 30 分钟之内不宜做操

B. 婴儿被动操应该在柔软的地方进行

C. 主动操和模仿操可以在室外进行

D. 做操后要及时给婴儿擦汗,并及时补充水分

5. 婴幼儿主被动操训练可以促进婴幼儿动作由(　　)发展。

A. 主动向被动　　B. 被动向主动

C. 约束向自由　　D. 笨拙向灵活

6. 婴幼儿主被动操训练可以锻炼骨骼肌肉和身体活动的协调性、灵活性以及身体的(　　)。

A. 新陈代谢　　B. 活动动力

C. 运动能力　　D. 自控能力

7. 做婴幼儿主被动操时应少穿些衣服,注意(　　)。

A. 动作要到位

B. 速度要快些

C. 要进行眼神对视

D. 不要操之过急,要循序渐进

8. 做婴幼儿主被动操时动作要(　　)。

A. 到位　　B. 柔软而有节奏

C. 有力　　D. 快速

9. 婴儿的被动操屈伸运动,预备姿势是婴儿(　　),使婴儿两腿伸直,放松。

A. 侧卧　　B. 俯卧　　C. 仰卧　　D. 跪下

10. 婴儿的被动操屈伸运动,操作者应握住婴儿(　　)。

A. 两手腕　　B. 两手臂　　C. 两腿部　　D. 两脚踝

11. 婴儿的被动操扩胸运动可以达到活动(　　)的目的。

A. 手腕肌肉　　B. 手臂肌肉　　C. 胸部肌肉　　D. 腿部肌肉

12. 婴儿的被动操扩胸运动注意事项:两臂分开时(　　),胸前交叉时放松。

A. 不要用力　　B. 要用力　　C. 要稍微用力　　D. 要用大力

13. 婴儿的被动操屈伸运动注意事项:屈伸动作要(　　)。

A. 快速　　B. 有力　　C. 有节奏　　D. 柔和,缓慢

(卢小菊)

任务二 新生儿运动训练

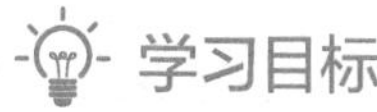

1. 知识目标 掌握新生儿运动训练的操作规范和注意事项。
2. 能力目标 能按照运动训练操作规程的要求规范操作。
3. 素质目标 在运动训练过程中关爱新生儿,具有高度责任感和良好的亲和能力。

实操案例

任务描述:明明,男,10 天,母乳喂养。居家第 3 天,社区工作人员上门随访了解母亲和新生儿健康状况,交谈过程中,社区工作人员发现新生儿一直被包裹在包被中,长时间保持仰卧位,活动很受限制。

问题:育婴员应该怎样对新生儿进行运动训练并对父母及家属强调运动训练的重要性?

任务目标

1. 按照操作规范对明明进行运动训练。
2. 向明明家庭成员普及运动训练的重要性。

任务分析

明明出生 10 天,未进行过运动训练且其家庭成员没有意识到对新生儿进行运动的必要性。一般新生儿出生 7 天左右就可以进行运动训练,因此有必要对明明进行运动训练。

运动训练是新生儿保健的重要内容,坚持适龄的体格锻炼对于儿童健康成长具有积极意义,新生儿的运动训练注意包括仰卧训练、俯卧训练、抬头训练和转头训练等。

一、新生儿运动训练的原则

1. 顺序性原则 根据新生儿生长发育顺序进行训练,不可违背发展顺序随意选择。

2. 愉悦性原则 为新生儿创造一个快乐的运动氛围,使新生儿感受到运动的乐趣。

3. 适应性原则 选择与新生儿情绪状态和生长情况相匹配的运动训练,不可使新生儿感到疲劳。

4. 相互促进原则 新生儿时期身体各部位发展相互交叉,从而达到各部位发展的协调,如运动的训练也可以促进认知、语言等方面的发展,因此,在新生儿的运动训练过程中,

促进各领域融合发展。

5. 安全性原则　为新生儿提供安全的环境和空间。

二、新生儿运动的意义

(1) 新生儿时期是动作能力发展最迅速的时期，适时地对新生儿进行动作训练，是保证新生儿健康成长、全面发展的重要措施。

(2) 运动训练有利于培养新生儿的毅力、胆量、自信心、自控能力和良好的个性。

(3) 通过运动训练可以促进新生儿大脑发育与成熟，在增强新生儿体质的同时促进其智力发展。

(4) 运动训练可以增加新生儿与人交往的机会，促进其从自然属性向社会属性发展，培养其社会行为。

三、新生儿运动训练

1. 俯卧训练　一般新生儿出生 7 天后就可以进行俯卧训练，对手臂、腿部、腹部、肌肉进行全方位刺激，促进新生儿身心和大脑发育。将新生儿由仰卧位转为俯卧位，时间不宜过长，每天 2～4 次，每次 1 分钟。

2. 仰卧训练　仰卧是新生儿自然的睡眠姿势，但刚出生时，屈肌仍处于紧张状态，身体处于不对称状态。可帮助新生儿将身体向两侧转动，放松身体。多次训练，帮助新生儿尽早调整到舒适姿势。

3. 抬头训练

(1) 竖直抬头。将新生儿竖直抱起，头部靠在自己肩上，轻轻抚摸新生儿颈部和后背，使其肌肉放松，然后不扶头部，让其自然竖直片刻(可与喂奶后拍嗝同时进行)。

(2) 捋脊柱。可结合抚触为新生儿捋脊柱，从颈椎捋到腰椎时，对新生儿说“宝宝抬头”，刺激新生儿中枢神经，锻炼其颈部和背部的肌肉。

4. 转头训练

(1) 手拿拨浪鼓，距新生儿 30 cm 左右，边摇边从新生儿一侧移向另一侧，让新生儿的头随拨浪鼓转动。

(2) 摇动拨浪鼓时，控制音量，不要太大。

任务实施

一、操作流程(考试流程)

各位考官好！我是××号考生，我要操作的是新生儿运动训练，用物已经准备完毕，请问可以开始操作了吗？(口述)

案例中的明明刚出生 10 天，还未进行运动训练，先根据具体情况进行运动训练。(口述)

(一) 理论考核

新生儿运动训练的原则：顺序性原则、愉悦性原则、适应性原则、相互促进原则、安全性原则。

（二）评估

(1) 新生儿出生10天，未进行运动训练，发育良好，无异常表现。

(2) 环境干净、整洁，安全，温、湿度适宜。

（三）操作准备

(1) 物品准备：婴儿模型、手消毒液、拨浪鼓或其他新生儿感兴趣的玩具。

(2) 着装整齐、清洁双手，去除手上、身上不利于活动的物品。

(3) 新生儿脱去厚重外衣，检查是否需要换尿布。

（四）操作实施

1. 俯卧训练　将新生儿由仰卧位转为俯卧位，（口述）时间不宜过长，每天2～4次，每次1分钟。

2. 仰卧训练　将新生儿由俯卧位转为仰卧位，并将其身体向两侧转动，放松身体。

3. 抬头训练

(1) 竖直抬头。将新生儿竖直抱起，头部靠在自己肩上，轻轻抚摸新生儿颈部和后背，使其肌肉放松，然后不扶头部，让其自然竖直片刻。（口述）可与喂奶后拍嗝同时进行。

(2) 捋脊柱。可结合抚触为新生儿捋脊柱，从颈椎捋到腰椎时，对新生儿说“宝宝抬头”，刺激新生儿中枢神经，锻炼其颈部和背部的肌肉。

4. 转头训练

(1) 手拿拨浪鼓，距新生儿30 cm左右，边摇边从新生儿一侧移向另一侧，让新生儿的头跟随拨浪鼓转动。

(2) 摇动拨浪鼓时，控制音量，不要太大。

5. 操作结束整理

(1)（操作）为新生儿洗净双手，整理好新生儿床单为，使其充分休息。

(2)（操作）整理用物，洗手。

报告考官，操作完毕。

二、操作流程及评分标准

操作流程及评分标准见表6-2-1。

表6-2-1　新生儿运动训练操作流程及评分标准（标准分100分）

程序	考核内容	考核要点	说明要点	评分标准	分值	扣分	得分
操作前准备20分	理论考核	新生儿运动训练的原则	顺序性原则、愉悦性原则、适应性原则、相互促进原则、安全性原则	每有一项未口述或口述不正确，扣1分	5		
	物品准备	婴儿模型、手消毒液、拨浪鼓或其他新生儿感兴趣的玩具		每少口述（操作）一项扣2分	6		

续　表

程序	考核内容	考核要点	说明要点	评分标准	分值	扣分	得分
	评估	1. 新生儿是否刚刚进食或处于饥饿状态 2. 新生儿有无其他不适 3. 新生儿是否需要换尿布 4. 环境安全,温、湿度适宜 5. 脱掉新生儿厚重外套	如新生儿哭闹,检查新生儿的尿片是否需要更换;了解新生儿上一次进食时间,运动训练一般在新生儿进食后1小时进行(口述)。为新生儿脱去厚重的外套	未评估扣7分,评估不全一项扣1分	7		
	操作准备	1. 着装整齐,去除手上和衣服上不利于活动的物品 2. 洗手		不洗手扣2分,一处不符合要求扣1分	2		
操作流程60分	操作实施	1. 俯卧训练 将新生儿由仰卧位转为俯卧位	“宝宝,阿姨要帮你做运动喽,我们先爬一下,不能总是躺在床上” 时间不宜过长,每天2～4次,每次1分钟(口述)	每有一项未操作或操作不正确,扣5分;每一项口述内容未口述或口述错误扣1分	15		
		2. 仰卧训练 将新生儿由俯卧位转为仰卧位,并将其身体向两侧转动,放松身体	“宝宝,现在我们翻一个身啊,好啦,阿姨帮你转动一下你的小身体,这样能帮助你的身体更加灵活”	每有一项未操作或操作不正确,扣5分	15		
		3. 抬头训练 (1) 竖直抬头。将新生儿竖直抱起,头部靠在自己肩上,轻轻抚摸新生儿颈部和后背,使其肌肉放松,然后不扶头部,让其自然竖直片刻 (2) 捋脊柱。可结合抚触为新生儿捋脊柱,从颈椎捋到腰椎时,对新生儿说“宝宝抬头”,刺激新生儿中枢神经,锻炼其颈部和背部的肌肉	“宝宝,下面我们试着把头抬起来,把头靠在阿姨肩上,对,非常棒,阿姨帮你捋一下脊柱,宝宝抬头,真聪明” 可与喂奶后拍嗝同时进行(口述)	每有一项未操作或操作不正确扣5分,体位不舒适扣2分;口述内容未口述或口述错误扣1分	15		
		4. 转头训练 手拿拨浪鼓,距新生儿30 cm左右,边摇边从新生儿一侧移向另一侧,让新生儿的头跟随拨浪鼓转动	“宝宝,看一下阿姨手里拿的是什么呀,是拨浪鼓对不对” 摇动拨浪鼓时,控制音量,不要太大(口述)	每有一项未操作或操作不正确,扣5分,口述内容未口述或口述错误扣1分	15		

续 表

程序	考核内容	考核要点	说明要点	评分标准	分值	扣分	得分
操作后评价20分	用物处理	1. 清洁新生儿双手，为新生儿整理床单位 2. 按消毒技术规范要求分类整理使用后物品		一处不符合要求扣3分	7		
	工作人员评价	1. 普通话标准 2. 声音清晰响亮 3. 仪态大方 4. 操作中与新生儿亲切交流		态度言语不符合要求各扣1分；沟通无效扣2分	8		
	注意事项	1. 运动训练一般在新生儿进食后1小时进行，饥饿情况下，新生儿无兴趣，效果不好，刚进食就做操，容易引起溢奶或呕吐 2. 要注意动作柔和、轻缓，手法要准确。随时注意新生儿的表情反应，时时与新生儿进行语言交流 3. 新生儿遇有疾病时可暂停，病愈后再恢复运动 4. 操后要及时补充水分，穿好外衣，让新生儿安静地休息半小时 5. 运动训练可以与实际生活相结合，以提升新生儿的兴趣		一项内容回答不全或回答错误扣1分	5		
	时间要求	10分钟		超时扣2分			
总分	100分						

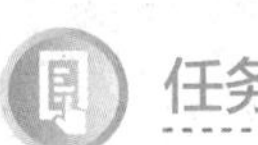

任务评价

任务评价详见表6-2-2。

表 6-2-2　任务评价表

姓名：	专业：	班级：	学号：
任务分析	新生儿是否刚刚进食或处于饥饿状态		
	新生儿是否需要换尿布		
	识别异常情况并及时报告		
任务实施	操作前：评估与准备		
	操作中：新生儿运动训练		
	操作后安置与整理		

巩固与复习

单选题

1. 0～1 岁是婴儿(　　)能力发展最迅速的时期。
   A. 认知　　B. 动作　　C. 语言　　D. 观察
2. 婴儿教育主要包括(　　)技能、语言能力、认知能力、社会性行为、情感培养、人格发展和艺术感受能力等。
   A. 动作　　B. 模仿　　C. 操作　　D. 学习
3. 各种运动游戏有利于增进婴幼儿的(　　)运动能力，有利于发展身体意识能力，有利于增进婴幼儿的身心发展。
   A. 感知　　B. 肢体　　C. 身体　　D. 感觉
4. 手眼协调的动作是(　　)岁婴幼儿发现问题和解决问题的主要方式，也是开发智力、促进心理发展的有效手段。
   A. 3～6　　B. 0～3　　C. 6～9　　D. 9～12
5. 新生儿出生 7 天后可以做俯卧练习，接受手臂、腿部、腹部、(　　)的全方位刺激，促进身心和大脑发育。
   A. 骨骼　　B. 肌肉　　C. 关节　　D. 肌腱
6. 新生儿抬头训练的方法，一是竖直抬头，二是(　　)。
   A. 捋颈椎　　B. 捋腰椎　　C. 捋脊柱　　D. 捋颈关节
7. 人的动作技能、认知能力、行为习惯、语言、思维和(　　)交往都需要在良好的教育环境中建立、引导和发展。
   A. 生活　　B. 社会　　C. 人际　　D. 朋友

（廖喜琳　刘　盈）

任务三 新生儿视觉、听觉、触觉训练

学习目标

1. 知识目标 掌握人的感知觉定义及新生儿视觉、听觉、触觉发展特征。

2. 能力目标 通过早期教育知识和教育用具，能按照新生儿进行视觉、听觉、触觉训练规程的要求规范操作。

3. 素质目标 在进行新生儿视觉、听觉、触觉训练过程中关爱新生儿，步骤正确，动作轻柔，具有高度责任感和良好的亲和能力。

实操案例

任务描述：点点，女，20 天，吃奶好，无吐奶，睡眠佳。

问题：育婴员应该怎样对点点实施视觉、听觉、触觉训练？

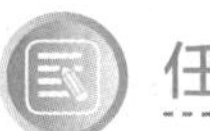

任务目标

1. 根据操作要求，为点点实施视觉、听觉、触觉训练。
2. 整个训练过程宝宝处于安静状态，全神贯注追随操作者的动作。

任务分析

婴幼儿最主要的感知觉是触觉、听觉和视觉。在胎儿期，这些感知觉就已经形成并有所发展了。触觉发展得最早，婴儿在早期通过中间层口腔触觉和手的触觉来探索外部世界。对 5～12 周的婴儿的研究发现，这一时期的婴儿已经能够通过口腔触觉建立条件反射。他们往往对自己吸吮过的表面凹凸的奶嘴会注视更长的时间，说明他们已经发展了视、触觉协调的能力，有了视、触觉协调能力，婴儿就能够有意识地开展大量的动作和活动，例如通过手眼协调完成够物的动作，甚至可以压住运动着的物体，于是，个体探索外部世界的活动建构就开始了。

一、新生儿视觉训练

（一）婴幼儿视觉的发展特征

视觉是个体最重要的感知觉之一，是个体辨别外界物体的明暗、颜色和形状等特性的感觉。外界光源辐射或物体反射的光线作用于眼睛的视网膜，引起感觉细胞的兴奋，然后经视

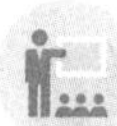

交叉、外侧膝状体投射至大脑皮层的视区而引起视觉。视觉是婴儿探索和感受外界的重要条件和手段，感知、分辨和记忆等能力的发生和发展都离不开视觉。因此，我们要采取科学的训练方法，促进婴儿视觉的发展。新生儿视觉特点如下。

(1) 婴儿出生后就有看的能力，一个月后，就能注视或跟踪移动的物体或光点。新生儿喜欢看轮廓鲜明和深浅颜色对比强烈的图形，喜欢看红色的物品，更喜欢看人的笑脸。

(2) 新生儿容易注视 20 cm 左右处的物体。这是因为 2 个月以前的婴儿不能根据物体远近随意调节眼球晶状体的厚度。因此，婴儿最佳的注视距离是 15～25 cm。

(3) 婴儿第 4 个月时已经接近成人的视觉适应能力，眼球晶状体能随物体远近而相应调节和变化，同时开始注意远距离的物体，如大型电动玩具、月亮、汽车及行人等。

(4) 婴儿半岁左右时其视敏度已达到成人正常水平，不仅能看见远处的较大物体，而且也能看见眼前的较小物品，如积木、围棋子、豆粒等。同时还能用视线追逐运动的物体，如滚动的小皮球、跳动的乒乓球、跑动的小狗等。

(5) 婴儿半岁以后，视敏度就完全成熟了，在视觉中枢神经的指挥下，对看到的任何物体，无论大小都能做出灵敏的视觉反映。

(二) 婴幼儿视觉发展训练方法

从婴儿视觉发展的特征来看，半岁以前是视力发展的关键期，这个时期婴儿的视力发展是最迅速的，半岁以后就达到了成人的正常水准。因此，对婴儿视觉能力发展的训练主要是从出生到 6～7 个月以内进行，其方法如下。

1. 看移动玩具　用一个鲜艳的玩具或者用一个红色的小球，距离婴儿眼睛约 20 cm 处慢慢移动，首先引起他的注意，然后再将物品移动。

2. 笑脸说话　和婴儿面对面笑着说话，当他注意了成人的笑脸后，慢慢移动头的位置，吸引婴儿的视线追随大人的头脸。

3. 看抖动玩具　在婴儿小床上方 20～30 cm 处，悬挂他喜欢的玩具(最好是带有声响的)，在婴儿面前抖动，以引起他的注意和兴趣。当婴儿注视后，可将玩具做水平或垂直方向移动，促使婴儿的视线随玩具移动。

4. 看婴儿画报　将婴儿画报放在婴儿眼前约 20 cm 处，一面一面地翻给他看，最好是边翻边对婴儿说一点与图画有关的话。婴儿一定会表现出好奇的样子。

5. 视觉转移　先用一个玩具给婴儿看，引起他的注意，然后换一个玩具。

6. 看鲜艳图画　3 个月的婴儿能够竖起直抱了，每天可以让婴儿看色彩鲜艳的图画。因婴儿视觉通路不成熟，每幅画最好只有一个主题，如一个动物或一个人头像等。将这些图画挂在墙上，每次挂 3～4 幅，一边看一边说图画的名称。每天重复 1～2 次。

7. 看父母照片　把父母的大型彩色照片拿给婴儿看，边看边对婴儿说："这是爸爸，这是妈妈。"抓住婴儿的手去摸一摸，用婴儿喜欢的人的照片训练他的视线集中能力。

8. 追光点　婴儿 4、5 个月时，可以在晚上将房间灯光搞暗一点，将婴儿抱在身上，大人拿手电筒，让光点在墙上移动，引导婴儿去看移动的光点。当婴儿注意到了光点以后，可以将光点做上下、左右及圆周运动，以吸引婴儿快速地去追看。

9. 看较小物品　5 个月左右的婴儿其视觉能力得到了充分发展，除了让他注意看大的物品外，还要让他注意看较小的物品，如围棋子、黄豆、纽扣等。要注意防止较小的物品被婴儿抓入口中。

10. 看数点卡　5个月以后的婴儿，每天可以让其看数点卡。妈妈用闪示的手法向婴儿快速传达信息，以刺激婴儿大脑相关神经通路，开发婴儿的潜能，提高婴儿的记忆能力。这对于训练婴儿的视觉能力是有帮助的，但最好让婴儿距数点卡半米左右。

二、新生儿听觉训练

（一）婴幼儿听觉的发展特征

人的听觉在妈妈子宫里就已经开始形成，而发育的关键期则是在婴幼儿阶段。所以婴儿的听力开始得很早，甚至起始于胎儿期。听觉不仅使婴儿辨认周围环境中的多种声音，而且凭此掌握人类的语言，婴儿期是儿童语言发展最迅速的时期，因此，听觉的发展在这个时期具有更重要的意义。听觉的特点如下。

（1）婴儿在胎儿期的第5个月就已有了听觉能力，6个月时听觉感受器就已基本发育成熟。出生以后就能适应人间的各种声音(除噪声以外)。

（2）新生儿喜欢听母亲的说话声和轻松、优美的音乐声，尤其是听到胎教音乐时会表现出相对的安静、愉快和安全感。对强烈的噪声表现出烦躁的情绪。

（3）出生3个月时，能够明显的集中听觉，能够感受不同方位发出的声音，并且向声源方向转头。

（4）到了5～6个月时，对于声、像刺激相吻合的物体注视的时间会更长一些；到了7～8个月时，能根据声音的方向用视觉去寻找发声的物体，声音的分辨能力明显提高。

（5）1岁半左右，一般都会用肢体动作吻合音乐的节奏和旋律。有的婴儿两岁以后，能静下心来倾听一段音乐。

（二）婴幼儿听觉发展训练方法

1. 呼唤婴儿名字　分别在婴儿头的两侧，亲切地呼唤他的名字，使婴儿听到大人的声音后出现注意的神情。家里人都可以来呼唤婴儿的名字，使他慢慢熟悉全家人的声音。

2. 听柔和的声音　将大豆或小石头装入塑料瓶子内，分别在婴儿耳边(距离10 cm左右)摇出柔和的声音，让他注意声响。一天进行几次即可。

3. 看摆动玩具　在婴儿床头上方吊挂发声的玩具，使之来回摆动，吸引婴儿看和听的兴趣。只要婴儿在觉醒状态下，都可以这样做一做。

4. 听铃鼓声　用铃鼓在婴儿耳边轻轻摇动，当他听到清脆而柔和的铃鼓声，会表现出惊喜、快乐的神情。

5. 听高雅音乐　让婴儿听一点舒缓、优美的高雅音乐，每天2次左右，每次5～10分钟。也可以让婴儿继续听胎教音乐，这样他会感到亲切和安逸。这些音乐不需刻意要求婴儿去听，只需把它当作一个背景音乐，在婴儿吃、玩、睡时，放一放即可，他的大脑会不知不觉地留下许许多多的美妙旋律。要让婴儿长期坚持听美妙高雅的音乐。

6. 弹响指　将婴儿仰卧在床上，大人先逗引婴儿玩一玩，然后用拇指和中指在他的面前弹出几个响指。用清脆、响亮的弹指声，来吸引婴儿的注意力。当婴儿注意了以后，可以站在婴儿的侧身，用同样的方法去吸引他，促使婴儿的视线随着响声而移动。

7. 听移动音乐　准备一个小型录音机，播放欢快的儿童歌曲，先让婴儿用手摸一摸录

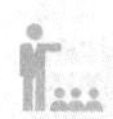

音机，然后把放着歌曲的录音机，在婴儿前面左右移动，也可以做上下移动，这样可以促进婴儿视觉和听觉以及头部运动能力的同步发展。

8. 听鼓声　大人左手持手鼓，右手轻轻拍打鼓面，发出轻重不同、节奏变换的鼓点。要让婴儿看到击鼓过程，大人应随敲击节奏的变化，做出各种面部表情。这也是训练婴儿听觉能力的一个好方法。

9. 听钟表声音　可以将钟表贴近婴儿的耳朵，让他听听钟针走动的微弱声音，以训练婴儿对声音细微的分辨能力。还可以让婴儿听一听清脆的闹钟声。

10. 寻找声音　将一个婴儿熟悉的发声玩具，藏在他身上的衣服内，或者藏在旁边枕头下和被子里，让婴儿听到玩具的声音，并去寻找它。

11. 摇铃铛　用铃铛或手鼓在婴儿头上、背后、脚下等部位发出声音，让婴儿去寻找声音和物品。

三、新生儿触觉训练

（一）婴幼儿的触觉发展特征

新生儿的触觉器官最大，全身皮肤都具有灵敏的触觉。婴儿出生时已经具备了超出成人想象的发达触觉，出生后的婴儿的部分感觉器官，例如口唇、眉弓、手掌、脚掌、前额、眼皮都非常敏感，由于具备了抚触条件，良好的触摸对婴儿的情感发展起了重要的作用。触觉是婴儿探索这个世界的重要手段。触觉的特点如下。

（1）胎儿在第 49 天左右时具有了初步的触觉反应，2 个月时的胎儿能够对细而尖的刺激产生活动。

（2）婴儿在出生后，4 个月时能够辨别不同形状和软硬程度不同的两个乳头，手的本能性触觉在出生时便表现出来。

（3）4 个月以后的婴儿便具有成熟的够物行为，能够通过视触觉的协调发展，拿着眼前的事物。

（二）婴幼儿的触觉发展训练方法

1. 全身抚触　让婴幼儿平躺，从头到脚对他进行全身抚摸，边摸的时候成人边说或者唱：我摸到你的小脚了，我摸到你的小手了，我摸到你的头发了。这样既可以训练婴幼儿的身体各部位的触觉，也可以训练他的听觉，如果唱的话，还能锻炼婴幼儿的乐感。

2. 虫儿爬　家长边唱儿歌边用手指在婴幼儿手心手臂、脚心、小腿等部位轻轻地爬来爬去。锻炼婴幼儿手部和脚部等部位的触觉。

3. 翻书　找一些书页比较厚的图画书，让婴幼儿自己翻看，这样可以锻炼婴幼儿手指的灵活度。

4. 滚一滚　使用软、硬、大、小不同的小球分别从婴幼儿身上滚过。

5. 抓痒痒　将自己双手搓热，在婴幼儿身上抓挠。让婴幼儿能感觉到成人温热的双手，并且多和婴幼儿交流。

6. 压一压　使用大龙球为婴幼儿做挤压按摩。让婴幼儿感受到被压的感觉，体验压力感。

7. 挤一挤　用大龙球、颗粒球将婴幼儿堵在墙角，让婴幼儿用力挤出来，增强他的自信心。

任务实施

一、操作流程(考试流程)

各位考官好！我是××号考生，我要操作的是新生儿视觉、听觉、触觉训练，用物已经准备完毕，请问可以开始操作了吗？(口述)

(一) 概念考核

人的感知觉包括视觉、听觉、触觉、嗅觉等方面。在婴幼儿时期实行新生儿感知觉的训练，对新生儿以后能更好更快地获取知识、丰富语言，培养敏锐、灵活、聪慧的思维水平十分重要，是各位新手父母养育婴幼儿必备的知识。(口述)

(二) 功能考核

(1) 可增强新生儿的生理机能，培养新生儿敏锐的观看力，开拓智力和其他力量。

(2) 促进新生儿感知觉发展，为思维能力打下基础。

(3) 用科学的方法促进新生儿的感知觉发展，对于感知觉发展有障碍的新生儿我们要早发现、早了解、早治疗，让每个婴幼儿都健康快乐的长大。

(三) 评估

(1) 环境干净、整洁，安全，室内空气新鲜，温、湿度适宜(温度保持在25℃左右)。

(2) 评估新生儿是否在觉醒状态，是否饥饿。

(3) 评估新生儿有无其他不适。

(四) 操作准备

1. 物品准备　婴儿模型、红色圆球、小沙锤、轻音乐、适合放到新生儿手心里安全的小件物品等。

2. 婴儿　给新生儿换好纸尿裤(尿布)。

3. 操作人员　育婴员除去手上、身上影响活动的饰品，着装整齐、清洁双手，清洗消毒所需物品。

(五) 操作实施

1. 新生儿视觉训练

(操作)新生儿在安静觉醒状态下，育婴员一手托住新生儿头颈部呈45°，另一手用一红色圆球引起其注意，红球的位置在距离新生儿眼睛20 cm处，从中线开始，在新生儿开始注视后，缓慢向两侧移动，约90°，观察新生儿的眼球是否随红色圆球转动。

(口述)训练时不能有任何声音，每个红色圆球可连续看多次，也可持续看几天，但每次训练时间不宜太长，从20秒开始逐渐加至1～2分钟，如果新生儿一时不看红球，育婴员可另安排时间再开始。

2. 新生儿听觉训练

(1) (操作)给新生儿追随声音：新生儿在安静觉醒状态下，育婴员一手托住新生儿头颈部呈45°，另一手拿起小沙锤，在距离新生儿耳旁10～20 cm处轻轻摇动，引诱其转头，先一耳再进行另一耳同样方法训练。

(口述)训练时不能看到人脸或任何物体,每次 1～2 分钟,每日 3～5 次。摇动的声音不宜过响,如不转头,每侧时间不超过 30 秒,避免新生儿易形成习惯化,不再反应,可两耳和不同声音交替进行。

(2) 给新生儿播放乐曲:在哺乳或做抚触等活动时,可根据具体情况选择优美、舒缓的乐曲为新生儿播放。一般出生几天后即可进行。一首乐曲一天可反复播放几次,几周后再换另一首乐曲。

(口述)给新生儿播放乐曲时,注意音量要适当。但不应在新生儿睡觉时播放乐曲,如果新生儿出现皱眉、撇嘴等情绪不良表现,要停止播放,另择机进行。

3. 新生儿触觉训练

(1) (操作)让新生儿握成人手指:育婴员伸出手指,放在新生儿的手心,让新生儿抓握,等婴儿会抓以后,再将手指放在新生儿的手掌边缘让其抓握。

(2) 让新生儿抓握其他适合的小件物品:当新生儿的小手抓握住成人手指,可以马上感觉被新生儿的小手握得特别紧,这是无意识反射。此时我们可以用小件物品轻轻碰触小手的第一、二指关节,让其感觉不同的物体,慢慢学会抓握物品。

(口述)操作者必须洗手,清洗消毒所需物品,抚摸动作要轻柔。

4. 结束整理

(操作)将所用物品清理、摆放整齐,洗手。

报告考官,操作完毕。

二、操作流程及评分标准

操作流程及评分标准见表 6-3-1。

表 6-3-1　新生儿视觉、听觉、触觉训练操作流程及评分标准(标准分 100 分)

程序	考核内容	考核要点	说明要点	评分标准	分值	扣分	得分
操作前准备20分	概念与功能考核	1. 定义 2. 功能	1. 定义:人的感知觉包括视觉、听觉、触觉、嗅觉等方面。在婴幼儿时期实行婴幼儿感知觉的训练,对婴幼儿以后能更好更快获取知识、丰富语言、培养敏锐、灵活、聪慧的思维水平十分重要,是各位新手父母养育婴幼儿必备的知识 2. 功能 (1) 可增强新生儿的生理机能,培养新生儿敏锐的观看力,开拓智力和其他力量	每有一项未口述或口述不正确,扣 3 分,最多扣 6 分	6		

续 表

程序	考核内容	考核要点	说明要点	评分标准	分值	扣分	得分
			(2) 促进新生儿感知觉发展,为思维能力打下基础				
	训练时间	每天上、下午、晚上各1次		本项未口述扣3分,口述不正确扣1分	3		
	物品准备	婴儿模型、红色圆球、小沙锤、轻音乐、适合放到新生儿手心里安全的小件物品		少一件或一件不符合要求各扣1分	4		
	评估	环境安全,温、湿度适宜 新生儿是否在觉醒状态,是否饥饿 新生儿有无其他不适	“宝宝吃完奶有1小时了,现在那么乖,阿姨来跟宝宝一起做训练哈”	本项未口述(操作)扣3分,口述(操作)不正确扣1分	3		
	操作准备	操作人员:除去手上、身上影响活动的饰品,着装整齐、清洗消毒所需物品,清洁双手,温暖双手 婴儿:给新生儿换好纸尿裤(尿布)		一处不符合要求扣2分	4		
操作流程60分	操作实施	1. 新生儿视觉训练(操作):新生儿在安静觉醒状态下,育婴员一手拖住新生儿头颈部呈45°,另一手用一红色圆球引起其注意,红球的位置在距离新生儿眼睛20 cm处,从中线开始,在新生儿开始注视后,缓慢向两侧移动,约90°,观察新生儿的眼球是否随红色圆球转动	“宝宝,我们开始做训练咯!要加油哦!来,阿姨抱抱宝宝的头” “宝宝真棒!配合阿姨完成视觉训练了。接下来我们要做视觉训练了哦!加油哦” 注意:视觉训练时不能有任何声音,每次训练时间不宜太长	1. 训练完整:漏做一项训练扣9分,少做一项或动作不完整,每项目扣3分,共27分 2. 手法准确:本项不达标,每节扣1分,共9分 3. 动作轻柔:本项不达标,每节扣1分,共8分	60		

续　表

程序	考核内容	考核要点	说明要点	评分标准	分值	扣分	得分
		2. 新生儿听觉训练 (操作)(1) 给新生儿追随声音 新生儿在安静觉醒状态下,育婴员一手托住新生儿头颈部呈45°,另一手拿起小沙锤,在距离新生儿耳旁10～20 cm处轻轻摇动,引诱其转头,先一耳再进行另一耳同样方法训练 (2) 给新生儿播放乐曲 在哺乳或做抚触等活动时,可根据具体情况选择优美、舒缓的乐曲为新生儿播放。一般出生几天后即可进行。一首乐曲一天可反复播放几次,几周后再换另一首乐曲 3. 新生儿触觉训练 (操作)(1) 让新生儿握成人手指:育婴员伸出手指,放在新生儿的手心,让新生儿抓握,等新生儿会抓以后,再将手指放在新生儿的手掌边缘让其抓握 (2) 让新生儿抓握其他适合的小件物品:当新生儿的小手抓握住成人指,会马上感觉被新生儿的小手握得特别紧,这是无意识反射。此时我们可以用小件物品轻轻碰触小手的第一、二指关节,让其感觉不同的物体,慢慢学会抓握物品	"点点宝宝,今天的乐曲是不是很好听呀?是不是跟昨天的乐曲不一样了" "宝宝很棒,又很好地完成听觉训练啦!再坚持一下,完成触觉训练就得了哈" 注意:听觉训练时不能看到人脸或任何物体 "宝宝真棒,今天的手手力气很大哦!能握住阿姨手手了,我们再碰碰这个小球球好吗?碰不到不要紧,我们明天继续加油哈"	4. 观察反应:本项不达标,每节扣1分,共8分 5. 亲切交流:本项不达标,每节扣1分,共8分			
操作后评价20分	操作后整理	给新生儿洗净双手,让其安静休息,整理物品	"宝宝,我们做完运动啦,来,阿姨帮宝宝洗干净小手手,刚才宝宝做得非常好,累了吗?好,宝宝休息一会哦"	未口述(操作)或口述(操作)不正确,扣2分	3		

续 表

程序	考核内容	考核要点	说明要点	评分标准	分值	扣分	得分
	工作人员评价	1. 普通话标准 2. 声音清晰响亮 3. 仪态大方 4. 操作前、操作中与新生儿亲切交流		态度言语不符合要求各扣1分;沟通无效扣3分	4		
	注意事项	1. 训练一般在新生儿觉醒状态下,进食后1小时进行比较合适。饥饿情况下,新生儿无兴趣,效果不好。刚进食就做操,容易引起溢奶或呕吐 2. 注意观察新生儿的反应,当新生儿出现打喷嚏、打哈欠,甚至呕吐等疲劳症状时要立即停止 3. 视觉训练时不能有任何声音,每次训练时间不宜太长 4. 听觉训练时不能看到人脸或任何物体,摇动的声音不宜过响,给新生儿播放乐曲时,注意音量要适当 5. 要注意动作柔和、轻缓,手法要准确。要随时注意新生儿的表情反应,时时与新生儿进行交流 6. 训练后要及时补充水分,穿好外衣,让新生儿安静地休息半小时		每有一项未口述或口述不正确,扣2分,最多扣8分	10		
	时间要求	15分钟		超时扣3分	3		
总分	100分						

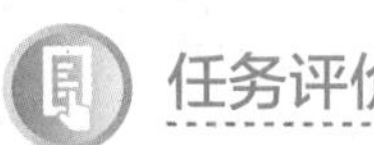

任务评价

任务评价详见表6-3-2。

表 6-3-2　任务评价表

<table>
<tr><td colspan="3">姓名：　　　　专业：　　　　班级：　　　　学号：</td></tr>
<tr><td rowspan="3">任务分析</td><td colspan="2">感知觉的概念</td></tr>
<tr><td colspan="2">新生儿视觉、听觉、触觉的功能</td></tr>
<tr><td colspan="2">新生儿视觉、听觉、触觉的训练时间</td></tr>
<tr><td rowspan="3">任务实施</td><td>操作前：评估与准备</td><td></td></tr>
<tr><td>操作中：新生儿视觉、听觉、触觉的训练</td><td></td></tr>
<tr><td>操作后安置与整理</td><td></td></tr>
</table>

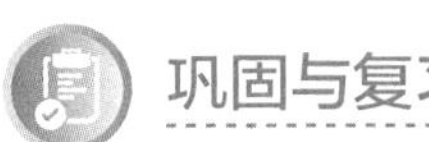

巩固与复习

单选题

1. 最早发育的感觉神经系统是(　　)。
   A. 触觉　B. 听觉　C. 视觉
   D. 嗅觉　E. 味觉
2. 最迟发育的感觉神经系统是(　　)。
   A. 触觉　B. 听觉　C. 视觉
   D. 嗅觉　E. 味觉
3. 新生儿可以看到距自己面部(　　)cm 左右的物品。
   A. 10　B. 15　C. 20
   D. 25　E. 28
4. 提高婴幼儿大脑睡觉统合功能，可以通过(　　)来达到。
   A. 视觉、听觉、触觉和前庭方面的训练
   B. 精细动作训练
   C. 多种感官逐一相相加的训练
   D. 知觉、动手操作和手眼协调方面的训练
5. 听觉训练的常见方法是(　　)。
   A. 追声寻源、音乐训练、亲子阅读
   B. 追视活动、注视活动、配对游戏
   C. 皮肤按摩、触摸自然、浴巾游戏
   D. 学习分类、匹配游戏、概括游戏
6. 促进婴儿触觉的发展，下面的方法正确的是(　　)。
   A. 追寻声源
   B. 皮肤按摩、触摸自然
   C. 进行亲子阅读
   D. 学习钢琴弹奏

7. 新生儿视觉和听觉的集中，是（　　）发生的标志。

A. 感觉　　B. 知觉　　C. 记忆　　D. 注意

8. 关于婴幼儿触觉的表述，下列选项中（　　）是正确的。

A. 口腔触觉作为探索手段晚于手的触觉

B. 口腔触觉作为探索手段，可以认识物体

C. 眼口协调动作出现，是触觉发展的里程碑

D. 能够知觉到手的位置，主要是视觉

9. （　　）是促进新生儿视觉发展的最佳方法。

A. 亲子阅读　　B. 追视活动　　C. 追声寻源　　D. 音乐训练

10. 我们要尊重、关心和爱护婴儿，在与新生儿交流时语调要（　　）。

A. 用儿语

B. 声调要高、声音要洪亮

C. 自然、音量适当、重要的话加强语气

D. 尽量大声说话

（刘青艳　苏秋梅）

任务四　婴儿粗大动作训练

学习目标

1. 知识目标　掌握婴儿粗大动作的定义及婴幼儿粗大动作发展的特点与规律。
2. 能力目标　能依据早期教育知识，按照婴儿粗大动作训练规程的要求规范操作。
3. 素质目标　在进行婴儿粗大动作训练过程中关爱婴儿，动作轻柔，具有高度责任感和良好的亲和能力。

实操案例

任务描述：心心，女，65天，吃奶好，睡眠佳，对鲜艳的东西比较感兴趣，会追随玩具来回晃头，可追寻声音转头，每天在育婴员的帮助下进行粗大动作训练。

问题：育婴员应该怎样对心心实施婴儿粗大动作训练？

任务目标

1. 根据操作要求，为心心实施婴儿粗大动作训练。
2. 整个训练过程心心处于安静状态，全神贯注追随操作者的动作，未出现呛咳、溢奶、损伤等现象，过程顺利。

任务分析

一、婴幼儿粗大动作的概念

随着大脑皮质功能逐渐发育以及神经髓鞘的形成，婴幼儿动作由上而下，由近及远，由不协调到协调，由粗糙到精细发育渐趋完善。粗大动作一般指的是牵涉大肌肉群的活动，包括抬头、翻身、坐、爬、立、走、跑、跳、攀登、平衡、投掷等方面。

二、婴幼儿粗大动作发展的特点与规律

1. 粗大动作发展的特点

（1）0～6个月为原始反射支配时期，以移动运动为主（仰卧、侧卧、翻身、蠕行、抱坐、跌坐）。3个月可保持头部立直，竖头稳定；4个月竖头时头部可自由转动；4～6个月会翻身；6个月可双手前撑坐。

(2) 7～12个月为步行前时期,仍然以移动运动为主(独坐、爬行、花样爬、扶站、扶走、站立等)。7个月可放手独坐;8个月可从俯卧位向坐位转换;9个月可完成腹爬,能扶物站立;10个月可手膝位四爬,可扶床栏行走;12个月可独自站立。

(3) 13～18个月为步行时期,以行走平衡发展为主,包括独立走(向不同方向走、直线走、侧身走、倒退走)、攀登、掌握平衡等。14个月可独自行走,能不扶物弯腰拾物;15个月可退后行走;18个月牵单手可上楼梯。

(4) 19～36个月为基本运动技能时期,以技能运动为主,包括跑(追逐跑、障碍跑)、跳(原地向上跳、向前跳)、投掷(投远,投向目标)、单脚站立、翻滚、走平衡木、抛物接物、玩运动器械(坐滑梯、荡秋千、蹬童年车)等。24个月可跑步,会踢球,可自己扶栏杆上楼梯;30个月会独自上楼梯,会用脚尖行走;36个月可单足站立,可以蹬三轮车,能从高处向下跳。

2. 粗大动作发展的规律

(1) 最初的动作是全身性的、笼统的、散漫的,以后逐步分化为局部的、准确的、专门化的。

(2) 从身体上部动作到下部动作:婴儿最早的动作发生在头部,其次在躯干,最后是下肢。其顺序是沿着抬头、翻身、坐、爬、站、行走的方向发展。

(3) 从大肌肉动作到小肌肉动作。

任务实施

一、操作流程(考试流程)

各位考官好!我是××号考生,我要操作的是婴儿粗大动作训练,用物已经准备完毕,请问可以开始操作了吗?(口述)

(一) 概念考核

随着大脑皮质功能逐渐发育以及神经髓鞘的形成,婴幼儿动作由上而下,由近及远,由不协调到协调,由粗糙到精细发育渐趋完善。粗大动作一般指的是牵涉大肌肉群的活动,包括抬头、翻身、坐、爬、立、走、跑、跳、攀登、平衡、投掷等方面。(口述)

(二) 功能考核

(1) 婴儿时期是大脑发育的关键期,粗大动作训练可促进大脑发育的协调性,是大脑成熟的一项重要指标,一定程度上反映大脑皮层神经活动的发展。

(2) 能锻炼婴儿的颈部、背部的肌肉力量,增加肺活量,对婴儿较早正面面对世界,接受较多的外部刺激。

(3) 有利于平衡感的建立,可培养婴儿的自信心和独立性。

(三) 评估

(1) 环境干净、整洁,安全,室内空气新鲜,温、湿度适宜(温度保持在25℃左右)。爬行训练的空间要宽敞,四周家具已用软性材料包起来,给墙面上的电器插座安装保护套,确保安全。

(2) 评估婴儿是否在觉醒状态,是否饥饿。

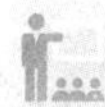

(3) 评估婴儿有无其他不适。

(四) 操作准备

1. 物品准备　婴儿模型、摇动铃铛、红色圆球、小电筒、彩色风铃、彩色玩具、声响玩具等。

2. 婴儿　婴儿活动前脱去外套、换好纸尿裤(尿布)。活动时间要在婴儿睡醒以后;如果刚喂完奶,要在喂奶半小时后进行。

3. 操作人员　护理人员除去手上、身上影响活动的饰品,着装整齐、清洁双手。

(五) 操作实施

1. 俯卧转头动作训练

(1) (操作)婴儿俯卧,将婴儿的头部侧转面向一方,1～2 分钟后,再轻轻将婴儿的头转向另一方。接着婴儿继续俯卧,头朝向一侧。

(2) 用小电筒或摇动铃铛,吸引婴儿注意,并慢慢移动光源或声源,引导婴儿转动头部至另一侧。

(口述)俯卧转头训练适合 2～6 个月,每日 2～5 次,每次 3～5 分钟,时间不宜过长。如果用小电筒或摇动铃铛,吸引婴儿注意训练时,不能给婴儿看到人脸或其他物体,使用光源时,注意不要直接照射到婴儿的眼睛。

2. 俯卧抬头动作训练

(1) (操作)婴儿俯卧,在床上方约 60 cm 处悬挂一个彩色气球或声音清脆悦耳的彩色风铃。

(2) 婴儿俯卧,将其双手放在头的两侧,手扶婴儿头部使其转向中线,呼唤婴儿的名字或摇动彩色气球或彩色风铃,逗引其抬头、挺胸往上看,并尽量延长看的时间。随着练习,慢慢可以达到 2 分钟左右。

(口述)俯卧抬头训练,每日 2～5 次,每次 2～3 分钟,时间不宜过长。进行抬头训练过程中,注意婴儿脖子随时会失力,注意安全。

3. 结束整理　(操作)整理婴儿衣物及用物,洗手。

报告考官,操作完毕。

二、操作流程及评分标准

操作流程及评分标准见表 6-4-1。

表 6-4-1　婴儿粗大动作训练操作流程及评分标准(标准分 100 分)

程序	考核内容	考核要点	说明要点	评分标准	分值	扣分	得分
操作前准备20分	概念与功能考核	1. 定义 2. 功能	1. 定义:随着大脑皮质功能逐渐发育以及神经髓鞘的形成,婴幼儿动作由上而下,由近及远,由不协调到协调,由粗糙到精细发育渐趋完善。粗大动作一般指的是牵	每有一项未口述或口述不正确,扣 3 分,最多扣 6 分	6		

续 表

程序	考核内容	考核要点	说明要点	评分标准	分值	扣分	得分
			涉大肌肉群的活动，包括抬头、翻身、坐、爬、立、走、跑、跳、攀登、平衡、投掷等方面 2. 功能 (1) 婴儿粗大动作训练是婴儿体格锻炼的重要方式，有利于平衡感的建立，可培养婴儿的自信心和独立性 (2) 通过训练可以锻炼婴儿的颈部、背部的肌肉力量，增加肺活量，对婴儿较早正面面对世界，接受较多的外部刺激				
	训练时间	每天上、下午各1次		本项未口述扣2分，口述不正确扣1分	2		
	物品准备	婴儿模型、摇动铃铛、红色圆球、小电筒、彩色风铃、彩色玩具、声响玩具		少一件或一件不符合要求各扣1分	5		
	评估	环境安全，温、湿度适宜 婴儿是否在觉醒状态，是否饥饿 婴儿有无其他不适	“宝宝吃完奶有1小时了，现在那么乖，阿姨来跟宝宝一起做运动哈”	本项未口述(操作)扣3分，口述(操作)不正确扣1分	3		
	操作准备	操作人员：除去手上、身上影响活动的饰品，着装整齐、清洁双手，温暖双手 婴儿：给婴儿脱去外衣，换好纸尿裤(尿布)		一处不符合要求扣2分	4		
操作流程60分	操作实施	俯卧转头动作训练 (操作)婴儿俯卧，将婴儿的头部侧转面向一方，1～2分钟后，再轻轻将婴儿的头转向另一方。接着婴儿继续俯卧，头朝向一侧 用小电筒或摇动铃铛，吸引婴儿注意，并慢慢移动光源或声源，引导婴儿转动头部至另一侧	“宝宝，我们开始做运动啦！要加油哦！来，阿姨抱着宝宝的头部轻轻侧转面向一方” (1分钟后)“好啦！宝宝真棒，我们再轻轻将头转向另一方哈” 注意：育婴员摇动铃铛，吸引婴儿注意力时不能给婴儿看到人脸或其他物体，	1. 训练完整：漏做一项训练扣14分，少做一项或动作不完整，每项目扣3分，共28分	60		

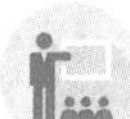

续　表

<table>
<tr><th>程序</th><th>考核内容</th><th>考核要点</th><th>说明要点</th><th>评分标准</th><th>分值</th><th>扣分</th><th>得分</th></tr>
<tr><td></td><td></td><td></td><td>使用光源时，注意不要直接照射到婴儿的眼睛
“好了，宝宝真乖，我们把转头动作做完了，再坚持一下，做抬头动作训练哈”</td><td>2. 手法准确：本项不达标，每节扣1分，共8分
3. 动作轻柔：本项不达标，每节扣1分，共8分</td><td></td><td></td><td></td></tr>
<tr><td></td><td></td><td>俯卧抬头动作训练
（操作）婴儿俯卧，将其双手放在头的两侧，手扶婴儿头部使其转向中线，呼唤婴儿的名字或摇动彩色气球或彩色风铃，逗引其头、挺胸往上看，并尽量延长看的时间。随着练习，慢慢可以达到2分钟左右</td><td>“来，阿姨抱抱宝宝的头头（手扶婴儿头部使其转向中线），心心宝贝，我是阿姨，阿姨喜欢你，你来找找阿姨啊”
或者摇动彩色风铃，逗引其抬头、挺胸往上看
注意：进行抬头训练过程中，注意婴儿脖子随时会失力，注意安全</td><td>4. 观察反应：本项不达标，每节扣1分，共8分
5. 亲切交流：本项不达标，每节扣1分，共8分</td><td></td><td></td><td></td></tr>
<tr><td rowspan="3">操作后评价20分</td><td>操作后整理</td><td>给婴儿洗净双手，让其安静休息，整理物品</td><td>“宝宝，我们做完运动啦，来，阿姨帮宝宝洗干净小手手，刚才宝宝做得非常好，累了吗？好，那宝宝休息一会哦”</td><td>未口述（操作）或口述（操作）不正确，扣2分</td><td>3</td><td></td><td></td></tr>
<tr><td>工作人员评价</td><td>1. 普通话标准
2. 声音清晰响亮
3. 仪态大方
4. 操作前、操作中与婴儿亲切交流</td><td></td><td>态度言语不符合要求各扣1分；沟通无效扣4分</td><td>4</td><td></td><td></td></tr>
<tr><td>注意事项</td><td>1. 训练一般在新生儿觉醒状态下，进食后1小时进行比较合适。饥饿情况下，新生儿无兴趣，效果不好。刚进食就做训练，容易引起溢奶或呕吐
2. 要注意动作柔和、轻缓，手法要准确。要随时注意婴儿的表情反应，时时与婴儿进行交流</td><td></td><td>每有一项未口述或口述不正确，扣2分，最多扣8分</td><td>10</td><td></td><td></td></tr>
</table>

续 表

程序	考核内容	考核要点	说明要点	评分标准	分值	扣分	得分
		3. 循序渐进，不可操之过急 4. 训练项目适合婴幼儿年龄特点 5. 训练做到时间短、次数多 6. 婴儿俯卧的姿势要正确，手不能后伸，也不能压在胸下面 7. 使用教具吸引婴儿注意力时不能给婴儿看到人脸或其他物体 8. 进行抬头训练过程中，注意婴儿随时脖子会失力，注意安全 9. 如果婴儿头还不能抬起，甚至婴儿的下巴还不能离开床面，应怀疑存在发育落后，需做进一步检查 10. 训练后要及时补充水分，穿好外衣，让婴幼儿安静地休息半小时					
	时间要求	15 分钟		超时扣 3 分	3		
总分	100 分						

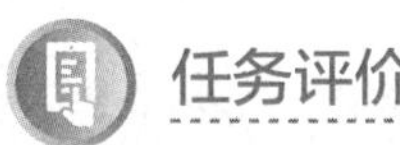

任务评价

任务评价详见表 6－4－2。

表 6－4－2 任务评价表

姓名：	专业：	班级：	学号：
任务分析	婴儿粗大动作的概念		
	婴儿粗大动作的功能		
	婴儿粗大动作的训练时间		
任务实施	操作前：评估与准备		
	操作中：婴儿粗大动作训练		
	操作后安置与整理		

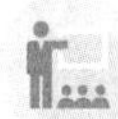

巩固与复习

单选题

1. 婴幼儿的第一年是动作能力发展最迅速的时期。动作发展包括（　　）两个方面。
   A. 上肢动作和下肢动作　　B. 躯干动作和四肢动作
   C. 粗大动作和精细动作　　D. 前庭平衡和大动作
2. 13～18个月，婴幼儿粗大动作的发展特点，表述正确的是（　　）。
   A. 是原始反射支配时期，以移动运动为主
   B. 是步行前时期，以移动运动为主
   C. 是步行时期，以行走平衡感发展为主
   D. 是基本运动技能时期，以技能运动为主
3. 婴幼儿粗大动作训练的三大原则是（　　）。
   A. 循序渐进原则、适宜性原则、趣味性原则
   B. 循序渐进原则、操作性原则、刺激性原则
   C. 递进性原则、操作性原则、趣味性原则
   D. 递进性原则、适宜性原则、刺激性原则
4. 下列（　　）是针对0～3个月婴儿实施的粗大动作训练。
   A. 抬头动作训练　　B. 翻身动作训练　　C. 坐动作训练　　D. 爬动作训练
5. 幼儿动作发展的一般规律是（　　）。
   A. 由双臂动作到头部动作　　B. 从腿部动作到躯干动作
   C. 从手指动作到躯干动作　　D. 从粗大动作到精细动作
6. 婴儿的大动作是按（　　）的顺序发展的。
   A. 俯撑、抬头、坐、爬、翻身、站立、行走　　B. 抬头、翻身、俯撑、爬、坐、站立、行走
   C. 抬头、俯撑、翻身、坐、爬、站立、行走　　D. 抬头、翻身、俯撑、坐、站立、爬、行走
7. 婴儿大动作技能训练的基本内容包括（　　）。
   A. 抬头、翻身、爬、走、跑、跳等　　B. 抓、拿、捏、敲、握、取等
   C. 抬头、翻身、爬、走、跑、跳等　　D. 拼、撕、拿、敲、抓、插等
8. 大动作训练有（　　）等方面的注意事项。
   A. 在地上、墙上画一些明显的标志　　B. 让宝宝学会支配右侧身体的运动
   C. 教会宝宝多做组合玩具、拼图、画画　　D. 确定合理的强度、时间、频率和类型
9. 正常婴儿坐位时脊柱向前弯曲呈半前倾姿势，头可竖直的月龄为（　　）。
   A. 新生儿期　　B. 2～3个月
   C. 4～5个月　　D. 6个月
   E. 7个月
10. 婴幼儿粗大动作训练应做到（　　）。
   A. 时间短、次数少　　B. 时间长、次数多
   C. 时间短、次数多　　D. 时间长、次数少

11. 婴儿大动作发展与心理发展水平的关系是(　　)。
   A. 动作发展水平越高,心理发展水平越低,反之也反
   B. 1 岁之前婴儿的动作发展越快,心理发展越好;1 岁以后则相反
   C. 动作发展是测定婴儿心理发展水平的一项重要指标
   D. 动作发展对心理发展起决定性的作用
12. 婴幼儿粗大动作的发展有利于平衡感的建立,对婴儿(　　)的培养和独立性的形成具有促进作用。
   A. 自尊心　　B. 自信心　　C. 同情心　　D. 爱心
13. 婴幼儿粗大动作练习一次的训练时间不宜太长,由于个体存在差异,以婴幼儿(　　)为宜。
   A. 开心　　B. 不感觉疲劳　　C. 兴趣　　D. 疲劳

（刘青艳　苏秋梅）

参考文献 Reference

1. 安力彬，陆虹．妇产科护理学［M］．北京：人民卫生出版社，2022．
2. 夏海鸥．妇产科护理学［M］．北京：人民卫生出版社，2019．
3. 刘文娜，闫瑞霞．妇产科护理［M］．北京：人民卫生出版社，2015．
4. 谢兴，孔北华．妇产科学［M］．北京：人民卫生出版社，2018．
5. 张连辉，邓翠珍．基础护理学［M］．北京：人民卫生出版社，2019．
6. 卓长立．母婴护理（基础知识、初级）［M］．北京：高等教育出版社，2020．
7. 卓长立．母婴护理（中级、高级）［M］．北京：高等教育出版社，2020．
8. 卓长立．母婴护理职业技能实训手册［M］．北京：高等教育出版社，2020．

附录　复习题答案

Appendix

项目一　孕妇产前照护及分娩准备

任务一　1. D　2. A　3. B　4. D　5. D　6. E　7. A

任务二　1. D　2. A　3. A　4. D　5. A　6. B　7. B　8. D

任务三　1. A　2. C　3. D　4. B　5. A　6. C　7. A

任务四　1. BCD　2. ABCD

项目二　产妇产后照护

任务一　1. A　2. D　3. A

任务二　1. A　2. B　3. B

任务三

一、1. D　2. D　3. B　4. D　5. B　6. B　7. B　8. C　9. D　10. D　11. B　12. B　13. C　14. B　15. B　16. B　17. A　18. C　19. D　20. B

二、1. ABCD　2. ABCD　3. ABCD　4. ACDE　5. ABCD　6. ABCD　7. ABC　8. ABCD　9. ABCD　10. BCD

任务四　1. A　2. C　3. C　4. B　5. A　6. A

项目三　产后膳食营养

任务一　1. D　2. A　3. A　4. B　5. C　6. A　7. C　8. D　9. A　10. D

任务二　1. C　2. A　3. C　4. B　5. C

任务三　1. D　2. C　3. B　4. A　5. B

任务四　1. D　2. C　3. B　4. A　5. B

项目四　婴儿生活照料

任务一　1. A　2. B　3. B　4. A　5. B　6. A　7. A　8. B　9. A　10. C　11. B　12. D　13. C　14. D　15. B　16. B

任务二　1. A　2. C　3. B

任务三　1. D　2. C　3. D

任务四　1. B　2. C　3. D　4. D　5. A　6. A　7. C　8. C　9. D　10. C

项目五　婴儿专业护理

任务一　1. C　2. B　3. B

任务二　1. C　2. C　3. B

任务三　1. A　2. B　3. D　4. B

任务四　1. A　2. D　3. A

项目六　婴儿教育训练

任务一　1. C　2. A　3. C　4. B　5. B　6. D　7. D　8. B　9. C　10. D　11. C　12. C　13. D

任务二　1. B　2. A　3. D　4. B　5. B　6. C　7. B

任务三　1. A　2. C　3. C　4. A　5. A　6. B　7. D　8. B　9. B　10. C

任务四　1. C　2. C　3. A　4. A　5. D　6. C　7. A　8. D　9. B　10. C　11. C　12. B　13. B

图书在版编目(CIP)数据

母婴护理:教学一体化工作页/吴卫群主编. —上海: 复旦大学出版社, 2023.3
护理专业双元育人教材
ISBN 978-7-309-16765-8

Ⅰ.①母… Ⅱ.①吴… Ⅲ.①产褥期-护理-中等专业学校-教材②新生儿-护理-中等专业学校-教材 Ⅳ.①R473.71②R174

中国国家版本馆 CIP 数据核字(2023)第 033521 号

母婴护理:教学一体化工作页
吴卫群 主编
责任编辑/高 辉

复旦大学出版社有限公司出版发行
上海市国权路 579 号 邮编: 200433
网址: fupnet@fudanpress.com http://www.fudanpress.com
门市零售: 86-21-65102580 团体订购: 86-21-65104505
出版部电话: 86-21-65642845
上海四维数字图文有限公司

开本 787×1092 1/16 印张 10.75 字数 254 千
2023 年 3 月第 1 版
2023 年 3 月第 1 版第 1 次印刷

ISBN 978-7-309-16765-8/R·2035
定价: 50.00 元

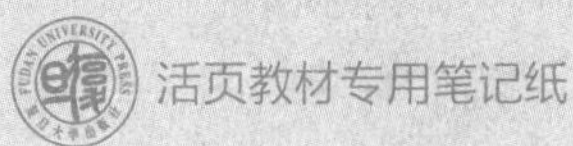
活页教材专用笔记纸

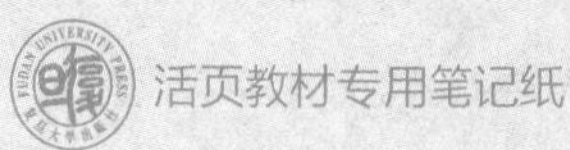
活页教材专用笔记纸